中国科学院教材建设专家委员会规划教材

全国高等医药院校规划教材

供临床、预防、基础、口腔、麻醉、影像、药学、检验、护理、法医等专业使用

案例版™

医学伦理学

第 2 版

主　　编　袁俊平　景汇泉

副 主 编　李晓军　张瑞宏　唐宏川

编　　委　（按姓氏笔画排序）

王犀明　滨州医学院

王德国　济宁医学院

孙英梅　沈阳医学院

李晓军　滨州医学院

张庆明　滨州医学院

张瑞宏　昆明医学院

袁俊平　滨州医学院

徐萍风　宁夏医科大学

唐宏川　成都医学院

景汇泉　沈阳医学院

科学出版社

北　京

郑 重 声 明

为顺应教育部教学改革潮流和改进现有的教学模式,适应目前高等医学院校的教育现状,提高医学教学质量,培养具有创新精神和创新能力的医学人才,科学出版社在充分调研的基础上,引进国外先进的教学模式,独创案例与教学内容相结合的编写形式,组织编写了国内首套引领医学教育发展趋势的案例版教材。案例教学在医学教育中,是培养高素质、创新型和实用型医学人才的有效途径。

案例版教材版权所有,其内容和引用案例的编写模式受法律保护,一切抄袭、模仿和盗版等侵权行为及不正当竞争行为,将被追究法律责任。

图书在版编目(CIP)数据

医学伦理学:案例版 / 袁俊平,景汇泉主编.—2 版.—北京:科学出版社,2012.1
中国科学院教材建设专家委员会规划教材·全国高等医药院校规划教材
ISBN 978-7-03-033365-0

Ⅰ. 医… Ⅱ.①袁… ②景… Ⅲ. 医学伦理学-医学院校-教材 Ⅳ. R-052

中国版本图书馆 CIP 数据核字(2012)第 006932 号

责任编辑:胡治国 / 责任校对:李 影
责任印制:赵 博 / 封面设计:范璧合

科学出版社 出版
北京东黄城根北街 16 号
邮政编码:100717
http://www.sciencep.com
新科印刷有限公司 印刷
科学出版社发行 各地新华书店经销
*
2007 年 8 月第 一 版 开本:850×1168 1/16
2012 年 1 月第 二 版 印张:10 1/4
2019 年 7 月第十三次印刷 字数:431 000
定价:29.80 元
(如有印装质量问题,我社负责调换)

第 2 版前言

医学伦理学是医学与伦理学的交叉学科。它研究医学科技发展、临床医学实践和医药卫生事业进步中的道德现象,内容十分丰富。随着医学科学的飞速发展,医学模式的改变,目前该学科发展迅速,已经成为医学专业的基础课程。

"医乃仁术",医学中蕴含着丰富的伦理思想,伦理贯穿于医学实践的全过程。现代社会的发展,特别是科学技术的发展,促使医学的内涵在深度和广度上发生了巨大的变化,导致医学伦理问题剧增。医学伦理的任务就是要帮助医学摆脱困境,最大限度地达到科学技术价值与伦理价值的统一。

培养具有良好道德、强烈的责任感、能把握现代医学模式的新型医生,是医学院校肩负的重要使命,也是开展医学伦理学教育的真谛所在。通过医学伦理教育帮助医学生系统掌握医学伦理学基础知识,在医学实践中学会运用医学伦理学的理论知识分析和解决医疗卫生工作中出现的各种医学伦理道德问题,使他们树立正确的医学价值观,弘扬高尚的医德医风具有重要的理论意义和现实意义。

为此,我们编写了这本全国高等医药院校案例版规划教材。本教材在力求保持医学伦理学内容体系完整性的基础上,突出案例的引导作用。在内容、体例和结构上均有许多新颖之处:第一,体例上的有益探索和大胆创新。教材力图通过案例与问题导入的方式使医学伦理学的理论知识更加明晰、直观,使理论变得更加生动;让"事实"证明理论,用理论提升"事实",增强学科的说服力和感染力、激发学生的学习兴趣。第二,内容上更具时代性。教材对医学伦理学学科发展中日新月异的巨大变化以及出现的新情况、新问题予以高度关注,展开深入研究,并将这些研究所得有机地融合到教材的内容中,突出了学科的时代性和实践性。第三,结构上紧凑完整。教材将庞大的学科内容整合为十二章,这给教学过程的灵活开展预留出了充分的空间和余地,有利于发挥师生教与学的主动性和创造性。

本书是在第1版的基础上再版修订的。本次再版广泛听取了学生和专家们的意见。本书由滨州医学院、沈阳医学院、昆明医学院、成都医学院、宁夏医科大学和济宁医学院六所高等医学院校的专家合作编写,具体写作分工如下:第一章,袁俊平;第二章,景汇泉、孙英梅;第三章,王德国;第四章,景汇泉、孙英梅;第五章,张庆明;第六章,徐萍风;第七章,张瑞宏;第八章,罗萍、李晓军;第九章,唐宏川、王凤鸣;第十章,唐宏川、王凤鸣;第十一章,李晓军;第十二章,王星明。袁俊平教授负责全书统稿和最后定稿。

本书在编写过程中,参考和引用了国内外大量的有关研究成果及文献资料,由于篇幅所限,未作一一注明,在此,特向有关作者表示衷心的感谢。同时,本书编写也得到了科学出版社的大力支持,在此深表谢意。

在本书编写的过程中,滨州医学院医学人文研究中心获批山东省人文社会科学研究基地。省级研究基地的设立为我们与学界同仁的交流、合作提供了新的平台。未来,我们希望继续得到国内外同仁的支持,加强合作,共同推进医学伦理学教学与研究的开展。

最后,对本书第1版的编委谷桂菊、王平、刘永君、李宇遐、张金风、郭晓芬、董峻表示感谢。

由于我们水平所限,本书疏漏和错误之处在所难免,真诚期待学界同仁和广大师生批评指正。

袁俊平
2011 年 12 月

第1版前言

为适应我国高等医学院校教学改革和医学人才培养的需要,加快高等医学院校教材建设步伐,我们特编写了这本《医学伦理学》(案例版)教材。

本教材是中国科学院教材建设专家委员会规划教材和全国高等医学院校规划教材。我们在编写过程中,在指导思想和研究方法上,始终坚持以马克思主义基本原理为指导,坚持理论联系实际的原则,立足当前社会主义市场经济条件下我国卫生事业改革实践、医德医风建设实践和医学院校教学实践需要,密切关注医学研究前沿和热点问题,广泛吸收国内外医学伦理研究领域的最新成果,运用理论与实践、历史与现实、逻辑与实证相结合的方法,努力探索建立具有中国特色的社会主义医学伦理道德体系;在编写体例和形式上积极探索,力图通过案例与问题导入的方式使案例与教材内容相互融合、相互渗透、相互贯通,使理论知识变得更加直观、更加生动,以利于调动学生的兴趣、启发创新思维、培养解决学习和实践工作中所遇到的医学伦理道德问题的能力。内容主要包括:医学伦理学的基本理论与知识,如医学伦理学的内涵、医学伦理的基本原则、基本规范和范畴;医学伦理学的基本实践,如临床诊疗、护理、预防、保健、康复、医学教学与科研等领域的具体伦理道德;医学伦理学的前瞻性课题,如克隆技术、器官移植、胚胎干细胞、人类基因组等医学高新技术伦理以及我国医疗卫生事业改革中的伦理道德问题,从而使教材较好地体现医学伦理学内容的科学性、系统性、实践性和前瞻性。

本教材在编写过程中,参考和引用了国内外大量相关研究成果及文献资料,由于篇幅所限,未作一一注明,在此,特向有关作者、译者、出版者表示衷心的感谢。同时,本教材编写也得到了科学出版社的大力支持,在此一并深表谢意。

袁俊平

2007 年 6 月

目　　录

第一章 绪 论

20 世纪以来,医学发生了多次革命性变化,许多过去无法诊治的疾病和医学难题在现代科技面前被征服和攻克,从而不断给人类带来福音。然而,科学求真,科学却不会自发向善。医学本身也和其他科学一样是一把双刃剑。医学事实表明,科学越发展,治疗技术手段越进步,对医务工作者的伦理素养要求越高。医学的进步,不仅是诊治疾病手段的进步,而且应该是医学道德的进步。

第一节 伦理学与医学伦理学

医学活动是人类的重要社会活动,作为研究人类道德现象的伦理学,自然要关注医学领域中的伦理关系,同时作为维护人类健康的医学,也必然重视道德因素在防病治病过程中的价值。而且,随着医学的发展,医学伦理学越来越融入医学实践之中,成为现代医学的重要组成部分。因此,把握医学伦理学的学科性质、研究内容及其在医学发展和社会生活中的地位、作用是学习医学伦理学的基本前提。

案例 1-1

据中国台湾某报 2001 年 12 月 23 日报道,医学伦理渐受重视,医学院纷纷开设相关课程,但这恐怕还不够。在医学教育十分重视医学伦理课程的美国,调查仍显示,80％的实习医师曾有"不道德"的医疗行为。

在中国台湾卫生研究院主办的一次"医学伦理教育课程之价值与反思座谈会"上,曾经留学美国的台北医科大学附设医院内科住院医师范医师公布了美国宾夕法尼亚州一项医学生问卷调查,透露出医学生恐怕是在医疗环境中"潜移默化",而致道德观逐步低落,引发许多讨论。这项针对 665 名三、四年级医学生的调查显示,80％的医学生在医院实习时,在考试成绩和上级权威的压力下,曾有过"不道德"的医疗行为;61％的医学生看到过其他医疗人员作出违反他们道德观的事,98％的医学生曾目睹医疗人员以不雅的称呼和不尊敬的方式,讨论自己的患者。

不过,仍有学者对医学教育抱持期望。高雄师范大学性别教育研究所所长谢教授认为,医学教育应加强各科系的合作,将人文、社会和教育结合,让医学生能多方思考,进而挑战老师和上司。

问题

1. 如何理解医学伦理学在现代医学体系中的地位和作用?
2. 如何理解现代医学教育体系中的医学伦理教育?

一、伦 理 学

伦理学是一门有着几千年历史的古老学科,又是一门有着很大发展潜力和广阔发展前景的科学。伦理学研究人类社会的道德现象,对道德现象进行理论概括和哲学考察。它是人类意识形态发展的理论成果,在人类历史中发挥着重要的作用。

(一) 道德

道德(morale)是人们在社会生活实践中形成并由经济基础决定的,用善恶标准去评价,依靠社会舆论、内心信念和传统习俗来维持调节人与人、人与社会、人与自然之间相互关系的行为规范的总和。

不论中国还是外国,基本上都把"道德"和"伦理"这两个概念视为同义异词,它们都指的是处理人与人、人与社会之间关系应该普遍遵循的道理和规则,指的是社会道德现象,日常生活中也常用"伦理道德"这个复合词。但两者又有区别,"道德",较多地是指人们之间的实际道德关系;"伦理",则较多指有关这种关系的道理。"道德",侧重于实践,"伦理",侧重于理论。

"道德"这个概念,在我国很早就已经使用了。"道",一般是指事物运动变化的规律,并引申为人们必须遵循的行为准则和规范;"德",一般是指人们遵循准则和规范有所得。道德是由一定的社会经济基础决定的社会意识形态,它以善恶为评价标准,依靠传统习俗、社会舆论和人们的内心信念加以维护。

道德,作为社会现象,属于上层建筑和社会意识形态,是在人们的实践活动中形成的,受到经济基础的决定和制约。但是道德又不同于政治、法律规范,它是一种非制度化的规范,也是一种内化的规范,没有也不使用强制性手段为自己的实践开辟道路。同时,道德作为一种精神也不同于科学、艺术等其他精神,而是一种以指导行为为目的、以形成人们正确的行为方式为内容的精神,因而它是一种实践精神。

道德的评价标准是善恶。善的行为,即有利于他人、社会的行为就是道德的;反之,恶的行为,即有害于他人、社会的行为,就是不道德的。道德的评价方式是通过社会舆论、内心信念、传统习俗来约束人们的行为。

道德的社会地位与作用非常重要,而且随着人类社会的发展,会越来越重要。道德具有调节人与人、人与社会、人与自然的关系的功能,使个人利益与他人、社会的利益协调一致,并保持人类生存环境的动态平衡。此外,道德还具有教育、认识等功能,道德可以促进自身发展而达到人格完善。同时,道德也是统治阶级维持社会秩序和保护社会成员利益的工具,从而有利于生产力的发展、经济基础的巩固及社会的安定。

根据不同的标准,可以对道德进行不同的分类。道德一般分为社会公德、职业道德和家庭伦理道德等。所谓职业道德,是指从事一定职业的人们必须遵守的与其特定职业活动相应的行为规范的总和。医学道德就属于职业道德。

> **小贴士:**
> 　　道德二字连用为一个词,最早见于春秋时期的《荀子》《管子》《庄子》等书。荀子在《荀子·劝学》中说:"故学至乎礼而止矣,夫是之谓道德之极。"就是说,如果人们一切行为都合乎礼的规定,就可以说达到了道德的最高境界。

(二)伦理学的含义

伦理学(ethics),是以道德作为研究对象的学科,是研究道德的起源、本质、作用及其发展规律的科学,是道德现象的系统化与理论化。它是对道德现象的哲学思考,所以伦理学又称道德哲学。

伦理学是一门古老的学科。在西方,古希腊、罗马哲学家们的伦理思想是奴隶制社会伦理思想的典型代表。这个时期的道德研究所注重的还只是个人道德品质问题。在中国,殷商时代就形成了道德概念、范畴和规范,西周时期提出的"以德配天"、"敬德保民"就是早期的政治伦理观。春秋时期,孔子在伦理思想上极大地发挥了前人的思想,形成了以"仁"为中心范畴的伦理思想体系。欧洲封建社会的伦理思想是在封建专制和基督教神权统治下发展起来的。其基本思想主要是坚持奥古斯丁的"原罪"说,认为人生来就是有罪的,无德性的,只有向上帝忏悔,才能因得到"神的启示"而具有德性。中国封建社会在伦理学的研究上,广泛地涉及道德的根源性问题(即人性善、恶问题),道德与利益的关系问题(即义、利问题),个人与整体的关系问题(即群、己问题),道德行为的动机与效果的关系问题,道德的原则规范问题,以及道德教育、道德修养、道德理想和道德境界等问

题。其中,儒家学派的伦理思想一直居于主导地位。

近代以来,伦理学进一步发展,具有了比较严谨的理论体系(如斯宾诺莎、康德),开始对道德问题进行辩证的思考(如黑格尔)等。

现代伦理学的发展丰富多彩,涉及的面也越来越宽,既关注人们的品质、行为、修养以及相互关系,又关注道德发展变化的规律及其社会作用。

(三)伦理学的分类

伦理学因为研究方式的不同可以分为描述伦理学、元伦理学、规范伦理学和应用伦理学四种类型。

1. 描述伦理学(description ethics)　描述伦理学是对道德行为和道德信仰加以如实的描述,目的在于描述、解释道德现象或提出与伦理问题有关系的本性理论,为伦理学研究提供鲜活的经验材料和课题。

2. 元伦理学(metaethics)　元伦理学是运用逻辑和语言学的方法分析道德概念、判断道德性质和意义的道德哲学理论。20世纪初产生的元伦理学又称理论伦理学,它主要研究道德体系的逻辑结构和道德语言。元伦理学只对道德进行逻辑分析,它不制定任何道德规范和价值标准。它对道德概念的语言揭示,对道德判断功能的分析,对道德逻辑规则的设立,对伦理学高度的科学性、逻辑性的论证等,从一个侧面丰富和深化了伦理学的研究内容。元伦理学运用逻辑推理的方法,从概念本身的演绎中来建立自身严密的理论体系,它曾经在西方伦理学中占据重要地位,并且产生过不可忽视的影响。

3. 规范伦理学(normative ethics)　规范伦理学研究道德上的是非善恶标准,确立道德规范和论证道德判断,探讨道德规范和判断对人类的行为、品质、制度和生活方式的直接影响,目的是找到和明确地表述一种合理的道德规范体系,以指导人类的道德实践。它是古希腊哲学家亚里士多德首创的,主要研究人们的行为准则,制定规范和价值体系,从而规定人们应当如何行动。规范伦理学包括道德理论、道德原则、道德规范三个重要部分。

4. 应用伦理学(applied ethics)　应用伦理学是把规范伦理学理论应用于实际的道德问题的学问。由于元伦理学把有关道德现象的理论同现实中人们的实际道德关系割裂开来,因而,这种理论愈抽象、愈严密,它的实用性就愈小。到20世纪60年代,随着社会经济、政治、文化的迅速发展,元伦理学开始衰落,人们开始广泛地认识到应用伦理学运用一般理论和原理研究实际问题的价值。20世纪70年代以来,应用伦理学研究有了迅速发展,出现了生物伦理学、环境伦理学、生态伦理学、医学伦理学、职业伦理学、教育伦理学、性伦理学、计算机伦理学、经济伦理学、人口伦理学等应用伦理学学科。医学伦理学是应用伦理学中发展最为迅速、争议最为激烈的学

科之一。

在上述四种类型中,规范伦理学是伦理学体系的核心和主体。

二、医学伦理学

医学道德与医学相伴而生、共同发展,两者都是为了维护和增进人类健康服务的。因此,医学生在学习医学、医务人员在医疗实践过程中,应该重视培养和提高医学道德水平,以便更好地为人民的健康服务。

(一) 医学道德

医学道德是职业道德的重要组成部分,简称医德。它是指医务人员在医疗实践活动中应遵循的行为准则的总和,是社会一般道德在医学领域的具体表现。医学道德通过具体的道德原则和道德规范来影响和约束医务人员的言行,调整医患之间、医务人员之间以及医务人员与社会之间的相互关系。

自从人类有了最简单、最原始的医疗救助等医疗活动,医学道德就随之伴生而来了。由于医学研究和服务的对象是人,医学本身带有非常强烈的伦理性,所以医学道德的产生要比其他的职业道德早许多年。在一定意义上说,医学道德不但是职业道德的重要组成部分,而且是职业道德的先驱,还是职业道德中最成熟、最规范、最具有道德权威性的一种职业道德。

(二) 医学伦理学的含义

医学伦理学(medical ethics)是研究医学道德的一门科学。它是运用一般伦理学的原理来研究医疗卫生实践和医学发展过程中的医学道德问题和医学道德现象的学科。

人们曾经给医学伦理学下过各种各样的定义。医学伦理学的含义最早形成是在1803年,英国的著名医生、哲学家托马斯·帕茨瓦尔(Thomas Percival, 1740—1804)出版了《医学伦理学》一书,首次提出了医学伦理学的概念。他认为"职业伦理是'人性的知识'与'广泛的道德责任'之间的综合","医学伦理学的一般体系是使无论是官方正式的行为还是医学领域之间相互的交往都受文雅和正直原则所指导"。帕茨瓦尔的观点在19世纪被广泛接受。

从1803年托马斯·帕茨瓦尔出版专著《医学伦理学》以后,欧美、日本等国陆续出版了此类教材和论著。医学伦理学也就成了这门学科最通用的命名。我国学者遵循国际惯例,沿用了这个名称。

20世纪20年代,美国的药理学教授川塞·里克(Chauncey Leake)对托马斯·帕茨瓦尔的观点提出质疑。他认为"帕茨瓦尔对'医学伦理学'这个名词使用不当……它仅指来自于职业中的、用来管理职业中各成员彼此交往的成规、礼节。……但真正的伦理学

与成规、礼节不同,而应从哲学的角度理解。"他认为"真正的医学伦理学是基于伦理学理论并用之来处理医患之间、医生与社会之间的关系"。

20世纪70年代,美国的医学伦理学权威克劳色(K. D. Clouser)对医学伦理学的理解与里克的观点并无本质区别,他在《生命伦理学百科全书》第一版中提出,医学道德与一般的日常道德没有区别,含有与一般道德相同的规则。

显然,在医学伦理学的早期定义中,是将其与"医德学"相提并论的,把它看成了"医德学"。应当肯定的是,直到当今的医学伦理学仍然以医务人员的职业道德为其主要研究内容,但是,仅把医学伦理学简单地看作是研究医务人员职业道德的一门科学是不够的。当代医学科学发展、医学新技术运用过程中提出来的伦理道德问题,如器官移植、试管婴儿和遗传工程等新技术的伦理道德问题,都是医学伦理学的研究内容。同时,就其研究和适用的对象来讲,当今的医学伦理学也不仅仅局限于医务人员,而且还包括与医学事业有关的其他工作人员,如国家行政机关的卫生立法人员、医学研究机构的科研人员、医学院校的办学人员、从事药品生产和经销的人员等等。

20世纪80年代以来,我国医学伦理学界多数学者的观点是:医学伦理学是研究医学道德的科学。它是一般伦理学原则在医疗实践中的具体运用,是运用一般伦理学的原理来解决医疗卫生实践和医学科学发展过程中人们相互之间、医学与社会之间的关系而形成的一门科学。

随着现代社会的发展,特别是科学技术的发展,医学的内涵在深度和广度上发生了巨大的变化,导致了医学伦理问题剧增。医学伦理的任务就是要帮助医学摆脱困境,最大限度地达到科学技术价值与伦理价值的统一。因此,医学伦理学成为现代医学的重要组成部分。案例1-1告诉我们,医学伦理学在现代医学体系中的地位和作用越来越重要,世界各国越来越重视医学伦理教育;它同时也告诉我们如何进行切实有效的医学伦理学教学与研究,是世界各国面临的共同问题。这一问题在当前处于经济社会迅速发展,医疗卫生体制改革稳步推进中的我国更为迫切。

> **小贴士:**
> 人类社会自有文化以来,道德一直是医疗技术的重要组成部分。
> ——《夏威夷宣言》

(三) 医学伦理学的发展阶段

医学伦理学按照其发展的历史进程来看,可以划分为三个阶段,即医德学、近现代医学伦理学和生命伦理学。三个阶段的划分与医学的发展密不可分,同时医学伦理学的发展也受到社会经济、政治制度及文

化发展的影响。

1. 医德学 医德学是医学伦理学的初始阶段，亦称传统的医学伦理学。我国古代和西方中世纪以前的医学伦理学都属于医德学。医德学，与当时的医学处于经验医学阶段、医疗方式主要是个体行医相联系，当时的医学伦理关系基本是医患关系，医学伦理实践强调的是医师个体的道德自律，医德学的内容主要是医师的行医戒条和医师的行医美德。它还没有形成系统的理论体系，因此还不是一门完整的学科。但是，其优良医德传统被后世所继承，为近代医学伦理学的诞生和发展奠定了基础。如中国古代医家的济世救人和仁爱为怀的精神、廉洁正直和不为名利的道德品质、普同一等和尊重同道的待人态度、认真求实和精勤不倦的作风等，至今仍应该是医生的美德。再如古希腊的希波克拉底不仅使希腊医学摆脱了宗教迷信的束缚，走上了科学道路，而且提出了医生应具备的美德，《希波克拉底誓言》成为西方医学道德的规范，他提出的不伤害原则、为患者利益原则和保密原则至今仍具有现实意义。

2. 近现代医学伦理学 1803年，英国医生托马斯·帕茨瓦尔《医学伦理学》一书的出版被看作近现代医学伦理学诞生的标志。此时的医学已经超越了经验医学阶段，实验医学兴起、生物医学模式得以确立，医疗卫生发展成为一种集体和社会性事业。医学伦理关系不再仅局限于医患关系，还包括医疗机构与医疗机构之间、医师与医师之间的关系，医学团体与社会的关系，医学伦理实践由过去的医师个体自律，转变为医界的行业自律。

3. 生命伦理学 生命伦理学是近现代医学伦理学的进一步发展和完善，它首先诞生于20世纪60年代的美国，之所以如此，与美国迅猛发展的生物医学技术引发的伦理冲突以及独特的社会文化背景有关。生命伦理学研究的视野由医疗卫生领域扩大到整个生命与健康科学各个领域，内容涉及生命维持技术、人类辅助生殖技术、人类基因技术、器官移植、人体试验、卫生改革与政策等诸多问题。此时的医学超越了生物医学模式，生物-心理-社会医学模式得以确立。医学伦理学进入了一个崭新的阶段。

> **小贴士：**
> 1971年美国的波特在其著作《生命伦理学：通向未来的桥梁》中首次使用了生命伦理学（Bioethics）一词。1978年美国肯尼迪伦理学研究所组织编写的《生命伦理学百科全书》中给生命伦理学下的定义是"根据道德价值和原则对生命科学和卫生保健领域内的人类行为进行系统研究"的科学。

第二节 医学伦理学的研究对象和内容

医学伦理学作为一门科学，有其特定的研究对象和研究内容。只有正确理解医学伦理学的研究对象，掌握医学伦理学的具体内容，才能为系统的学习医学伦理学打下良好基础。

> **案例1-2**
> 据某报报道：2009年的某天凌晨，某市市民王先生接到某医院的电话，称其同事赵某被撞伤后送到了医院，要求他带足钱到医院缴费。当他赶到医院时，见到赵某正躺在急诊室的病床上，神志不清，满脸都是鲜血。当王先生要求值班医生给赵某进行治疗时，值班医生说："交钱吧，交了钱就动手术"。王请求医生先救人，钱天亮后会送来。但医生依然不动。王百般解释说，受伤的赵某已买了保险，而且还有单位的支持，绝对不会拖欠医疗费用的。值班医生还是平静地答复："先交了钱吧，这是我们的程序，否则就不能做进一步治疗。"一直到早晨9时多赵某单位的人把钱送过来后，院方才把赵某转到了五楼的抢救室，当时距赵某送到医院的时间已经是6个多小时了。
> **问题**
> 1. 医学的本质是什么？
> 2. 面对患者生命与医者利益冲突时，医生应该选择什么？

一、医学伦理学的研究对象

医学伦理学属于应用伦理学的范畴，它以医学领域中的医学道德现象和医学道德关系为研究对象。通过对医德现象的全面研究，揭示医德现象所表现的医德关系的各种矛盾及其变化发展的规律。

（一）医德现象

医德现象是对医学领域中人们之间的道德关系的反映。作为反映医德关系的医德现象，包括医德意识现象、医德规范现象和医德活动现象三个方面。

1. 医德意识现象 所谓医德意识现象是指医学道德的思想、观念和理论，也称医德理论。它包括医德理想、医德情感、医德理论观点等。主要阐明医德的作用和特点，医德的起源、本质和发展规律，研究历史上古今中外的医德现象及其内容以及医学伦理学与医学社会学、医学心理学、医学法学等相关学科的关系等。医德意识形成后，对医德活动具有指导和制约作用。

2. 医德规范现象 医德的规范现象是指在医学实践中评价和调整医务人员行为的准则，是人们根据医德关系的本质和规律制定的一系列行为规范、准则和要求，如医德誓词、医德规范、医德要求等。医德规范既包括一切医疗和医学工作者必须共同遵守的一般医德规范，又包括反映医疗卫生工作各部门、各专业特有的具体医德规范，从而形成医德规范体系。一般医德规范，适应性广，可以使各级各类医务人员具有共同的行为准则，解决带有普遍性的问题。具体的医德规范，针对性强，可以使不同的医务人员各有所从，明确各自必须遵守的特有的行为准则，解决带有特殊性的问题。二者是一般与个别的辩证统一。医德规范是人们在一定的医德活动和医德意识基础上概括总结而形成的，同时又制约人们的道德意识和道德活动。

3. 医德活动现象 医德的活动现象是指按照一定的观念，遵循一定的医德标准而进行医德主体品质养成的实践活动，包括医德教育、医德修养、医德评价等，也称作医德实践。主要阐明在医学领域中依据医德理论和观念对人们的医疗和医学实践活动进行道德评价的标准，研究将医德理论转化为医德实践的条件，指出进行医德教育和医德修养的正确途径和方法，以提高医学道德水平。医德活动是形成一定医德意识的基础，能使已经形成的医德意识得以巩固、深化和提高。

医德现象的三个基本方面是相互制约、相互影响、相互作用和不可分割的。因此，医学伦理学既要研究医德意识、医德规范，又要研究医德活动，从而揭示医学道德的发展规律和本质。

(二) 医德关系

医德关系是一种职业道德关系。医务人员在医疗实践活动中，时时刻刻都发生着与患者、与同行、与社会之间的各种复杂关系。

具体地说，医学伦理学主要研究的医德关系包括医务人员与患者(包括患者的家属)之间的关系、医务人员相互之间的关系、医务人员与社会之间的关系、医务人员与医学科学发展之间的关系。

1. 医务人员与患者及其家属的关系 即医患关系。这是伴随医学的诞生最早产生的主体之间的关系。在医疗活动中，医患关系是最大量的、首要的关系，因此，它是医学伦理学的核心问题和主要研究对象。随着现代医学的发展和伦理观念的更新，围绕着医患关系，出现了一系列新的理论问题和现实问题。如何正确地评价和分析这些现象，并合理地协调这种关系，促进其健康发展成为医学伦理学研究的中心议题之一。处理医患关系的基本原则，是医务人员要永远把患者的利益放在第一位，全心全意地为患者的身心健康服务。案例1-2中反映的就是医患关系，案例中的医生显然没有贯彻这一原则。

2. 医务人员之间的关系 即医际关系。它包括医生与医生，医生与护士，临床医生与检验、麻醉等技术人员，医护人员与医院管理人员等之间的关系。在现代医疗条件下，医学出现高度分化的同时，还出现了高度综合的趋势，独立的、单个人的医疗活动已不能适应医疗技术的发展要求。在一所医院内，各级人员之间既有分工的区别，又有工作的合作。"一切以患者为中心"是医务人员应共同遵守的道德原则，也是建立良好医际关系的基础。医务人员之间的相互支持和密切协作，有利于患者的诊治和康复。

3. 医务人员和社会的关系 即医社关系。伴随着医学模式、健康观念、社会疾病观的转变，不仅扩大了医学服务范围，也扩大了医务人员与社会各方面的联系。医疗活动不仅关系着患者及其家属的利益，而且关系着社会的利益，如在卫生资源有限的条件下如何做到公正、合理的分配，传染病的控制、卫生预防等问题，如果不从整个社会利益着眼，医务人员就很难进行行为的选择，也很难确定其行为是否合乎道德。因此，在现代社会中，医务人员的责任已不局限于某一个特定的患者，还包括对公众和社会的责任，医务人员与社会的关系已成为一种重要的医德关系。

4. 医务人员与医学科学发展之间的关系 随着医学高新技术的发展和临床应用，人们面临着许多道德难题。如基因的诊断与治疗、人工生殖技术、器官移植、克隆技术、安乐死等等亟须研究的问题，它们对于促进医学科学的发展和临床医疗活动具有重大意义。这些都是医学伦理学研究的领域。

二、医学伦理学的研究内容

医学伦理学有着完整的学科体系，其内容十分丰富，既有对医德传统的继承，又有对现代医学伦理的概括。医学伦理学的研究内容主要包括医德理论、医德规范体系、医德实践、生命伦理学四个方面。

(一) 医德理论

医德理论是医学伦理学的精髓。主要阐明医学道德的产生、本质、特征、作用、历史渊源、发展规律以及医德与医学科学发展的关系等。这些基本问题，贯穿于整个医学伦理学体系，起着指导作用。

(二) 医德规范体系

医德规范体系是医学伦理学的主干。主要阐明医学活动中行为主体应承担的道德责任，指出从事医学活动过程中应遵循的道德原则以作为医务人员医学活动的出发点，作为评价医学活动道德与否的具体标准。它包括医德的基本原则和具体原则、医德规范和医德范畴。它们共同构成了医德规范体系。

(三) 医德实践

医德实践是医学伦理学的基础。医学伦理学是医德实践的理论概括与总结,同时又运用于医学实践,指导医学实践。医学伦理学研究的医德实践主要包括医德教育、医德评价和医德修养等。通过医德实践,使社会确定的医学道德在医务人员身上得以实现,形成优良的医学美德。

(四)生命伦理学

生命伦理学是当代医学伦理学内容的扩展,它所要研究的是当代生命科学发展进程中迫切需要解决的伦理课题。近年来,随着克隆、基因重组等技术的成熟,其中的伦理问题,成为人们密切关注的热门话题和难题。随着科学技术的快速发展,医学科学和医学实践正越来越多地面对许多新情况和新问题,研究和回答这些问题,成为医学伦理学研究的新内容。生命伦理问题主要包括生命与生殖伦理、计划生育伦理、死亡与临终关怀伦理、基因诊断与治疗伦理、人类干细胞研究伦理、克隆技术和器官移植伦理等。

医学伦理学的医德理论、医德规范体系、医德实践、生命伦理学四个部分,既相对独立,又相互贯通,是一个有机的整体,共同构成了医学伦理学学科体系。当然,当代医学伦理学还处在演化中,其理论与体系还不够成熟,许多问题还难以最终确立,这给我们的研究和学习提供了一个十分广阔的空间。

三、医学伦理学与相关学科的关系

医学伦理学与许多学科有着密切的关系,它与医学心理学、医学法学、医学社会学、医学美学等相关学科相互影响、相互渗透、相互吸收,而且在功能上相互补充,共同来调节人们的相互关系,维护广大人民的健康利益和社会秩序。

(一)医学伦理学与医学心理学

医学心理学是心理学与医学的交叉学科,是研究心理因素在疾病的发生、发展以及预防治疗过程中所发生的影响和作用的一门科学。一方面,医学心理学为医学伦理学研究提供科学依据。医学心理学的研究成果表明,疾病的发生和发展,除病毒、细菌等生物因素和生理因素外,还与人的心理精神因素有关。心理精神因素既可治病,也可致病。医学心理学为医务人员提供患者在疾病诊断、治疗、康复过程中的各种心理表现,有助于医务人员更好地为患者服务,这也是医学伦理学要求医务人员应尽的义务。另一方面,良好的医德修养是成功的心理治疗的基础。医务人员进行心理治疗,主要是通过与患者之间的相互交流过程,以自己热情的态度、良好的语言、端庄的举止、高尚的行为对待患者。这样做,不仅有助于减轻或消除患者的痛苦,有助于患者大脑神经机能恢复,使患者精神状态和身体状态得到改善,从而达到治疗的目的,而且这同时也是医务人员良好医德的体现。

由此可见,医学心理学是医学伦理学研究的心理

基础,医学伦理学是医学心理学在实践中运用的道德前提和保证,二者有着密切的联系。

(二)医学伦理学与医学法学

医学法学是运用法学原则研究和解决医学发展和医疗实践中各种与法相关联的社会现象的一门科学。医学伦理学和医学法学都属于上层建筑的组成部分,同属行为规则范畴。但两者又有着重要区别。法是由国家用强制手段来保证实施的,医学伦理道德是依靠社会舆论、传统习惯和人们的信念来维持的,其作用更为广泛,它所调整人们关系的范围更大。医学伦理学与医学法学二者密切联系,互相支持、互相配合。

一方面,医学伦理学的重要任务之一就是教育医务人员自觉遵守国家法律和医学法律规范。另一方面,医学法律规范对于加强医务人员的医德修养,遵守医德原则和规范也具有非常重要的积极作用。因此,在医疗实践中,把开展医德教育同法制教育结合起来,将起到相互促进、相得益彰的效果。

> **小贴士:**
>
> 由于医学新技术的发展,不但对医学伦理学提出了许多新课题,而且出现了"法律干预"的新动向,从医学伦理学的高度指导有关法律的制定,以法律的形式体现医学伦理学的道德原则,如安乐死问题,自美国加利福尼亚州 1975 年通过《自然死法》以来,美国现在已有一半以上的州制定了安乐死法规。

(三)医学伦理学与医学社会学

医学社会学是运用社会学的一般原理,研究患者、医务人员和医疗保健机构的社会关系、社会功能及其与整个社会相互关系的一门社会学分支学科。医学伦理学的任务,主要在于调整医患之间、医务人员之间以及医务人员、医疗单位与社会之间的关系,以建立和维护医学领域的正常秩序与和谐关系。两者的共同使命是建立医学领域的正常秩序及其与社会之间的和谐。因此,医学伦理学与医学社会学之间是相互影响、相互补充的。

随着医学科学和医学实践的发展,在医学伦理学研究中出现了许多比较复杂的社会性问题,这些问题的解决需要医学伦理学与医学社会学协同研究,共同探讨。

(四)医学伦理学与医学美学

医学美学是由医学和美学相结合而形成的一门新型学科,它与医学伦理学有着密切的联系。医学讲"真"、医学伦理学讲"善"、医学美学讲"美",医疗实践中的人际关系更多是真、善、美的统一。高尚的医德是医务人员内在美的体现,医学美学能帮助医务人员加深对美的认识,提高审美能力,有助于陶冶医德情操。同时,医务人员的医德行为应包含着满足患者对美的渴望。如外伤患者或某些有生理缺陷的患者对

机体修复的要求,乃至人类对健美、人体美的渴求,在很大程度上有赖于医务人员的医德素质和技术水平。又如在医疗实践中注意运用美的形式,如音乐、健美操等在综合治疗中取得了良好效果。

另外,医学伦理学和生物学、经济学等学科都有着广泛的联系。医学伦理学的发展,离不开这些学科提供的理论成果,而医学伦理学的研究成果又对这些学科有重要影响,它们互相渗透、互相促进,共同推动人类科学不断向前发展。

第三节 学习医学伦理学的意义和方法

对于医学专业及医学相关专业的学生来说,医学伦理学是一门非常重要的必修学科。学习医学伦理学对于培养德才兼备的医学人才,促进医学科学和医疗卫生事业健康发展具有重要的意义。同时,学好医学伦理学需要运用科学的方法。

案例1-3

天价医疗事件

患者,男,75 岁。因患恶性淋巴肿瘤,于2005 年 5 月 16 日入住某医院,先后在该院干部病房和心外科重症监护室接受治疗,最终因其多脏器功能衰竭,于 8 月 6 日病故。住院82 天,医院共收取患者各项费用 138.9 万元。后经有关部门对此"天价医疗事件"调查发现:该医院通过自立项目、分解项目、超标准收费、重复收费等手段,多收患者医疗费用高达 20.7 万余元。其中,某一天医院给患者输盐水 106 瓶;另一天输血小板、白细胞83 袋(计 16000 多毫升),仅这一天医院就收了患者 22197 元输血费。更不可思议的是这位患者本来已于 8 月 6 日去世,可是在一个化验单中却发现落款居然是 8 月 8 日。

问题

1."天价医疗事件"的发生给予我们什么警示?

2. 结合本案例,谈谈市场经济条件下,加强医学伦理教育的重要意义。

一、学习医学伦理学的意义

(一)学习医学伦理学有利于培养德才兼备的医学人才

职业道德品质是专业人员的必备素质。因为医学服务的目的是治病救人、维护人的健康,所以医学职业道德品质对于医学专业人员更为重要。医务人员的职业道德如何,直接影响到防病治病的效果,直接关系到患者的生死安危。

无论中外,无论古代还是现代,对行医者都提出了很高的道德要求,医者不仅要医术精湛,而且规定"无恒德者不可为医"。唐代名医孙思邈在《备急千金要方》中认为:"人命至重,有贵千金,一方济之,德逾于此。"他还提出了"大医精诚"的思想,认为一个好的医师,必须具备两个基本素质即对医术的"精"和对患者的"诚"。只有具备"精"和"诚"两个基本的素质,才能成为"大医",即医术精湛、医德高尚的医家。希波克拉底是西方医学的奠基人,他认为,医生"应当具有优秀哲学家的一切品质",因此"利他主义、热心、谦虚、高贵的外表,严肃冷静的判断,沉着、果断、纯洁的生活,俭朴的习惯,对生活有用而必要的知识"等等被希氏看做培养医生的重要标准。希氏思想对西方医学教育产生了深刻久远的影响,《希波克拉底誓言》至今仍被视为医德教育的经典。

学习医学伦理学对培养和完善医学人才的素质和知识结构具有重要意义。对于医学生来说,今天所学的专业,同明天所从事的职业是直接联系的。医学生学习医学伦理学,掌握有关医德知识和规范,从思想上重视加强医德修养,毕业走向工作岗位后才能更好地胜任本职工作。医学生如果只重视专业知识的学习,而忽视医德修养的提高,再高的医术也会失去它的价值。

(二)学习医学伦理学是促进现代医学科学发展的需要

医学科学发展到今天的水平,同社会道德面貌有着密切的联系,尤其是同医德的发展有着不可分割的联系。医学伦理学知识为医务人员提供他律范畴,主体通过他律而消化吸收转化为自律特性,使医务工作者发挥内在动力,从内心爱岗、敬业、忘我的献身于医疗卫生事业,从而推动医学科学的发展。

医学科学发展的目的是保护生命,减轻疾病,促进健康。而要实现这一目的,不仅需要医疗卫生工作者和医务人员具有精湛的医技,高尚的医德,更需要有科学的思维方式。当今,随着医学高新技术在医疗卫生事业中的广泛应用,引发了一系列的道德难题。这些问题不解决,就会影响医学的进一步发展。要解决这些难题,需要医学伦理学作为基础,需要医疗卫生工作者和医务人员通过医学伦理学的学习掌握科学的思维方式,使他们有能力识别医疗实践中的道德问题,知道如何进行工作,并且通过高水平的工作,在医疗实践中促进医学科学的发展和医学高新技术在临床医疗中的应用。

(三)医学伦理学知识的普及有利于医疗卫生事业健康发展

医学生是我国卫生事业的后备力量,加强医德教育,不仅关系到医学生个人成长,而且关系到未来社会的道德风尚,关系到我国整个医疗卫生事业的兴旺发达。因此,我国医疗卫生事业的发展也要求医学生和医务工作者在提高医术的同时,认真学习医学伦理学,加强自身的职业道德修养,不断提高自己的道德水准。

随着市场经济体制改革的深入,医疗市场的竞争越来越激烈,患者对医疗服务的选择越来越多,对医疗质量的要求也越来越高。因此,人文关怀、诚信服务、良好的服务质量将是医疗机构在竞争中取胜的根本。

医学伦理学知识的普及对于提高医德水平和医疗质量,促进医疗卫生事业健康发展具有重要作用。具有高尚医德的医务人员能忠于职守,以高度的同情心、满腔的热情、美好的语言、端庄的行为给患者以慰藉、勉励,并千方百计采取相应的医护措施,创造良好的治疗和护理环境,有利于疾病的防治和康复,提高治疗效果。

同时,良好的医德也是医院管理的基础。医院管理离不开医务人员和管理人员对医疗工作高度的责任感、事业心和严格遵守并自觉执行各项规章制度和操作规程。如案例1-3所反映出的问题,如果没有良好的医德,就会发生严重损害群众利益的事件,造成恶劣的社会影响。只有搞好医德教育,才能推动医院各个方面的工作,提高医疗管理水平和社会效益。

许多事例证明,良好的医疗质量与良好的医患关系相关,而良好的医患关系源于医务人员良好的道德风范。

> **小贴士:**
> 　　《希波克拉底誓言》强调以医济世,强调医学对患者至高无上的责任。在《希波克拉底誓言》中,明确阐明了医学的宗旨,"我之唯一目的,为病人谋利益"。

二、学习医学伦理学的方法

科学的方法是学习理论的手段。学习医学伦理学较为常用的方法是历史的方法、实践的方法、比较的方法、典型案例分析方法等。

(一) 历史的方法

医学伦理学是以医疗实践中的医学道德现象为研究对象的。这种医学道德是一定历史条件的产物,它同当时的社会经济、医学状况有着密切的联系,并受当时社会、政治、法律、文化、宗教等社会意识形态的影响。因此,学习医学伦理学,一定要坚持历史分析的方法,将医德现象和医德关系的研究同一定的社会经济关系、意识形态、政治和法律制度、医学的发展

状况等联系起来,深入研究医德产生和发展的基础,探求其产生、发展的根源和条件。

中国古代的医学道德思想十分丰富,许多医家的医德思想和杰出事例,至今仍光彩夺目。不少医家把治病救人、维护患者的生命看作崇高的医德信条。提倡对患者一视同仁,不分贵贱,不为声色所诱惑,不为钱财所动摇,也不为威武所屈服,表现出高尚的道德情操。这些高尚的医德具有积极意义,实践中要在继承吸收的基础上不断地发扬光大。另外,国外医学伦理学不但历史悠久,而且随着科学文化的发展,取得许多新成果,这也是可以汲取的。同时,我们也看到,中国传统医学道德受封建生产关系和封建道德、宗教迷信的消极影响,国外医学伦理学由于社会制度、科学文化、宗教信仰等不同,也有其局限性和消极方面。因此,对一些消极方面的内容要自觉抵制。

在学习医学伦理学的过程中,坚持历史的方法,就要求对中外医学伦理学历史的遗产和现代的成果进行全面的分析、理解,取其精华,弃其糟粕,把有益的积极的成分吸收到医学伦理学的内容体系中来。同样,在社会主义的历史条件下学习和研究医学伦理学,必须从社会主义经济关系出发,坚持以科学理论为指导。只有这样才能认识社会主义医德本质和发展规律。

(二) 实践的方法

理论联系实际是学习医学伦理学的基本方法。要始终坚持理论与实践、知与行的统一。

首先,要认真学习医学伦理学的基本理论。掌握医德的起源、本质、功能及发展规律等基本理论。同时要注意了解和掌握医学的发展动态。只有这样才能具备理论联系实际的前提条件,才能对现实提出的各种医德问题做出科学的说明。

其次,身体力行,努力实践。一方面要坚持从实际出发,注意观察和调查在医疗实践中出现的各种伦理问题。学习医学伦理学不能仅满足于一些抽象概念的探讨,或把理论变成僵死的教条,而要紧密联系我国卫生界的医德状况,以及个人的思想实际,注意调查研究医学实践中产生的新道德问题,并用所掌握的医德理论进行解释,加深认识,以指导自己的行动。可以通过见习、实习的实地考察、参观访问、座谈讨论等方法,针对各种伦理道德问题,进行思考和研究,从中找出规律。另一方面要运用所学习和掌握的医德理论、医德原则规范来指导自己的行动,在医疗实践中自觉地加强医德修养,不断地锻炼培养自己的医德情感、意志和信念,全心全意为人民的身心健康服务,做一个德才兼备的医务工作者。

(三) 比较的方法

比较法是探求和论证某一事物与其他事物的共同点和不同点的一种方法。学习医学伦理学通常采

用纵比、横比、同比、异比的方法。纵比是从时间上比较古今医德观念的变迁，以批判、借鉴历史和了解现今医德观念的渊源。横比是从空间上比较不同地域、不同社会条件和文化背景下的医德观念、习俗的异同，并分析其原因，以借鉴国外有益的经验。同比是同一道德观念、习俗进行比较，以发现相同的程度和性质，揭示出相同背后的不同。异比是将两类截然不同的医德观念或行为放在一起比较，以显示出它们的差异，并揭示其背后的根源。学习医学伦理学，运用比较的方法可以使我们明辨医德上的是非、善恶，揭示医德共性与特性，以便互相吸收和学习。

（四）典型案例分析方法

典型案例分析方法是学习医学伦理学的一种重要的方法。医学道德生活的多样化，道德难题的复杂性，决定每一个医学道德的境遇均有其特定的情景。案例首先是对具体医学道德境遇的描述，正因为有了这样的描述，医学道德的判断变得复杂化。医学伦理学为人们的行为选择提供的是相对固定的框架似的规范体系，然而现实生活是由一个个不尽相同的画面组成。一定的规范体系不可能面面俱到地适用于一切道德情景。仅仅依赖道德原则做出简单的道德推理难免出现判断失误。因此，灵活、生动的案例分析是准确掌握伦理学规范和方法的一种形式。

案例分析学习法能激发医学生对道德问题的敏感性，开阔思维，提高医学生分析与解决问题的能力。如何在当今激烈的价值观念的冲突中，寻找合理地选择，只有通过案例分析才能真正做到这一点。医学伦理学需要在具体的道德境遇中做出是非判断，而且道德判断常常带有很强的感情色彩。医学伦理学的教学不应该仅仅是逻辑的推理或者是单纯的思辨，还应该在道德情感培养方面发挥作用。由于有的案例也是生动的故事，可以以此为依据发挥感性教育优势。

思　考　题

1. 什么是医学伦理学？
2. 试述医学伦理学研究的对象和内容。
3. 学习和研究医学伦理学有何重要意义？

（袁俊平）

第二章 医学伦理的历史发展

医学中蕴含着丰富的伦理思想。随着人类医学活动的发展，医学伦理也在丰富和发展。因此，全面考察和分析中外医学伦理形成和发展的历史，对于我们继承和弘扬中国传统医学道德的精华，借鉴国外医学道德的历史经验，促进现代医学道德的建设，保障医学的健康发展具有十分重要的意义。

第一节 中国医学伦理的历史发展

祖国医学有着悠久而优秀的传统，她汲取了中国传统文化之精华，博大精深。在中国医学史上，有许多医学大家的故事在民间历代流传，"医乃仁术"、"济世救人"等思想在祖国医学界不断发扬光大，并逐步形成了为世人推崇的行医准则和道德标准。这些优秀的医德传统，对我们今天的医学道德建设仍然具有极为重要的指导作用。

> **案例 2-1**
>
> 长桑君收扁鹊为徒，是经过"出入十余年"的观察，发现"扁鹊非常人"。"非常人"是指有道德修养和聪明才智的人，也就是说扁鹊具备学医的条件，长桑君才收他为学生，并把全部秘方传授给他。公乘阳庆是西汉名医，他轻易不收授学徒，但当他看到淳于意酷爱医学，对待老师又很恭敬，便破例收他为学徒。金代名医李杲，为将医术传授于后人，遍访亲朋好友，寻求品学兼优的学生。有人告诉他罗天益"性行淳朴，尝恨所业未精，有志于学"。当他第一次与罗天益见面时，劈头就问："汝来学觅钱医人乎？学传道医人乎？"直到罗天益回答说："亦传道耳"，他才收罗天益为徒弟。
>
> **问题**
>
> 古代名医收徒的标准是什么？给了我们什么启示？

一、中国古代医学伦理概况

中华民族有着五千年的文明史，炎黄子孙世世代代以创造思想文明和精神文明著称于世。我们的祖先在长期同自然灾害、疾病斗争的过程中，不仅创造了传统的中华医学，也创造了优秀的医学文化思想和人文精神，成为中华民族优秀文化遗产中耀眼的明

珠，也为后世的医学工作者提供了道德和精神的脉基。

（一）古代医学伦理的萌芽时期

我国优良的医学伦理传统起源于原始社会，它是劳动人民在长期同疾病做斗争的过程中逐渐形成的。在原始社会，生产力水平极其低下，人类过着茹毛饮血、构木为巢的生活。人们在劳动和出猎时，难免受到损伤，而且经常受到因采食野生植物而中毒的威胁。随着疾病的出现，人们逐步掌握了治疗疾病的方法和经验，如按摩、包扎、止血、挤压脓液、荫蔽降温等。在这些粗浅的防病治病的方法中，人们产生了对患者的同情和原始的医学道德观念，初步认识到医学的目的是为了"以拯夭枉"，"令民知所避就"。

《淮南子·修务训》中记载："神农氏……尝百草之滋味，水泉之甘苦，令民知所避就。当此之时，一日而遇七十毒"。神话是无稽的，但令人动容的是一个医者的献身精神，以及那种人饥己饥，人溺己溺，人病己病的同情心。身为一名医生，当然不必一天中毒七十余次，但贴近别人的痛苦，体谅别人的忧伤，怀着恻隐之心诊看每一个身罹疾病的人，是难能可贵的。"神农尝百草"反映了当时的人们已经有意识地对多种药物进行人体试验，这种为积累治疗疾病的知识而自我牺牲的精神，是古代医者的优良医学道德品质。尽管神农氏是传说中的人物，但是从一个侧面说明了我国的医学伦理早在原始社会就已经萌芽了。

> **小贴士：**
>
> 神农尝百草：远古时期，百姓以采食野生瓜果，生吃动物蚌蛤为生，腥臊恶臭伤腹胃，经常有人受毒害得病死亡，寿命很短。神农氏为了"宣药疗疾"，救夭伤人命，使百姓益寿延年，他跋山涉水，行遍三湘大地，几乎嚼尝过所有植物，"一日遇七十毒"。神农在尝百草的过程中，识别了百草，发现了具有攻毒祛病、养生保健作用的中药。由此令民有所"就"，不复为"疾病"，故先民封他为"药神"。

（二）古代医学伦理的形成时期

我国传统医学体系及其医学伦理思想形成于春秋战国时期。随着医疗实践经验的不断发展，医学伦理的内容也不断丰富。这一时期，产生了我国第一部

医学典籍《黄帝内经》,其中有许多关于医学道德的论述。它是在西周之后、秦汉之前,经过许多医家的共同劳动创造出来的。这部医学典籍的内容包括《素问》、《灵枢》两部,共18卷,162篇。《黄帝内经》以古代朴素的唯物主义医学道德观为指导,从整体观念出发,阐述了有关病理、诊断、预防、治疗等医学技术问题,同时在医学道德方面进行了系统的阐述。《黄帝内经》成书时间长达400多年,它总结了西汉以前的医学伦理思想与实践经验,不但确立了我国古代医学理论体系的雏形,而且标志着我国传统医学道德思想已经形成。在《灵枢·师传》篇专门论述了医生的责任和良心,指出医生就要"使百姓无病,上下和亲",要利用"人之情,莫不恶死而喜生"的共同心理,对患者"告之以其败,语之以其善,导之以其便,开之以其所苦",以求得患者的配合,达到治病救人的目的。在《素问·徵四失论》篇,针对当时的某些具体情况,指责了"受师不卒,妄作杂术,谬言为道,更名自功"和"精神不专,意志不理,外内相失"等医术浅薄、喜于谋功的不良作风。《黄帝内经》的问世,哺育了许多医学世家,并经过他们的言传身教,逐步形成了具有约束力的我国古代医学道德传统。

这一时期,还出现了名医扁鹊,他不仅医术高超,而且医德高尚。扁鹊是中国传统医学的鼻祖,对中医药学的发展有着特殊的贡献。扁鹊在总结前人医疗经验的基础上创造总结出望、闻、问、切的诊断疾病的方法。在这四诊法中,扁鹊尤擅长望诊和切诊。当时,扁鹊的切脉技术高超,名扬天下。而且,扁鹊看病行医有"六不治"原则:一是依仗权势,骄横跋扈的人不治;二是贪图钱财,不顾性命的人不治;三是暴饮暴食,饮食无常的人不治;四是病深不早求医的不治;五是身体虚弱不能服药的不治;六是相信巫术不相信医道的不治。他遍游各地行医,擅长各科,全心全意地为老百姓解除疾病的痛苦,获得老百姓普遍的崇敬和欢迎。"六不治"是医师在医疗实践中进行伦理抉择的依据,对后世也有着重要的影响。

小贴士:

望、闻、问、切是中医诊病方法,称为四诊。望诊,就是用眼睛望患者的整体和局部的情况。闻诊,闻就是用耳朵听,用鼻子闻。听包括讲话声、咳嗽声、呼吸声、呃逆声。闻就是闻气味,包括口腔气味和各种分泌物的气味。问诊,看病时医生要仔细询问患者的病情。切诊,切诊就是切脉、候脉。切脉部位多在寸口,寸口为手太阴肺经之脉,因五脏六腑的脉都会合于此脉,所以从这里可以了解到全身脏腑经脉气血的情况。

(三)古代医学伦理的发展时期

我国古代医学伦理思想历经西周东周、春秋战国

而逐步形成,至汉代已有了长足的发展,到了唐代达到一个高峰。此阶段医家辈出,如东汉的"医圣"张仲景、名医华佗,唐代的药王孙思邈等。他们不但在医学上具有伟大的成就,而且对医学伦理的发展也作出了重要贡献。

东汉杰出的医学家张仲景(公元150—219)以其巨著《伤寒杂病论》开创了祖国传统医学辨证论治体系,对于推动后世医学的发展起了巨大的作用。建安年间,他行医游历各地,亲眼目睹了各种疫病流行对百姓造成的严重后果,也借此将自己多年对伤寒症的研究付诸实践,进一步丰富了自己的经验,充实和提高了理性认识。经过数十年含辛茹苦的努力,终于写成了不朽之作——《伤寒杂病论》。这是继《黄帝内经》之后,又一部有影响的光辉医学典籍。在这本书的序言中,他继承了前人的医德思想,结合自己的行医实践,阐发了济世救人的从医目的。

东汉末年的名医华佗,医技高明,却淡于名利,终身以医为业,矢志不移。华佗行医,主要是精研前代医学典籍,在实践中不断钻研、进取。在华佗多年的医疗实践中,他非常善于区分不同病情和脏腑病位,对症施治。华佗在使用心理疗法时,利用喜、怒、忧、思等情志活动调理机体,以愈患者疾。曹操曾想让他当侍医,但他宁死不依,一心为老百姓治病,最终惨遭曹操杀害。

隋唐时期,我国封建社会繁荣昌盛,科学文化十分发达,医学伦理思想也随之进一步发展。孙思邈是唐代著名的医药学家,也是我国传统医德发展历史中最具有代表性的人物。他写就的《大医精诚论》是中国医学伦理史上的光辉文献。他认为"大医"要"精",即医术精湛,"大医"要"诚",即医德高尚。"为医者,必须有德有体。"提出对待患者首先要从思想上给予同情,其后对待患者的治疗都是基于这一恻隐之心的出发点。所谓医之德,是指医生的仪态要端庄,举止要检点、得体。他提出要平等对待一切患者,尊重患者的人格和自尊心,"若有疾厄来求救者,不得问其贵贱贫富,长幼妍媸,怨亲善友,华夷愚智,普同一等,皆如至亲之想"。在文学家卢照邻向其请教"人事奈何?(即医患之间如何面对)"时,孙思邈从古代哲理思想出发,提出"心小、胆大、智圆、行方"的从医准则。前二者要求医生恭谦小心地对待患者,在处理疾病时则应果敢决断,后二者要求医生智慧圆通,行为方正,在医疗实践中随机应变,确立医德修养的法则。他还提出了与同行相处之道:"为医之法,不得多语调笑,谈谑喧哗,道说是非,议论人物,炫耀声明,訾毁诸医,自矜己德。"孙思邈之所以在中国医学史上被尊为伟大的医药学家,不仅因为他在医术上的光辉业绩和巨大贡献,还因为他为中华医学的伦理道德规范树起了历史的里程碑而流芳百世。他的高尚思想品德,一直为后世医家和民众所称赞。时至今日,他仍然是医务工

作者和医学生道德修养的楷模。

（四）古代医学伦理的完善时期

宋元明清时期，对医学的认识更为全面深刻，医学伦理思想比隋唐时期更加活跃，内容也日益丰富，医家更加重视道德教育、医德修养。这一时期，出现了不少医德专著，如张杲的《医说》、寇宗奭的《医家八要》篇、林遘的《省心录·论医》、陈自明(约1190—1270年)的《妇人大全良方》、南宋时的《医工论》等。它们对医学道德规范均有具体和详细的论述，反映了这个时期我国的医德规范、医德教育和医德理论已日臻完善。

"赤诚济世"是古代医家对医学事业及医家社会责任的认识。古人认为，"救人"与"济世"二者是一致的。因此，许多医家把范仲淹的名句"不为良相，当为良医"作为自己的座右铭，认为医家要用自己的赤诚之心和精良医术为社会服务，"使百姓无病，上下和亲，德泽下流，子孙无忧，传于后世，无有终时"。"赤诚济世"的思想演变到今天，实质就是报效祖国，服务人民。

金元时期，医学界出现了学派争鸣的局面，充分体现了学术上勇于创新的精神。这时期的医学界出现了四大学派，即寒凉派刘完素(约1120—1200年)、攻下派张从正(约1156—1228年)、补元派李杲(1180—1251年)、养阴派朱震亨(1281—1358年)。这四大派各树一帜，他们勇于突破旧的学说，提出新的学术见解，对医学发展起了一定的推动作用。这一时期的医德除了继承"济世救人"的传统外，突出表现为关心人民疾苦，热心救治，不计名利和图报的道德风尚和从实际出发著书立论，遵古不泥古、探索争鸣的创新精神，以及热衷医业、勤求博采、勇于实践、反对巫医骗术的科学态度和作风。如刘完素认为，"医道以济世为良，而愈病为善。"意思是说用什么去评价一个医生的医道和医德呢？根本一点就是医疗效果——济世和愈病。他在《保命集·原道论》中说："主性命者在乎人，去性命者亦在乎人，养性命者亦在乎人，何则修短寿夭皆自人为"，阐明了人自己可以掌握自己的命运，而不是由"天数命定"的道理。这种尊重人的尊严、尊重人的价值的思想就是人道主义精神，也是医学人道主义的一个新发展。刘完素在自己

的医疗实践中具体体现了这种医学人道主义思想。

明代大医药学家李时珍(1518—1593年)的巨著《本草纲目》，吸取了历代本草著作的精华，纠正了前人的错误，并冒着违犯当时统治者意志的危险，列举服食丹药的害处，告知群众食服丹药只能是愚昧的自杀道路。《本草纲目》不仅是学术价值高，而且是道德价值也很高的一部医学典籍。明代名医陈实功(1555—1636年)著有《外科正宗》共四卷，书中提出的医德守则《五戒十要》，是医学伦理学重要文献之一，被美国列为1978年出版的《生命伦理学百科全书》世界古典文献之一，与《希波克拉底誓言》和《迈蒙尼提斯祷文》并列。

清代是我国历史上最后一个封建王朝，清代医家在医学伦理规范的探索与实践方面，既继承了前人医德学说的精华，又有新的发展。这时影响最大的是喻昌(约1585—1664年)所著的《医门法律》一书。喻昌在《医门法律》中说："仁人君子，必笃于情；笃于情，则视人犹己，问其所苦，自无不到之处。"所谓"笃于情"，即把全部情感投入其中，全面掌握患者的本末由来，进行综合分析，做出正确诊断，才能治疗无误。喻昌说："如疑难证，著意对问，不得其情，他事间言，反呈其面，若不细问，而急遽妄投，宁不伤乎？"强调在诊治过程中，医生和患者应相互配合，提高诊疗的准确性和治疗效果，建立良好的医患关系。

总之，我国医学伦理道德在漫长的医疗实践中不断发展、完善着，无论是从医德著作数量、体裁形式，还是思想内容，我国古代医学伦理在世界医学伦理学史上均占有重要的地位，它不仅是我国医学不可分割的一部分，也是中华民族的宝贵精神财富。

二、中国古代医学伦理的主要内容

（一）生命神圣，有贵千金

中国古代医学伦理已经有了生命神圣的观念，并由此观点引申出了医学的社会职能及存在价值。这种高度重视人的生命价值，主张用医学知识保障人的生命和健康，解除患者痛苦的医学人道主义思想正是建立在生命神圣观念基础之上的。

《黄帝内经》中的《素问·宝命全形论》从人与自然的关系出发，论述了宝命全形之道，明确指出："天复地载，万物悉备，莫贵于人"，"人之情莫不恶死而乐生"，并具体讨论了利用针刺以宝命全形的方法，强调作为决人生死的医生，在诊治中必须认真负责，一丝不苟。《黄帝内经》中的《素问·疏五过论》篇、《素问·徵四失论》篇等也提到医生应避免五种过错、四种过失，告诫医生要从病理、心理等方面分析病因，这样才能为患者解除疾病。这部典籍从生命神圣观念出发，要求医学承担起"济群生"的职责。

唐代大医学家孙思邈在其《备急千金要方·治病略例》中指出："二仪之内，阴阳之中，唯人最贵"。在《备急千金要方·序》中，他更明确提出"人命至重，有贵千金，一方济之，德逾于此"。

(二) 医者仁心，仁爱救人

孔子创造的儒家文化，一直影响着我国社会生活的各个方面，其仁学思想对后人的伦理道德修养的影响至今不衰，医学也不例外。古人说"医出于儒"，诸如惩恶劝善、褒功贬过、同情疾苦、扶危济困等，就是这种仁义善恶道德观念的体现。把医学与儒学联系起来，恰好说明了医学科学的两重性。而医学之伟大，医学之仁慈都主要是因为它的人文性。仁爱是儒家道德的核心内容，也是医学尊崇的道德准则。儒家认为："夫仁者，己欲立而立人，己欲达而达人"。在处理人与人之间关系时，儒家强调要时时为他人着想，处处乐于助人。另一方面，儒家又主张"己所不欲，勿施于人"，也就是要将心比心，推己及人。这一思想对我国的传统医学伦理也产生了深刻影响。

古人将仁爱融于医学，使之成为医学道德的主体，使医术合乎人道，主张医师是"以其术仁其民"，称医学为仁术。《黄帝内经》中说过："非其人勿教，非其真勿授，是谓得道。"这是将医学看成为一项神圣的事业，非投身于医学、专心致志之人不可学。明代医家龚廷贤在《万病回春》中论述得更为全面："医道，古称仙道也，原为活人，今世之医，多不知此义，每于富者用心，贫者忽略，此因医者之恒情，殆非仁术也。以余论之，医乃生死所寄，责任匪浅……告我同志者，当以太上好生之德为心，慎勿论贫富，均是活人。"晋代杨泉提出的"用医必选仁爱之士"，宋代林逋提出的"无恒德者不可以作医"，明代陈实功提出"医家五戒十要"和龚廷贤提出的"医家十要"等，其医德之高尚，至今仍为医学界的典范。案例2-1中，古代名医选徒的故事，更直接的告诉我们传统医学发展过程中，医家对高尚的医德的看重。

(三) 不图钱财，清廉正直

> **案例 2-2**
>
> "杏林"一词是中医界常用的词汇，医家每每以"杏林中人"自居。人们对治愈自己或亲友病痛的医生表示感激之情时，会赠送"杏林春暖"、"誉满杏林"这样的匾额，称医德高尚、医术高明的医生为"杏林高手"。其中"杏林"一词则典出汉末三国闽籍道医董奉。
>
> 董奉，福建侯官 (今福州) 人，是一位杰出的道医。董奉医德高尚，治病救人不取分文。只是有一个很特殊的要求：凡治愈一个重病患者，希望病家在他的房屋周围栽种5株杏树；治愈一个较轻的患者，则希望病家栽种1株杏树。多年以

后，董奉的房前屋后杏树成林，达十万株之多，春天到来繁花似锦，春色满园。杏黄时节，硕果累累，百里飘香。

> 杏树结果之后，董奉就在林中建了一间简易仓房，放一容器在仓中，告诉大家：有想买杏的，等量的谷换等量的杏，自行取去，不必通报。这样，每年以杏换得大量粮食，董奉就用粮食来济救贫苦百姓和南来北往的饥民，一年之中救助的百姓多达二万余人。由于董奉行医济世的高尚品德，赢得了百姓的普遍敬仰。
>
> **问题**
>
> 董奉的故事给你什么启发？

祖国医学认为，医生在行医中必须具有清廉的道德，正直的品格。清廉正直与仁爱是相关的，一位仁爱的医生在其行医时，必然具有杜绝名利、清廉正直的道德品质。反之，为名为利的医生必然缺乏仁爱的精神，缺乏清廉、正直的高尚品质。《黄帝内经·素问》提出，医生不可以追逐名利、贪图钱财，而应"乐恬淡之能，从欲快志于虚无之守"，安于清心寡欲的生活，真正做到"嗜欲不能劳其目，邪淫不能惑其心"。在重义轻利思想影响下，古代医家淡泊名利、一心向善，为了救治患者而牺牲个人利益的情况非常多见，这既体现了医家关爱生命的"仁者之心"，同时也体现出他们不图钱财、清廉正直的高尚医德。案例2-2中，名医董奉不求名利、乐善好施的高尚医德，被人们传为佳话，千秋流传。后世以"杏林春暖"，"誉满杏林"称誉医术高尚的医学家，唤中医为"杏林"。这些名垂千古的名医史迹，铸就了中华医药今日的辉煌。

孙思邈在《备急千金要方·大医精诚》中要求医者，"到病家，纵绮罗满眼，勿左右顾眄；丝竹凑耳，无得似有所娱；珍馐迭荐，食如无味"。这些提法，对医德进行了规范，即使对今天的从医者，仍具有积极的借鉴作用。他一贯坚守以轻财助人为乐、以重利好财为耻的清正廉洁的道德修养，强调"医人不得恃己所长，专心经略财物，但作救苦之心"。宋代名医张杲在《医说》中说："凡为医者，粗守仁义，绝驰骛利名之心，专博施救援之志……"；明代陈实功在《医家五戒十要》中告诫医者，一戒重富嫌贫，二戒行为不检，三戒图财贪利，四戒玩忽职守，五戒轻浮虚伪等，倡导医务人员遵守仁慈、诚实、审慎、公正、廉洁、进取、谦和之道德行为准则。清代名医费伯雄说："欲救人而学医则可，欲谋利而学医则不可"。

(四) 一心赴救，忠于医业

古代许多医家具有不畏权势，不图名利，不计较个人得失，忠诚于医业，为医学事业和人民大众献身的精神。在封建社会，医家地位很低，常被列入"三教九流"之列，和算命看风水的同属一等，称作"医卜星

相"。但是,他们中的许多人为了治病救人,却弃绝官职,甘当百姓医家。

晋代的皇甫谧,家中贫苦,自幼务农,20 岁发愤读书,42 岁因得风痹病半身不遂,耳聋。54 岁因治病服寒石散又大病一场,险些丧生,但他并没有因为身体不佳而弃学,反而一心扑在针灸学的研究上。十二卷的《皇帝针灸甲乙经》在总结、吸收《黄帝内经》《素问》《针经》《明堂纪穴针灸治要》等许多古典医学著作精华的基础上,对针灸穴位进行了科学的归类整理,在医学领域矗起丰碑。该书共收录穴名 349 个,比《黄帝内经》多出了 189 个。明确了穴位的归经和部位,统一了穴位名称,区分了正名与别名。介绍了内科、外科、妇科、儿科、五官科等上百种病症及针灸治疗经验,并对五脏与五官关系、脏腑与体表器官关系、津液运行、病有标本、虚实补泻、天人相应、脏腑阴阳配合、望色察病、精神状态、音乐对内脏器官的影响等问题都作了探讨和理论上的阐述,奠定了针灸学科理论基础,对针灸学以至整个医学事业的发展作出了不可磨灭的贡献。唐代医家王焘评价它"是医人之秘宝,后之学者,宜遵用之"。此书问世后,唐代医署就开始设立针灸科,并把它作为医生必修的教材。晋以后的许多针灸学专著,大都是在参考此书的基础上加以发挥而写出来的,也都没有超出它的范围。直至现在,我国的针灸疗法,虽然在穴名上略有变动,而在原则上均本于它。一千六百多年来,它为针灸医生提供了临床治疗的具体指导和理论根据。

（五）精勤不倦,一丝不苟

案例 2-3

　　钱乙(公元 1032——1113),宋代儿科学家,浙江钱塘人。古代医家称小儿科做哑科。因为小儿脉微难见,诊察时又多惊啼,靠脉诊难以辨证;小儿形声未正,变态无常,靠望诊了解病情也有困难;小儿不能言语,凭问诊了解病情更难;小儿脏腑柔弱,用药稍有不当,就会使病情复杂化。每每看到患儿啼哭不止,父母痛苦不堪的样子,钱乙内心十分不安,于是下决心攻克小儿疾病治愈的难关。他花了将近四十年时间,用心钻研小儿病学。钱乙撰写的《小儿药证直诀》,是我国现存的第一部儿科专著。它第一次系统地总结了对小儿的辨证施治法,使儿科自此发展成为独立的一门学科。后人视之为儿科的经典著作,把钱乙尊称为"儿科之圣","幼科之鼻祖"。

问题

　　案例反映了钱乙怎样的钻研精神?

疾病的复杂多变及医疗技术的不断更新,都要求医生"博极医源,精勤不倦",反对"道听途说,而言医道",这样就会"深自误哉!"。孙思邈在《大医习

业》中说"凡欲为大医,必须谙《素问》《甲乙》《黄帝针经》《明堂》《流注》、十二经脉、三部九候、五脏六腑、表里孔穴,《本草》《药对》,张仲景、王叔和、阮河南、范东阳、张苗、靳邵等诸部经方。又须妙解阴阳禄命、诸家相法,及灼龟五兆、《周易》六壬,并须精熟,如此乃得为大医"。孙思邈认为,医学理论高深莫测,作为一名医生的前提条件就是要涉猎群书,精通医理,博采众家之长。故他要求医生"必须博极医源,精勤不倦,不得道听途说",他还批评一些医生对医药知识浅尝辄止,一知半解。"世有愚者,读方三年,便谓天下无病可治;及治病三年,乃知天下无方可用。"

明代名医李时珍二十岁以后开始学医。由于他注重临床实践,虚心向劳动人民学习,加上他父亲的指导帮助。所以很快就成为远近闻名的医生。李时珍以自己的实践经验为基础,改善了古代医学科学方法,成功地运用了观察和实验、比较和分类、分析和综合、批判继承和历史考证方法来进行医学科学研究。为了弄清许多药物的形状、性味、功效等,他毅然背起药篓,带着儿子及徒弟,访采四方,跋涉无数穷山深谷,足迹遍及大江南北。经过 27 年艰苦卓绝的努力和辛勤劳动,先后三易其稿,终于完成了闻名中外的药物学巨著《本草纲目》。这是一部集明代以前药物学大成的巨著,也是一部"有所发现,有所发明,有所创造,有所前进"的巨著。所以不但在国内医药界受到高度重视,还先后被译成日文、拉丁文、德文、法文、英文、俄文等文字,成为国际医学界的重要文献之一。英国科学史家李约瑟说:"明代最伟大的科学成就是李时珍的《本草纲目》"。

医生职业是与患者生死息息相关的职业,性命所系。如果你没有精湛的医术,即便你有普救含灵疾苦之心,恐怕也无此之力。案例 2-3 中提到的钱乙在儿科学方面的成就为后人称许,而且对中医辨证学、方剂学均有较大影响,他奠定了中医史上儿科的专业地位。这些成就的取得是他花了将近四十年时间,用心钻研的结果。正因为医生所面对的是一个个鲜活的生命,所以我们更要精于医术,严格谨慎,精益求精。理论知识的学习固然要牢固扎实,同时要在实践中不断积累实际工作经验,不断提高自己的医术水平。

（六）严格自律,修身养性

中国传统医疗实践在很长时间里都是以个体行医为主,缺少外在的制度规定,医家行医主要是依靠个人的良心进行自我约束,在这方面儒家伦理思想起到了重要的作用。表现在医患交往中,就是古代医家强调在面对患者时以身作则,重视自身的责任和主动性。魏晋时期的哲学家杨泉曾经说过:"为医之道,必先正己,然后正物";宋代刘昉亦说:"未医

彼病,先医我心"。只有自觉地把心放正才能救治他人疾病,所以古代医家十分重视医德,综观历代主要的医学著作,从《黄帝内经》到《伤寒杂病论》、《千金药方》再到《本草纲目》、《医学源流论》等都有一个共同的特点,那就是在论述医学理论时兼顾医德观念。几乎所有的医学家都有自己的医德言论,这成为中国传统医德的一个重要特点,体现了古代医家正己的自律意识。

古代医家的自律意识一方面体现在自觉正己上,另一方面也体现在对医界弊病的揭露和痛斥上。其中有的针对医术不精的庸医现象进行批评,如龚信在《古今医鉴·庸医箴》中说道:"今之庸医,焙奇立异。不学经书,不通字义。妄自料夸,以欺当世。……自逞己能,百般贡谈。病家不审,模糊处治。不察病源,不分虚实,不畏生死。……忽然病变,急自散去。误人性命,希图微利,如此庸医,可耻可恶"。有些是针对贪利医生进行指责:"窃为医者,乘人之急而诈取货财,是则孜孜为利,跖之徒也。"(潘楫《医灯续焰》)。徐大椿在《洄溪道情》里面针对医界秘而不传的不良风气进行了批评:"每有良方,密而不传,或更改以惑人,——君子责之矣"。他还指出不管病情只用贵药的弊病,如盲目给患者服用人参,他在《医学源流论》中说到:"盖愚人之心,皆以价贵为良药,价贱为劣药","天下之害人者,杀其身未必破其家,破其家未必杀其身。先破人之家而后杀人其身者,人参也。"此外,古代医家还写有《医医十病》、《医中百误歌》等,针砭医弊,以正医风,表现了医家的自觉自律和高度的责任心。

三、对中国古代医学伦理的评价

祖国古代医学伦理遗产极为丰富。我们继承和评价祖国的传统医德,必须尊重历史的辩证法、实事求是地评述它的作用和历史局限性。

(一) 中国古代医学伦理的作用

1. 体现了劳动人民的道德传统,为我国医学伦理学的发展奠定了基础 我国古代医家表现出来的高尚医德,是我国劳动人民道德传统的体现,在很大程度上反映了当时劳动人民的愿望和要求。中国传统道德和医学道德二者相互渗透,相互促进,共同推动我国医学伦理的发展和进步。

2. 对医学科学发展具有促进作用 中国古代医学伦理是适应一定的医学科学的发展需要而产生的,并用自身特有的方式积极地为医学科学发展服务,对医学科学的发展产生了巨大的推动作用。主要体现在:第一,古代医学伦理阐述了医疗工作的目的,端正了医学的发展方向。当时的医疗技术主要是为统治阶级服务的,劳动人民享受不到或很少享受到应有的

医疗方面的权利。正是在这种社会条件下,我国古代医学伦理强调普同一等的思想,端正了医家的道德观念,保证了医学所担负的保护人民身心健康和人类繁衍的根本任务的实现,指明了医学科学发展的正确方向。第二,古代医学伦理的内容阐述了医生的宗旨,提高了医生精勤医术、造福人民的责任感。医学是造福人类的事业,医生以治病救人为宗旨,对病人有深切的同情心,把病人的疾苦当作自己的疾苦,把为病人解除病痛当作医生的天职,只有这样才能激发高度的责任感,"精"于医艺,"诚"于治疗,提高医疗效果,充分发挥医疗技术的作用。我国的传统医学道德哺育了我国一代又一代医家,使他们忠诚地服务于人民的健康,激励着他们对医术精勤不倦,精益求精,推动着我国医学科学不断地向前发展。

(二) 中国古代医学伦理的局限性

1. 受到儒家伦理思想道德糟粕的影响 我国古代医学伦理是在封建社会中发展起来的。自汉代始,儒家的伦理道德理论成为维护封建专制统治的思想武器。这就不可避免地使医学道德掺杂了一些儒家的伦理道德观念。以"尸体解剖"为例,早在秦汉以前就有实践和记载,《黄帝内经》中还记述了许多较粗糙的解剖知识,成为我国中医脏腑学说的基础。而至汉代以后,由于宣扬儒家的"忠"、"孝"、"礼"、"义"等伦理观念,认为身体发肤是父母所赐,不可毁伤。把尸体解剖视为个道德行为,甚至判为戮尸之罪,绳之以法,使得我国解剖学长期未能形成一门独立的学科,大大阻碍了我国医学基础理论和临床医学的发展。

2. 受到宗教迷信思想的影响 祖国古代医学伦理由于产生的历史条件和时代的局限性,深受封建迷信和宗教思想的影响。医学家在进行医德教育和修养时,往往是以佛教的"因果报应"作为理论支柱,认为医家"仁爱"是"人行阴德,天自报之","缺德不仁"则是"人行阴恶,鬼神害之",因而医家要"慈悲为怀"。连大医学家孙思邈在《千金要方》中也不加分析地提出禁杀生、忌见斩血、忌见产乳、忌见抱小儿,还有敬重鬼神的说教,并收录了不少咒语。古代医学伦理的这些宗教迷信色彩,在史记记载的一些医德故事中也时有所见。

四、中国近代医学伦理

中国近代的医学伦理思想是伴随着反帝、反封建的革命斗争而形成和发展的,最初是以爱国主义和革命人道主义为其特征,许多具有爱国主义思想和民族主义思想的医生,开始探索救国救民的道路,他们的爱国主义精神充实了我国医学道德的内容。其中的代表人物是孙中山和鲁迅。孙中山(公元1866—1925年)出生于广东省香山县翠亨村的一个贫苦农民家

庭,早年学医,1892 年毕业于香港西医书院。他怀着"医亦救人之术"的意愿学医。他的伦理思想是讲"仁爱",这是他思想体系中的一个重要组成部分。他"济世为怀","粟金不受,礼物仍辞",被人奉为"孙菩萨"。鲁迅也是怀着"医学不仅可以给苦难的同胞解除病痛,但愿真的还可以成为我们民族进行社会改革的杠杆"的希望学医的。

民国时期,随着西方医学在我国的传播和发展,出现了西医和中医问题的长期论争。施今墨、恽铁樵、张锡纯等代表人物看到了中西医各自的长处,他们主张通过中西医的相互学习来促进祖国医学的发展。从此在我国逐步形成了中医、西医、并存的新局面。

1932 年 6 月,爱国学者、现代医学教育家、我国医学伦理学先驱宋国宾(公元 1893—1956 年)撰写出版了我国第一部有关医学伦理学专著《医业伦理学》,他在书中以"仁"、"义"这一传统道德观念为基础,对"医师之人格"、"医生与患者"、"医生与同道"、"医生与社会"的"规己之规"作了精辟的论述,强调医生必须加强医德修养,"良医当勤其所学,忠其所事,出其热忱,修其仪表。"他的学说,不仅在当时具有"众醉独醒之卓见",而且为我国近、现代医学伦理学的发展作出了重要的贡献。

在根据地和解放区,新民主主义革命过程中,广大医务工作者从劳动人民的根本利益出发,继承我国古代医学伦理的优良传统,发扬救死扶伤的革命人道主义精神,形成了新民主主义革命时期的医学伦理思想。他们在条件异常艰苦的情况下,以忠诚医学事业、乐于奉献、不怕牺牲的坚定信念,以"真心实意地为群众谋利益"、"一切为了伤病员、一切为了指战员的健康"的服务宗旨,以实事求是、一切从实际出发的科学态度,以"从斗争中创造新局面"的开拓创新精神和自力更生、艰苦创业的优良作风,忠实履行革命医务工作者的神圣职责,积极为革命战争和广大人民群众服务,为根据地和解放区的发展壮大做出了不可磨灭的贡献,为新中国医疗卫生事业的发展积累了宝贵的财富。1931 年,毛泽东为红色卫生学校制定了"培养政治坚定,技术优良的红色医生"的医学教育方针。1941 年,毛泽东又为中国医科大学题词:"救死扶伤,实行革命的人道主义。"这个题词是对当时我军医疗卫生工作经验的精辟概括,同时也反映了这一时期医疗卫生工作的显著特点和医务人员的优良医德。我国的医务人员和病人在这一著名题词和毛泽东的《为人民服务》、《纪念白求恩》等经典著作的思想指导下,共同参与到医疗活动中,构成了平等的同志式的新型医患关系。

中国是在近代完成了由传统医学伦理思想观念以及零散的医德原则和规范向医学伦理学学科的转变。在这一转变过程中,中国医学伦理思想和理论确

立的医学基础发生了深刻的变化。近代西医学技术和理论就是在这个时期被引进到中国,教会医院的建立,对中国的传统医学保健系统起到了示范作用,同时促进了这一体系由个体模式向集团模式转变。中国近代这种医疗卫生格局的形成,必然带来新的医学道德观念的形成和新的医学伦理思想的提出与传播。

这一时期医学伦理的重要特点表现为:第一,医学伦理强调并提倡的医学科学的道德责任被提升为一种对国家的政治责任和社会责任。由于近代中国内忧外患,经济停滞,民不聊生,社会卫生和健康状况极为恶劣,中国医学界注重"上医医国,其次医人",使医学伦理的思想体系横跨在社会美德和生命道德之间,对医务工作者的道德要求和规范在理论形态上表现得十分宽泛,医学伦理学科研的对象和所涉及的内容也有较大的跨度。第二,医学职业团体的诞生和发展,有力地推动了中国医学伦理学学科的建设。由于医学团体的诞生,使道德约束的对象由过去的行为个体向行业群体转化,从而使医学道德原则和规范具有了普遍意义。同时还系统地引进和介绍国外医学伦理思想和理论,著名的《希波克拉底誓言》就是在这个时期引进的。近代中国医学伦理发展的一个显著特点是规范医生的从业行为,这种规范主要是职业道德要求和医学伦理规范。从而使医学伦理原则和规范从个别上升到一般,具有普遍意义。第三,医学伦理学的视野因为中国医学体系的巨大变革和卫生事业的发展而得以扩展。第四,近代中国政治格局决定了受到其直接影响的医学伦理的价值取向有了一定的差异。

第二节　国外医学伦理的历史发展

国外医学伦理思想同样有着悠久的历史。它的演变与发展,大体以欧洲的文艺复兴为界,分为文艺复兴以前的古代和中世纪的医学伦理,以及文艺复兴后的近代医学伦理。随着社会生产力和科学技术的进步,国外医学伦理思想也在不断丰富和完善中发展。

案例 2-4

公元 10 世纪末,阿拉伯各地传诵着一个故事。一位名医为了研制治疗腹绞痛的药,不惜用自己的身体做试验,以致肠子化脓溃烂。临终之前,为了战胜死神,他专门准备了三四十种药品。他死后,他的弟子遵照其遗嘱立即将这些神秘的药品注入他的身体内。这时,奇迹出现了:其僵硬的身体开始变得柔软,脸色渐渐微红,胸口有了起伏。看见老师就要创造复活的神话,这个弟子激动不已,禁不住哆嗦起来,手中的最后一剂药滑落下来,渗进了沙土……名医因此没能复活,

神秘的药方也因此没能流传下来。但是,名医的高尚医德和高超医术却永远留在了人们心中。这位名医就是被后人誉为"医学之王"的阿维森纳,他与希波克拉底、盖伦并称为世界三大医学名家。阿维森纳遗留下100多种科学著作,其中医学著作有16种。他的医学巨著《医典》,不仅继承了希腊的古典医学遗产,而且吸收了古代中国和印度的医药学成就,这一医学的知识宝库,代表了当时阿拉伯医学的最高成就。

问题

这一案例反映了阿维森纳哪些优良的医学道德品质?

一、国外古代医学伦理概况

(一) 古希腊医学伦理

西方医学伦理有着悠久的历史。古希腊是当时世界上最发达的国家之一,是欧洲的医学中心。随着医学的产生和发展,医学道德作为一种职业道德在医务人员同疾病作斗争的实践中产生了。西方医学伦理传统最早、最著名的代表是古希腊伟大的医学家希波克拉底(Hippocrates,公元前460—377)。他是西方医学道德的奠基人。他提出的"体液学说"和机能整体的观点,对医学体系的创立和医疗实践的发展起了很大的作用。他认为,医生所医治的不仅是病,而且是病人。从而在一定程度上改变了当时医学中以巫术和宗教为根据的观点。他拒绝担任宫廷医师,为古希腊人民的健康和医学事业的发展献出了毕生的精力。希波克拉底的许多著作被后人汇集成《希波克拉底全集》而流传至今。其中《原则》、《操行论》,特别是《希波克拉底誓言》奠定了医学伦理学的基础,成为世界上医学人道主义的第一座里程碑。《希波克拉底誓言》中的主要思想包括:首先,强调医疗行为的目的是为病人服务,把病人的健康恢复视为医生的最高职责。指出:"无论至于何处,遇男或女,贵人或奴婢,我之唯一目的,为病家谋幸福","我愿尽余之能力与判断力所及,遵守为病家谋利益之信条!"其次,敬重医学同道。指出:"凡授我艺者敬之如父母,作为终身同业伴侣。"第三,注重医生的品格修养,强调医生不能做损害病人利益的事情。指出:"检点吾身,不做各种害人及恶劣行为,尤不做诱奸之事。"第四,行医中保守秘密。指出:"凡我所见所闻,无论有无业务关系,我认为应该守秘密者,我愿保守秘密。"上述这些观点,为医生的行为提供了最基本、最重要的准则,至今仍有重要的现实意义。1948年,世界医协大会对这个誓言加以修改,定名为《日内瓦宣言》。后来又通过决议,把它作为国际医务道德规范。

小贴士:

希波克拉底,古希腊著名医生,被西方尊为"医学之父"。提出"体液学说",认为人体由血液、黏液、黄胆和黑胆四种体液组成,这四种体液的不同配合使人们有不同的体质。他对骨骼、关节、肌肉等都很有研究。他的医学观点对以后西方医学的发展有巨大影响。

(二) 古罗马医学伦理

继希腊医学之后,罗马医学随着科学文化的进步,有了很大的发展。罗马时代的医学与古希腊医学有着继承性的联系。从史书记载看,《十二铜表法》中记录了许多卫生方面的规定。例如,禁止在城市内埋葬,不得饮河水而要饮用泉水,孕妇死亡时应取出其腹中之活婴等。这时期主要的代表人物是盖伦(Galen,约130—200)。盖伦原籍希腊,他是继希波克拉底之后杰出的古代医学理论家、自然科学家和哲学家。盖伦创立了医学和生物学的知识体系,对西方医学的发展起了很大的促进作用,他继承了希波克拉底的体液学说,发展了机体的解剖结构和器官生理概念,为西方医学中的解剖学、生理学、病理学和诊断学的发展奠定了初步基础。在医德方面,他认为:"作为医生,不可能一方面赚钱,一方面从事伟大的艺术——医学"。他的学说在中世纪医学中占绝对统治地位,从2世纪到16世纪,长达1000多年的时间内被奉为信条。

(三) 古印度医学伦理

印度是世界文明的发源地之一,医学发展很早。其医学伦理思想最早主要出现在公元前5世纪的名医、印度外科鼻祖妙闻的《妙闻集》和公元前1世纪印度名医、印度内科鼻祖阇罗迦的《阇罗迦集》的言论中。他们对医学本质、医师职业和医学伦理都有精辟的论述。妙闻在《妙闻集》中指出:"医生要有一切必要的知识,要洁身自持,要使病人信仰,并尽一切力量为病人服务。"并且认为:"正确的知识、广博的经验、聪明的知觉及对病人的同情,是为医者的四德"。《阇罗迦集》中也有对待病人应有"四德"的提法,反对医学商品化。阇罗迦在文集中说:"医生治病既不为己,亦不为任何利欲,纯为谋人类幸福,所以医业高于一切;凡以治病谋利者,有如只注意砂砾,而忽略金子之人。"

(四) 古阿拉伯医学伦理

阿拉伯医学和医学伦理的代表人物是犹太人迈蒙尼提斯(Maimonides,1135—1204),他著有《迈蒙尼提斯祷文》。《祷文》是阿拉伯医学伦理史上一篇具有重要学术价值和广泛社会影响的文献,其在行医动机、态度和作风方面表现出了高尚的医学伦理思想,是医德史上堪与西方医德中的《希波克拉底誓言》相媲美的重要文献之一。《祷文》中提出:要有"爱护医道之心","毋令贪欲、吝念、虚荣、名利侵扰于怀",要集中精力"俾得学业日进、见闻日广";要诚心为病人服务,"善视世人之生死","以此身许职","无分爱与憎,不问富与贫"。凡诸疾病者,一视如同仁等。

二、国外近代医学伦理发展概况

国外近代医学伦理思想是从14世纪到16世纪的欧洲文艺复兴后开始的。文艺复兴运动冲破了中世纪封建宗教统治的黑暗,代表新兴资产阶级的思想家提出了人道主义的口号,批判了以神道为中心的传统观念。人道主义作为反对封建统治的武器,为医学科学和医学伦理摆脱中世纪宗教统治和经院哲学的束缚起了重要作用,促进了以实验医学为基础的医学科学的迅速发展。于是,伴随着近代医学的成长,西方的医学伦理思想也有了迅速发展。

17世纪,实验生理学的创始人之一,英国医生威廉·哈维(William Harvey,1578—1657)在前人研究成果的基础上,用实验方法发现了血液循环学说,并于1628年发表了《心血运动论》,其中的血液循环学说不仅纠正了流行1500年之久的盖伦错误的理论,哈维的心血运动论最终取代了盖伦关于血液运动的学说。哈维的贡献是划时代的,他的发现标志着新的生命科学的开始,属于发端于16世纪的科学革命的一个重要组成部分。哈维因为他的出色的心血系统的研究,使得他成为与哥白尼、伽利略、牛顿等人齐名的科学革命的巨匠。他的《心血运动论》一书也像《天体运行论》、《关于托勒密和哥白尼两大体系的对话》、《自然哲学之数学原理》等著作一样,成为科学革命时期以及整个科学史上极为重要的文献。

随着近代医学的发展和医疗卫生事业的日益社会化,特别是医院出现以后,向医学实验伦理道德不断提出了新的课题。医生除了个人行医外,集中行医日益成为医疗活动的主要形式,医疗卫生成了一种社会性事业,医生与病人的个人关系扩大为一种社会关系。针对这个新课题,不少医家进行了研究。

18世纪,德国柏林大学教授胡弗兰德(Hufeland,1762—1836)的《医德十二箴》就是其中的代表作。《医德十二箴》中提出了救死扶伤、治病救人的医德要求,在西方医学界广为流传,被称为《希波克拉底誓言》的发展。

1781年,英国医学家托马斯·帕茨瓦尔(Thomas Percival,1740—1804)专门为曼彻斯特医院起草了《医院及医务人员行动守则》,他的《医学伦理学》也于1803年出版。此书的出版标志着医学伦理学已经成为一门独立的学科。此书对医学伦理学的重大贡献在于:突破了医德学阶段仅有的医患关系的内容,引

进了医际关系,即医务人员之间的关系,医务人员与医院的资助者之间的关系等。

1847年,美国医学会成立,以帕茨瓦尔的《医院及医务人员行动守则》为基础,制订了医德教育标准和医德守则。内容包括:医生对病人的责任和病人对医生的义务;医生对同行的责任;医务界对公众的责任,公众对医务界的义务等。

1864年8月,为解决战争中伤病员的救护和战俘问题,由瑞士发起在日内瓦召开会议,签订了《日内瓦国际红十字会公约》,这个公约拟定了在战争中医护人员如何救护战地伤病员,如何以人道主义精神对待已放下武器的战俘。公约规定:①用白底红十字标志;②改善战场伤病员境遇的国际通则;③各国的伤兵救护组织有保护和使用红十字标志的特权,战时应保护有关战地救护和战俘救护工作组织机构,医务人员在敌对双方的中立性。红十字原是一种志愿的、国际性的救护救济团体,开始只从事战时救护工作,后来扩展为包括平时的自然灾害、社会福利、输血、急救和护理等内容的团体。

> **小贴士:**
> 国际红十字会:由瑞士人亨利·杜南提议创立。1859年6月24日,杜南赶上法国、撒丁国联军与奥地利军之间的一场恶战,看到伤兵在烈日下挣扎,他组织居民抢救伤兵、掩埋尸体。随后,他向国际社会呼吁,制定一个国际法律,对交战双方的战俘要实行人道主义,应不分国籍,不分民族和信仰全力抢救伤员。瑞士日内瓦公共福利会于1863年2月17日召开了首次会议,由此红十字国际委员会的前身成立了。为了纪念杜南对世界红十字事业所作的伟大贡献,国际红十字会1948年决定将亨利·杜南的生日——5月8日定为国际红十字日。

三、国外传统医学伦理的主要内容

(一) 一切为病人着想

一切为病人着想是国外传统医学伦理思想的基本前提,对此,国外医学家有许多论述。古希腊医学家希波克拉底说:"凡我进入任何人之房舍皆为病人之利益"。古印度名医阇罗迦说:"不论是白日黑夜,不管你繁忙与否,你都必须全心全意为了你病者的解脱而努力,不能丢弃或伤害你的病人,即使为了你自己的生命或生活的缘故"。迈蒙尼提斯在《迈蒙尼提斯祷文》中说"永生之上天既命予善顾世人与生命之康健,惟愿予爱护医道之心策予前进,无时或已。毋令贪欲、吝念、虚荣、名利侵扰予怀,盖此种种胥属真理与慈善之敌,足以使予受其诱惑而忘却为人类谋幸

福之高尚目标。"胡佛兰德在《医德十二篇》中提出"医生活着不是为了自己,而是为了别人,这是职业的性质所决定的。"案例2-4中的阿维森纳的行为同样是表现了一切为了病人的奉献精神。

(二)奉行人道主义

人道主义历来为医学家所重视,在行医中努力奉行人道主义是国外医学道德实践中的重要内容。国外古代医学家虽然没有使用人道主义一词,但是它们的理论体现了人道主义的思想。希波克拉底说:"我决定尽我之所能与判断为病人的利益着想而救助之"。古罗马的医德内容中也蕴藏着古代朴素人道主义思想,其代表人物盖伦说:"我研究医学,抛弃了娱乐,不求身外之物。"在罗马帝国查士丁尼制定的法典中,就有劝告力避侍奉富贵者的逢迎献媚,而应将救治贫民视为乐事的规定。

到了近代,人们正式提出医学人道主义,并主张为人道主义行医。近代医学人道主义继承和发扬了古代朴素医学人道主义的内容,为推动医学发展和保障人类的健康,起到了重要的作用。首先,近代医学人道主义冲破了宗教、神学的束缚,医学针对人体的结构、形态、功能进行研究。其次,近代医学人道主义使医学脱离了对旧教条的盲目服从而重视科学实验和临床实践经验。自16世纪解剖学的诞生以来,经过16、17世纪生理学、病理解剖学的发展,以及19世纪末、20世纪初临床医学的进步,使医学成为现代科学的重要组成部分。在这个过程中,医学人道主义使医学以人为出发点,把为病人治病,保护人的健康和生命放到自己职业的首位。

(三)强调医生的品德修养

国外医学家十分注重医生的品德修养和道德风范。希波克拉底认为医生要有高尚的品德,要一心一意为病人治病灭病,救死扶伤,不以工作之便或以治病为借口进行任何不道德的放荡之举。古印度阇罗迦对医生接触病人时的仪表、语言、行为和作风提出了严格要求。阿拉伯医学道德指出,要注意你不得做庸医害死任何人,不得勾引有姿色的女子,不得泄漏病人隐私,不得受贿伤害人命,对穷人要赠医,不得拒之门外等等。波斯雅利安时期的德哈拉指出贪婪的和没有良心的医生是最劣等的医生,他主张医生的职责应该是密切观察所用药物的作用,努力热情地医治病人,把疾病视为自己的敌人并与其进行斗争。

第三节 现代医学伦理

20世纪开始,科学技术飞速发展,推动医学由近代的实验医学发展为现代的理论医学,医疗过程由医师与患者的关系,日益发展为医疗事业与整个社会的关系。在对历史进行反思、对现实进行探索的基础上,现代医学伦理开始发展起来。在这过程中,中外医学伦理日益走向融合。

案例2-5

有一种救命药,正在拯救5亿人的生命,它被称为"20世纪下半叶最伟大的医学创举"。它就是青蒿素类抗疟药,中国人用举国之力研制成功的全球唯一的治疗疟疾特效药,数亿外国人眼中的"中国神药"。

20世纪60年代初,正是越南战争期间。由于引发疟疾的疟原虫产生抗药性,全球疟疾疫情难以控制。许多人染上疟疾后,高烧、头痛、呕吐、惊厥、昏迷、抽搐、脑水肿,直至死亡。广州中医药大学首席教授李国桥,是一位颇有知名度和影响力的人物——他最先在临床上证实青蒿素能够治疗恶性疟疾,他研制的青蒿素复方CV8成为国家一线用药,他最先开发出疗程短、成本低的青蒿素类复方抗疟新药。

为了探索治疗疟疾的捷径,李国桥经常让同事在自己身上试针。1968年的一天,他尝试在颈椎附近的一些穴位上做深度针刺,记下了针刺穴位的感觉。事后,他右腿的敏感性受到损害,在一年多的时间里对冷热的感觉不灵。1973年,他来到云南一个偏远地方,收集到一种名叫"大发汗"的土药。当时,为了尽快查验药效,李国桥决定亲自试服。不料,服药不久,大汗淋漓,动弹不得,多亏抢救及时,方才脱险。

1981年8月,为了深入研究恶性疟疾的发热规律,李国桥不顾同事们的极力反对,将带有恶性疟原虫的病人血液注入自己体内,试图通过亲身试验,体验病情变化。感染恶性疟原虫后,李国桥忍受着持续高烧的煎熬,以及肝脾肿大的痛苦,尽量拖延服用抗疟药的时间……经过多次的研究和实践,李国桥和他的同事们终于研究出了治疗恶性疟疾良药青蒿素类抗疟药,为人类医学事业做出了重要的贡献,他献身于医学事业的高尚品德激励着医务工作者不断进步。

问题

结合你的专业学习,谈谈中国医学家对现代世界医学和医学道德发展做出了哪些贡献?

一、现代医学伦理概况

20世纪以来,医学科学的社会化使医学对社会担负起越来越多的道德责任。经过两次世界大战以后,社会各界及医务人员本身越来越认识到规范医务人员的道德行为,提高医务人员的道德修养的重要性,一系列国际医德法律文献相继产生。各国纷纷制定准则,将医德规范以条例、宣言、誓词等形式固定下来,作为约束医疗行为和评价道德的标准。

针对第二次世界大战期间纳粹医师对战俘进行惨无人道的人体试验的罪行,1946 年,制定了著名的《纽伦堡法典》,确立了关于人体试验的基本原则。1948 年,世界医学会采纳《医学伦理学日内瓦协议法》,标志着现代医学伦理学的诞生。

与此同时,医学伦理学的研究和在医疗实践中的应用,在越来越多的国家引起了重视,许多新的医学伦理研究课题正为世界所瞩目,大大促进了社会医学道德水平的提高。伴随着医学在人类社会生活中的作用不断增强,医学伦理的价值观也发生了新的变化,医学伦理不仅具有生理和医学价值,而且具有日益明显的社会价值。社会价值和生理价值、医学价值一样,成为医学伦理追求的价值目标。也就是说,医学伦理不仅着眼于人的生理价值、医学价值,更应着眼于人的社会价值,要求医生的作用不仅仅表现在技术方面,而且应表现在社会和道德方面。医生的社会责任所要求的许多判断可以完全不是医学方面的判断,而是建立在对社会的考察和社会价值的决定之上。

一些传统的医学伦理观念被新的认识所代替。例如人工流产问题,先前中外许多医家是持反对态度的。希波克拉底曾宣称:"不为妇人施堕胎手术"。但随着流产技术的进步,特别是控制人口的需要,道德观念发生了完全相反的变化。再如死亡问题,自古以来,医生乃至整个社会都认为救人以生命是医生的最高职责,医生绝不能赐人以死亡。但是自从安乐死问题提出来以后,这种传统观念也受到了冲击。还有医患关系问题,由于大量新医疗技术设备的应用,各种检测设备自动化、电脑化,使得医患关系被物化,医患之间的道德关系遇到了新的挑战。

20 世纪 70 年代以来,特别是近些年来,医学伦理学更为世界各国医学界和社会各界所关注,各国政府和民间纷纷成立医学伦理研究机构和医学伦理学组织。

在中国,新中国成立以后,防病治病、救死扶伤、全心全意为人民群众服务的医学伦理思想和医学伦理原则,在更加广泛的范围内得到体现和发展。建国初期,对旧中国遗留下来的医药卫生事业进行了改造和整顿,并确定和落实了党的卫生工作"面向工农兵,预防为主,团结中西医,与群众运动相结合"的四大方针,还组织力量防治对人民健康危害大的疾病,严格控制烈性传染病,如霍乱、鼠疫、血吸虫等。1965 年,我国政府提出"把医疗卫生工作重点放到农村去",农村卫生队伍迅速扩大,涌现出数百万计的亦农亦医的医疗保障人员,这支遍布城乡工厂矿山企业、穷乡僻壤的群众性卫生队伍,活跃在基层,实施现场初级救护,普及卫生保健知识,有力地保障和促进了广大人民群众的身体健康。

"文革"期间,虽然社会主义医学人道主义精神遭到严重损害,社会道德和医德出现倒退,但也不能忽视在这时期有许多医务人员仍然是忠于职守,抱着对人民健康负责的态度,勤奋工作,并且仍然保持着高尚的医德情操。

十一届三中全会以来,随着指导思想上的拨乱反正,我国把职业道德作为社会主义思想道德建设的重要内容之一。1981 年和 1988 年,国家卫生部先后颁发了《医院工作人员守则》、《全国医院工作条例》。1983 年 9 月,上海第二医学院出版了新中国成立以后的第一本医学伦理学教材——《医德学概论》。

20 世纪 80 年代中期以来,中国医学伦理学引进国外的大量理论和研究成果,并与中国传统医学伦理学结合,开始进入具有当代中国医学伦理学自身研究特色并取得丰硕成果的时期。其间,从事医学伦理学教学与研究的中国学者对医学伦理的基本理论、基本原则、医学道德教育、卫生改革和医学科学发展中面临的医学伦理问题,进行了广泛而深入的探讨。随着时间的推进,研究由医学伦理的一般理论,扩展到临床医疗、预防、科研、管理等几乎所有的医学领域中的伦理问题。1988 年以后,有关医学伦理学研究的期刊也相继问世,如《中国医学伦理学》、《医学与哲学》等。20 世纪 90 年代以后,《执业医师法》、《医学生誓言》、《医师宣言》等陆续出台,标志着我国的卫生事业已步入法制化轨道。同时,也为现代医学伦理学的发展做出了重要的贡献。就像案例 2-5 所反映的中国医学家为医学献身的精神就是对现代伦理思想的阐释。

总之,现代医学伦理思想正在打破国家的界限和文化的差异,从关注人类生命的质量、价值的崇高责任出发,走向世界性的融合。

二、现代医学伦理的主要内容

（一）诞生一系列国际性的医学伦理规范

为适应现代医学和医学伦理发展及国际交流的需要,世界医学会等国际医学团体、组织先后通过并发布了一系列世界医务人员共同遵守的国际性医德规范。

1946 年,纽伦堡国际军事法庭通过了著名的《纽伦堡法典》,制定了关于人体实验的基本原则:"一是必须有利于社会;二是应该符合伦理道德和法律观点。"

1948 年,世界医学会出版了经过修改的《希波克拉底誓言》,并汇编成《医学伦理学日内瓦协议法》,它标志着现代医学伦理学的诞生。

1949 年,世界医学会在伦敦通过了《世界医学会国际医学道德守则》,进一步明确了医生的一般守则、医生对患者的职责和医生对医生的职责共三个方面的内容。

1953年7月,国际护士协会制定了《护士伦理学国际法》,1965年6月在德国法兰克福会议上修订并采纳,并于1973年通过时作了重要修改。

1964年,在芬兰赫尔辛基召开的第18届世界医学大会上通过了《赫尔辛基宣言》,制定了关于指导人体实验研究的重要原则。此文献于1974年又作过重要修改,强调了人体实验要贯彻知情同意原则。

1968年6月,世界医学大会第22次会议在澳大利亚的悉尼召开,通过了《悉尼宣言》,确定了死亡道德责任和器官移植道德原则。

1972年10月,第15次世界齿科医学会议在墨西哥举行,通过了《齿科医学伦理的国际原则》,作为每位齿科医生的道德指南。

1975年10月,在东京召开的第29届世界医学大会上,通过了《东京宣言》,规定了关于对拘留犯和囚犯给予折磨、虐待、非人道的对待和惩罚时,医师的行为准则。

1977年,在夏威夷召开的第6届世界精神病学大会,通过了关于精神病医生道德原则的《夏威夷宣言》。

1978年,在前苏联阿拉木图召开的国际初级卫生保健会议,发布了《阿拉木图宣言》,要求各国政府采取有效途径,在全世界特别是发展中国家开展和实现初级卫生保健。

1988年,世界医学教育会议通过《爱丁堡宣言》,提出面对当前社会新的挑战和新的需求,医学教育必须进行改革的问题。

1996年,国际人类基因组(HUGO)的伦理、法律和社会问题委员会起草,由国际人类基因组海德堡会议批准《遗传研究正当行为的声明》,该文件提出了如何合乎伦理地进行人类基因组研究计划和人类基因多样性研究计划的建议。

1997年11月,联合国教科文组织大会第29届会议通过《世界人类基因组与人权宣言》,这是关于人类基因组领域第一个国际性的医学伦理学文件,要求人类基因组研究既要保证尊重各种权利的基本自由,也确认必须保证研究自由,提出各国必须就科学与技术进行伦理讨论,在道义上必须承担相应义务。

1999年3月,国际人类基因组的伦理委员会发布了《关于克隆的声明》。就动物克隆、人的生殖性克隆、基因研究和治疗性克隆提出了伦理建议。

2000年,世界卫生组织发布《审查生物医学研究的伦理委员会运作方针》。

2003年1月,联合国教科文组织国际生命伦理学委员会制定了《人类遗传数据国际宣言纲要(修正稿)》。规定了收集、处理、使用和储存科学数据以及医疗数据、个人数据和敏感数据时应遵循的伦理规范。

2005年10月,联合国教科文组织通过了《世界生物伦理和人权宣言》,并由此郑重声明,国际社会承诺在科技研发和应用中尊重人类的一些普遍原则。

以上这些文件,都从不同方面对医务人员提出了国际性的医学道德原则。

(二) 生命伦理学的诞生与发展

生命伦理学是根据道德价值和原则对生命科学和卫生保健领域内的人类行为进行系统研究的学科。生命伦理学产生于20世纪70年代,它的诞生是建立在20世纪医学科学发展的基础上的。

生命伦理学的概念诞生在美国,这一概念提出以后,为许多国家的医学伦理学家引用和采纳。目前,已出现了全球研究生命伦理学的热潮。自20世纪70年代以来,随着现代医学前沿技术的发展,医疗手段、设备的更新,在与人的生命活动各阶段密切相关的医疗实践中,伦理、社会、法律等问题层出不穷。例如试管胚胎的医学价值与滥用的伦理冲突问题;由其他人工生殖技术诞生的后代是否享有各种相关权利的问题;人体器官、精子、卵子等的出售与商业化倾向问题;器官移植中供体与受体的伦理问题;寻求胎儿优生、流产与胎儿性别鉴定问题;对待脑死亡的观念与法律的制定及实施问题;安乐死与临终关怀问题;基因技术与基因信息的获得、处理的权利问题与基因歧视、克隆人问题等等,这些问题仍处于争论不休、悬而未决的状态之中,均有待进一步深入探索与研究。近些年来,人类基因组研究带来的一系列伦理、社会、法律问题更是引起全球的关注。科学家预测:21世纪是生命科学的世纪。而生命科学的进展,生物技术更广泛的应用,不仅会给人类展现更美好的希望曙光,同时也带来了更多的伦理难题,给生命伦理学的理论研究和实践提供了更大的发展空间。可以预见的是,生命伦理学将进一步成为伦理学中的显学。

国内一些学者把生命伦理学的研究范围概括为五大领域和十大议题。生命伦理学主要研究的五大领域是:理论生命伦理学、临床生命伦理学、研究生命伦理学、政策和法制生命伦理学、文化生命伦理学。生命伦理学主要研究的十大议题是:生命伦理学理论、遗传与发育、生殖与生育问题、人体试验、健康保障、死亡和濒死、人口控制、生态伦理学、科学研究、其他问题。

三、现代医学伦理面临的新课题

在现代飞速发展的医学科学技术和由此牵动的整个医疗卫生事业发生急剧变化的情况下,现代医学伦理面临着许多新课题。

（一）现代生命科学的飞速发展带来大量医学伦理难题的出现

现代生命科学飞速发展,大量高新技术在医学领域中应用。在临床诊疗、护理、预防、保健和康复的过程中,采用了现代的、物理的、化学的、生物的尖端技术成果。它是医学科学迅速发展的产物,也是现代医学进步的标志。高新技术在医学领域的广泛应用有力地维护了人类生存这个最大利益,维护了人类生命,促进了人类健康,攻克了一些以前不能治疗的疾病难题,提高了人的生命质量。

同时,生命科学的迅猛发展,高新技术在医学领域中应用带来了大量医学伦理难题。这些难题存在于医学科研、临床医疗、预防、卫生事业管理等多个领域,体现在生命控制、死亡控制和人体试验等许多方面。这些伦理难题是现代医学伦理研究和发展中必须面对的。

（二）当代生物科学发展水平的差异性和在社会应用中的不平衡性

当代生命科学和技术的发展水平在全球范围内各个国家和民族之间存在较大的差异,生命科学和技术作为一种资源在不同国家和人群之间的分配不尽合理,使当代医学伦理学的普世趋势和普适作用都必然受到极大的限制。由于社会政治、经济、文化发展的不平衡性,生命技术的研究成果必然将惠及那些发达国家和地区。生命伦理学思想建立的出发点是指向整个人类的,那些比较落后的国家和地区没有接收现代医学伦理思想的基本条件,这就是本来属于整个人类的医学道德资源出现不平衡的状态。因此如何使医学伦理问题的研究和特定的社会条件结合起来,有效的发挥医学伦理的警示、预测和引导作用是现代医学伦理需要解决的一个问题。

（三）医学伦理关系的物化

由于现代科学技术的发达,许多先进的技术设备源源不断地进入医院,医务人员的检查手段越来越现代化。同时,医务分工越来越细,医学过分关注疾病的生物学方面,忽视社会、心理、环境因素,只注意器官和疾病而忽视了人的整体性。这样,就出现了患者与疾病分离,机器把医师与患者隔开的现象,从而导致了医学人际关系的物化现象。这种物化现象,使医患的心理距离加大,不利于建立和谐的医患关系。

世界各国普遍存在着上述问题,尽管程度不同,但问题确是共同的,而且相互影响和渗透。它们也成为国际社会医学伦理研究共同关注的问题。

思 考 题

1. 中国古代医学道德的主要观点有哪些?
2. 简述国外近代医学道德的历史发展。
3. 简述现代医学伦理的主要内容。
4. 现代医学伦理面临的新课题有哪些?

（景汇泉　孙英梅）

第三章 医学伦理学的基本理论与规范体系

医学伦理学作为引导医学生、医务人员加强医学道德修养、培养良好医学道德品质，更好地维护与促进医学与社会卫生事业发展进步的新兴交叉边缘学科，是在生命论、美德论、义务论、后果论等理论的引导与支撑下建构的。同时，医学伦理学作为应用伦理学的分支学科，又必然要关注医学伦理道德规范的研究与建设。当代医学生要很好地学习研究医学伦理学，就必须注重加强医学伦理学的基础理论与医学伦理道德规范体系的学习与把握。

第一节 医学伦理学的基本理论

任何一门学科的建立都有支撑一个学科得以建构的基础理论。医学伦理学作为医学与社会科学中的伦理学交叉形成的学科，自然也有自己独特的理论基础。医学伦理学的学科属性决定了生命论、美德论、义务论、后果论等理论构成了它的理论基础。医学生要很好地学习研究医学伦理学，就必须认真学习与掌握医学伦理学的这些基本理论。

> **案例 3-1**
>
> 1994 年 9 月，产妇南某在某职工医院分娩，由于产妇妊娠时间过长，羊水量过少，因此胎儿在子宫内已存在缺氧的情况，但院方对此重视不够，未能及时放宽手术指征，以及院方本身医疗技术水平的限制，患儿王某娩出后即出现了重度窒息的危重症状。随后患儿即被送至该市儿童医院，该院医生根据患儿的实际病情，判断其预后较差，提出放弃治疗的建议，但是患儿家属予以拒绝，后虽经全力抢救，患儿仍形成了缺氧性脑病、脑萎缩。1995 年 4 月，经过该区医疗事故技术鉴定委员会鉴定为"医疗差错"。2000 年 12 月，该市中级法院对患儿王某进行法医学鉴定，认为由于患儿在生产过程中发生了较长时间的缺氧，认定患儿残疾程度达到一级；还认为目前患儿智力极度低下，言语思维功能丧失，并有严重的癫痫症状，对此医院在诊疗中的差错和患儿目前状况存在因果关联。患儿王某家属就此向人民法院提起诉讼，要求该职工医院赔偿医药费、护理费等共计 200 余万元。
>
> **问题**
>
> 请你根据现代医学伦理学的理论，谈谈市儿

> 童医院医务人员为什么要对该患儿做出放弃抢救治疗的行为选择？

一、生 命 论

人类对自身生命的认识，经历了漫长的过程。生命论是围绕如何看待人的生命而确立的理论，也是人类社会发展到一定阶段，生产力发展到一定水平，人类生存及发展需要得到基本的满足和自身价值得到实现后的产物，其主要包括生命神圣论、生命质量论及生命价值论。生命之所以神圣，就在于生命有质量、有价值。

(一) 生命神圣论

1. 生命神圣论的含义 生命神圣论起源于神灵主义医学模式时期。在当时的人们看来，人是最高主宰"天"的奴仆，人的生命是至高无上的"天"赋予的，生命被赋予了神授色彩。既然人是由神圣的天所赐，那么人的生命也必然是神圣的，人们不能随心所欲地放弃和作践自己的身体和生命。毕达哥拉斯曾说"生命是神圣的，因此我们不能结束自己和别人的生命。"随着科学进步和人们认识水平的提高，这一理论的根据逐渐发生了变化，转而认为生命的神圣性就在于生命本身，人的生命是神圣不可侵犯、至高无上、极其重要的，对人的生命过程进行干预，对人口数量和质量实施控制都是应该反对的。

2. 生命神圣论的伦理意义 生命神圣论作为传统医学道德的理论基础，在医学伦理学发展史上曾起到积极作用。它使人们树立了珍重生命的观点，有利于人类的生存和发展；促使医学科学和职业的产生并促进其发展。但是，随着医学科学的日益发展，生命神圣论的局限性日益显现：第一，生命神圣论具有抽象性，缺乏辨证性。从历史上考察，人的生命并不是绝对神圣不可侵犯的；在现实生活中不难发现，人的生命也不是绝对神圣不可侵犯的。第二，如果把生命神圣论绝对化，那么在现实生活中必将大量出现能否控制人口数量、能否实施生育控制措施、能否停止对患者的抢救、能否对生命进行研究、能否摘取人体器官进行移植等医学伦理难题。事实上并非一切状态的生命都是神圣的，生命神圣与否应当取决于生命的质量与生命的价值。

（二）生命质量论

1. 生命质量论的含义 生命质量论是伴随着 20 世纪 50 年代生物医学工程技术的发展而逐渐产生的一种生命伦理观点。生命质量论认为生命质量是指某一生命就生物学生命的意义上是否具备作为人的基本要素，主要是指人的生命的自然质量，从医学角度讲，是从体能和智能两方面加以判断和评价。

2. 生命质量的内容 生命质量分为：第一，主要质量——指个体生命的身体或智力状态。根据这一生命质量标准，生命质量论认为，诸如严重的先天心脏畸形和无脑儿，其主要质量已经非常低，因此，已经没有必要进行生命维持。第二，根本质量——是与他人在社会和道德上相互作用上的生命的意义和目的。根据这一生命质量标准，生命质量论认为，诸如极度痛苦的晚期肿瘤患者、不可逆的昏迷患者已经失去了与他人在社会和道德上的关系，失去了生命的意义和目的，因此，已经没有必要进行生命维持。第三，操作质量——是利用智商或诊断学的标准来测定智力和生理状况。根据这一生命质量标准，有的生命质量论者认为，智商高于 140 的人是高生命质量的天才，智商在 70 以下的人属于心理缺陷，智商在 30 以下者是智力缺陷较为严重的人，智商在 20 以下的就不算是人。

生命质量论的出现，从理论上弥补了生命神圣论的不足，人类完全可以根据整体利益，有条件的而且人道的干预人的生命过程，医学的最终目的不应当是机械的保全人的性命，更重要的是要发展和完善人的生命。生命不是绝对神圣的，应通过生命质量评价，衡量生命价值，有价值的生命才是神圣的，无质量、无价值的生命并不神圣。案例 3-1 中，儿童医院医务人员对该患儿做出放弃抢救治疗的行为选择就是依据的生命质量理论。

（三）生命价值论

1. 生命价值论的含义 所谓生命价值论，是指根据生命对自身和他人、社会的效用如何，而采取不同对待的生命伦理观。生命价值论为全面认识人的生命存在意义提供了科学的论证，它的出现和发展，标志着人类的生命观和伦理观念有了历史性的转变，它比生命神圣论、生命质量论在视野上更加开阔，在情感上更加理智，在思维上更加辩证。

2. 生命价值的类型 根据不同标准，生命价值可以分为不同的类型：第一，根据生命价值主体的不同，生命价值分为内在价值和外在价值。内在价值就是生命具有的对自身具有效用的属性，是生命具有的对自身的效用；外在价值就是生命具有的对他人、社会具有效用的属性，是生命具有的对他人、社会的效用。第二，根据生命价值是否已经体现出来，生命价值分为现实的生命价值（现实价值）和潜在的生命价值（潜在价值）。现实价值指已经显现出生命对自身、他人和社会具有效用；潜在价值指生命目前尚未显现、将来才能显现出对自身、他人和社会的效用。第三，根据生命价值的性质，生命价值分为正生命价值、负生命价值和零生命价值。正生命价值是指生命有利于自身、他人和社会的效用的实现，即对自身、他人和社会有积极效用；负生命价值是指生命有害于自身、他人和社会的效用的实现，即对自身、他人和社会有消极效用；零生命价值（无生命价值）是指生命无利无害于自身、他人和社会的效用的实现，即对自身、他人和社会既没有积极效用又没有消极效用。

生命质量论和生命价值论的出现弥补了生命神圣论的部分缺陷，完善了人类对于生命的医学伦理理论，因此具有重大的现实意义：为我国的人口政策提供了伦理依据；为人类的生育控制措施提供了伦理依据；为人类停止对不可救治患者的抢救提供伦理辩护；为对生命进行研究提供了伦理依据。

> **小贴士：**
> 　　人是有生命的社会存在体。人的生命死而不可复得。没有了生命也就没有了人的存在以及社会的存在。因此，人的生命是神圣的，医务工作者的首要的职责与使命是竭尽全力挽救保存患者的生命。同时，人的生命又是有质量与价值，因此，在医疗实践中，医务人员不仅要尽力挽救患者的生命，而且也要采取切实可行的措施，提升患者的生命质量与生命价值。

二、美 德 论

（一）美德论的内涵

1. 美德论 美德论又称德性论或者品德论，它是研究做人应该具备的品格、品德、品性以及如何培养这样的品格、品德、品性的理论。也即研究什么是道德上的完人及如何成为道德上的完人的理论。美德论是经典规范伦理学研究的重要内容，也必然是医学伦理学的探索关注的重要理论。

2. 医学美德论 医学美德论以医学道德品质、医学美德和医务人员为中心，研究和探讨医务人员应该具有的品德，回答有道德的医务人员是什么样的人，怎样才能成为这样的人。

（二）医学美德的内容

1. 仁慈 即仁爱慈善，对患者怀有恻隐之心，高度同情、尊重、关心患者，积极地想患者所想、急患者所急、痛患者所痛、帮患者所需，热情地为患者服务。

2. 诚挚 即热爱并忠诚于医疗事业，忠诚于服务对象，诚心诚意地维护服务对象的健康利益，一切为了患者,敢于承担责任,敢于坚持真理,勇于纠正错误。

3. 严谨 即具有严谨认真的科学态度,周详缜密的思维方法,审慎负责的工作作风。医务人员必须严肃、认真和谨慎地对待医学与医术。

4. 公正 即一视同仁地对待服务对象,合情合理地处理公私关系和分配卫生资源。在工作中坚持原则,公私分明,不抱成见,不徇私情。

5. 进取 即刻苦钻研技术,不断加强业务知识与技能的学习,不断充实发展完善自我,不断提高医疗质量与水平。

6. 协作 即在工作中能够与其他医务人员密切配合,相互尊重、相互支持、齐心协力,勇挑重担。

7. 奉献 即要具有不怕苦、不怕累、不嫌脏的精神,不嫌麻烦,不畏困难,为了维护与促进患者的健康,去除患者的疾苦、挽救患者的生命,任劳任怨,不计名利与得失,勇于牺牲个人利益。

8. 廉洁 即办事公道,作风严谨正派,不图谋私利,不以医谋私。

三、义 务 论

（一）义务论的含义与类型

1. 义务论的含义 义务论是关于义务、责任和应当的理论,是探索在道德意义上人们应当承担的职责与使命,也即应当做出什么行为,不应当做出什么行为的理论。义务论者认为行为本身对与错是绝对的,强调行为本身的正当性,亦即行为动机之纯正,不重视此行为所带来的结果与价值。

2. 义务论的类型 依据义务论者的观点,人们据此把义务论又分为行为道义论（Act deontolgy）和规则道义论（Rule-deontology）两类。前者认为一个人依靠直觉和信仰就能够直接判断应该做什么,不应该做什么;后者是根据道德原则或规则来确定一个人应该做什么,不应该做什么。

（二）医德义务论

1. 医德义务论 医德义务论是回答医务人员的道德责任是什么,亦即医务人员应该做什么,不应当做什么,以及如何做才是道德的,并据此为医务人员设定行为规范与行为规则。

2. 医德义务论的意义与局限性 在医学实践中,医德义务论突出强调了医务人员对个体患者的道德责任感,这在医学道德建设上产生了积极影响。它激发调动了医务人员献身医学探索、促进医学发展、献身医学服务、维护促进人类健康的强大的激情与活力,培养塑造了一代又一代具有优良医学道德品质的医务人员,对优秀医务人员的培养、对人类身心健康的维护与增进以及医学的发展、社会的进步都发挥了

重要作用。但是,由于医德义务论过分强调医务人员对患者的义务与责任,这也使它有着难以摆脱的缺陷与不足:第一,医德义务论只强调医务行为的纯正动机,不重视医务人员行为本身的价值及所导致的结果,即忽视了行为动机与效果的统一性。第二,医德义务论突出强调了医务人员对患者的义务与责任,不重视甚至无视医务人员对他人、对社会的道德责任,即忽视了对患者尽责任与对他人、社会应尽责任的统一。第三,医德义务论强调医务人员对患者尽责任的绝对性和无条件性,而没有提出患者的责任,即忽视了医患义务的双向性。

四、后 果 论

（一）后果论的含义及其类型

1. 后果论的含义 后果论又被称为目的论或效果论,是以道德行为所引发、导致的后果作为评价行为主体行为善恶是非、确定道德规范的最终依据的伦理学理论。

2. 后果论的类型 由于道德效用的主体（道德有利的主体）不同,后果论发展到今天主要包括功利论、公益论等类型。

（二）医德功利论

1. 医德功利论的含义 医德功利论是主张医务人员的行为以满足患者和社会大多数人的健康利益为道德标准的一种伦理思想。

2. 医德功利论的内容 就其内容上来看,医德功利论包括如下几个方面的内容:

（1）满足患者的健康功利需要,并置于首位。同时,医院及医务人员的正当利益要得到理解肯定,其物质、精神需要也要逐步得到满足。

（2）满足社会大多数人的健康功利需要。在卫生资源有限的情况下,如果个体患者与社会大多数健康功利的需要发生矛盾与冲突,在尽量保障每个患者的基本卫生保健需要的前提下,只能按照医学的标准和社会价值标准来分配稀有卫生资源,并使没有获得稀有卫生资源的患者的损失降低到最低程度。

3. 医德功利论的意义和局限性 在医学实践中,功利论主张重视患者和社会人群的健康功利,要求医务人员正确认识处理患者健康利益、医务人员的利益、医院利益、社会他人利益、国家利益之间的关系,要尽力维护、满足患者的健康功利需要,肯定了医务人员的正当个人利益,这不仅有利于更好地调动医务人员工作的主动性、积极性与创造性,有利于更好地维护与促进患者的身心健康,同时也必然能合理利用卫生资源,避免有限卫生资源浪费。但功利论也容易导致以功利的观点对待生命,并容易滋长利己主

义、小团体主义,从而忽视全心全意为人民健康服务的宗旨及医疗卫生单位应当讲求经济效益和社会效益的统一。因此,功利论的应用应坚持正确的价值导向。

(三) 医德公益论

1. 医德公益论的含义 医德公益论认为医疗卫生事业不只是患者们享有的特权,而是由社会举办的、每一个社会成员都对其拥有平等享有权的社会共同利益。在当今医学事业不断发展、生物-心理-社会医学模式逐步确立、医学社会化水平不断提高,同时社会人口不断增长、国家卫生资源匮乏不足、人们的健康意识转变更新、健康需要普遍增多增高的形势之下,如何使作为公益事业的医疗卫生事业的收益与负担更好地实现公正公平分配、分担,就成了人们日益关注的问题,医德公益论也就因此应运而生,并且成了当代医学实践中一个极其重要的医学伦理学理论。

2. 医德公益论的基本思想 就一个国家内部来看,医德公益论主张一个国家应当高度关注医疗卫生事业的建设与发展,要在发展经济的同时,努力加大卫生事业的投入,兼顾国家、患者、医院、医务人员的利益,眼前利益与长远利益,努力满足人民群众日益增长的医疗保健需求。医务人员在工作中要正确认识与处理个人利益与患者利益、社会利益之间的关系,要使自己的利益服从于患者的利益、服从于社会整体利益;患者利益也要服从社会整体利益。就世界范围内来说,国际社会应当加强医疗卫生方面的交流与协作,使全球卫生资源在发达国家、发展中国家、落后国家之间进行合理的流动与分配,以保障人类共同的健康利益。

第二节 医学伦理学的基本原则

医学伦理学的基本原则是医德规范体系的总纲与精髓,在医德规范体系中居于核心与统帅地位,贯穿于医学道德的整个发展过程和各个方面。医学生要学习医学伦理学,掌握医学道德规范体系,就必须首先学习掌握医学伦理学的基本原则。

案例3-2

白求恩、华益慰,一个生于加拿大,一个长在中国。一个殉职于抗日战火,一个奉献在和平时期。虽然他们国籍不同、经历不同、所处的环境也不同,但却有着一个相同的职业——医务工作,有着一个共同的称呼——共产党人。白求恩的事迹家喻户晓,华益慰则是中国当代的白求恩。华益慰,北京军区总医院原外一科主任,是军内外知名的医学专家,从医56年,一心扑在临床一线。他从不摆专家的架子,每次就诊都耐心解答

患者的每一个问题,认真记下患者的每一处细微变化。在他眼里患者都是亲人,没有高低之分,贵贱之别。年过七旬仍然坚持每年做100多台手术。用高尚的医德和高超的医术为医生这个神圣的职业做出了楷模。从白求恩到华益慰,半个多世纪的时空跨度是巨大的,但有一种精神却如同金子,虽久历风雨依然闪闪发光。

问题

白求恩、华益慰精神是什么?医务工作应该遵循的基本原则是什么?

一、医学伦理学基本原则的含义与实质

(一) 医学伦理学基本原则的含义

医学伦理学基本原则是指一定社会依据其医学发展水平和卫生发展状况以及本阶级卫生发展的需要,制定的调整医疗实践中各方面关系应当遵循的最根本的行为准则。

(二) 医学伦理学基本原则的实质

医学伦理学基本原则,就其实质来说,是社会一般道德原则在医学领域中的具体运用和体现,是医学伦理规范体系的总纲与精髓,在医学伦理体系中居于首要的地位,起着主导作用。它是医务人员树立正确的医学道德观念、选择良好的医学道德行为,进行医学伦理评价、接受医德教育应当遵循的基本道德原则,也是医务人员进行医学道德修养、培养锤炼优秀医学道德品质的行动指南,是一定社会衡量医务人员道德水平的最高标准。

二、医学伦理学基本原则的内容

(一) 我国社会主义医学伦理基本原则的内容

我国社会主义医学伦理基本原则是特指我国社会主义制度下,指导医务人员工作的根本行为原则,是我国社会主义卫生经济关系对医务人员提出的最根本的行为规则。我国社会主义医学伦理是对古今中外优秀医学道德的继承与发展,也是社会主义医疗卫生事业长期实践的概括与总结。

我国社会主义医学伦理基本原则是当代我国社会中的医学伦理学专家、学者,联系医学职业的特点,综合我国社会主义医疗卫生事业的根本宗旨,根据我国卫生经济关系的根本要求,并吸收借鉴古今中外医德优良传统的基础上,于20世纪80年代中期概括出来的。其内容是:"救死扶伤、防病治病,实行社会主

义人道主义,全心全意为人民的身心健康服务"。这个原则不仅是当前我国医务人员必须遵守的根本行为规则,也是指导医务人员行为的根本准则。

(二) 我国社会主义医学伦理基本原则的要求

1. 救死扶伤,防病治病　救死扶伤,防病治病是古今中外医学活动的直接目的,也是医务人员的首要的工作职责。医护人员在工作中要充分认识自己对患者和社会所担当的这一特殊的职责与使命。在工作过程中,要本着对患者和社会负责的精神,积极主动、严谨认真地开展工作,不断加强业务知识与业务技能的学习,不断提高业务技能水平,保质保量地完成自己所承担的救死扶伤、防病治病、保护与促进人民群众身心健康的重任。

2. 实行社会主义人道主义　实行社会主义人道主义是对我国医务人员履行工作职责时提出的基本的、起码的行为规范准则,是人道主义思想在社会主义医疗工作中的具体体现与应用。医学是人道主义事业,人道主义是贯穿于医学发展中的一条红线。在医疗实践中,医务人员要切实按照社会主义人道主义的要求行医,应当积极加强生命伦理观的学习,树立全新的生命伦理观念,切实从生命质量与生命价值的结合中审视生命,并指导自己工作的开展。同时,还要积极加强医学人道主义思想的学习,深刻领会、全面把握医学人道主义的精神实质与精髓,树立以人为本的理念,尊重维护患者的权利、人格与尊严,对患者切实做到普同一等、一视同仁。

3. 全心全意为人民身心健康服务　全心全意为人民身心健康服务是我国社会主义医学道德区别于一切传统道德的本质特征,是医务人员为人民服务在职业生活中的具体化,也是医学道德的根本宗旨,是医疗工作的出发点和最终归宿,是对医务人员履行工作职责提出的最高层次的要求。我国是社会主义制度的国家,我国独有的社会制度必然决定了我国卫生事业是人民群众的事业,作为拥有医学专业知识与技能、负有保护与促进人民群众身心健康特殊职责与使命的医护人员,理应把全心全意履行工作职责作为自己的工作准则与要求,切实树立以人为本的观念和群众观念,正确认识与处理工作过程中医务人员个人利益与患者利益、集体利益、社会利益的关系,自觉地把为人民群众解除疾苦作为自己的天职,积极主动、严谨认真、任劳任怨地做好各项工作。如案例 3-2 中提到的华益慰,就是全心全意为人民身心健康服务的楷模。

总之,救死扶伤,防病治病,实行社会主义人道主义,全心全意为人民身心健康服务,作为我国社会主义医学伦理基本原则,包含着三个不同层次、三个不同方面的要求。其中,"救死扶伤、防病治病"是医务人员的基本工作职责,是实现"全心全意为人民身心健康服务"的重要途径和手段;"实行社会主义人道主义"是"全心全意为人民身心健康服务"的内在要求与精神;"全心全意为人民身心健康服务"是前二者的目的与归宿。这三个不同的层次组成了相互联系、不可分割的一个完整统一体。

三、医学伦理学的具体原则

医学伦理学的具体原则是在基本原则指导下,结合医疗工作的特点归纳制定的指导规范医务人员行为的更为具体的行为准则,这些准则主要包括有利无伤原则、尊重原则、公正原则、公益原则。

(一) 有利无伤原则

1. 有利无伤原则的含义　有利无伤原则是有利与无伤的统一。有利就是尽力做对维护与促进患者身心健康有所助益的事情或行为,也就是对患者行善,做善事。无伤就是不伤害患者,尤其是不能故意伤害患者,也就是说不给患者带来本来完全可以避免的肉体上和精神上的痛苦、损伤、疾病甚至死亡以及不将患者置于受伤害的危险情况。综合起来看,所谓有利无伤原则就是指在医疗实践中,医务人员应当严谨认真地履行工作职责,尽力做对维护与促进患者身心健康有助益的行为,不能伤害患者,更不能故意伤害患者。

需要说明的是,尽管不伤害患者这是古今中外医疗实践中一贯坚守的一个基本伦理规范,但不伤害原则不是一个绝对原则。不伤害不是一点都不能对患者造成伤害,而是要把预知的伤害尽量避免,或者降低到最低程度上,以及要绝对地避免故意伤害。这是因为医学实践证实,在临床诊疗工作中,即使是被实践检验过的行之有效的临床诊疗手段与方法,由于药物、手术以及其他的治疗手段与措施本身具有双重效应,也难免会给患者带来一定的痛苦与伤害。如肿瘤患者的化疗,患者必须接受的某些带有一定疼痛与不适的侵入性检查等,但它们的目的是为了使患者获得较多的益处或预防较大的伤害,所以这种行为在伦理上是可以接受的。从医学的观点而言,凡是医疗上必须的,或是属于适应证范围的,那么,所实施的各种诊治、护理手段是符合不伤害原则的。相反,如果医疗上对患者疾病的诊治是无益的、不必要的或是禁忌的,若勉强去做,一定会使患者遭受损害,这就违背了不伤害原则。因此,不伤害原则要求医护人员在对患者提供诊疗照护前应运用专业的知识技能和智慧,在对患者疾病做出正确诊断,对各种诊疗措施,仔细地评估、审慎考虑,并谨慎使用,预防可避免的伤害或将伤害减至最低程度,给患者提供安全、适当有效的医疗服务。

2. 有利无伤原则对医务人员的要求　有利无伤原则是医学伦理学的基本原则,也是医疗实践中医务人员必须遵守的基本行为规范。在医疗实践中,医护人员很好地贯彻这一原则,应当在如下几个方面作出努力:

(1) 端正对本职工作的认识,树立"以人为本"的工作理念,培养真心维护患者利益和健康权利的动机与意向,认真履行工作职责,积极做对维护与促进患者身心健康有益的事,包括采取措施,防止可能发生的伤害,努力排除既存的损伤、伤害、损害或者丧失能力的情况。

(2) 自觉加强业务知识与技能的学习,确实掌握丰富的医学知识及娴熟的医疗技能,不断提高自己的医疗技术水平。

(3) 切实加强医学伦理学的学习,引导自己自觉加强医学道德修养,培养良好的医学道德品质。

(4) 积极了解、科学评估各项医疗活动可能对患者造成的不良影响,权衡利害大小,尽量减轻患者受伤害的程度。

(5) 积极加强与患者的沟通,切实重视患者的愿望与利益。

(二) 尊重原则

1. 尊重原则的含义　尊重有广义与狭义的理解。狭义方面来说,尊重就是尊重人的人格;广义方面来说,是指不仅要尊重人的人格,还应当尊重人的自主性及其自主性选择。当今医疗实践中要积极遵循并认真贯彻的尊重原则,是从广义方面理解的,就是指医务人员既要从人道主义的要求出发,尊重患者作为人应当享有的生命权、健康权、身体权、姓名权、肖像权、荣誉权、名誉权、人格尊严权、人身自由权、隐私权等人格权利,同时,也要尊重患者的自主性及其自主性选择权。

2. 贯彻尊重原则的临床意义　医学是人道主义事业,医学服务对象是有生命、有思维、有情感的独立社会个体,医学研究在一定阶段上也要把人作为研究对象,医学担负着救死扶伤、防病治病、保护与促进人民群众身心健康的神圣职责与使命。医学研究与服务对象的特殊性以及职责使命的特殊性决定了尊重原则必然是指导与规范医务人员行为的基本原则。医学产生、发展的实践也充分证实:尊重原则是医疗实践中医务人员一直认真遵守与执行的原则,贯彻执行尊重原则不仅是建立与维持和谐医患关系,同时也是保障患者健康利益的必要条件和可靠基础,这是因为,医务人员正是基于与对患者生命及其价值的高度尊重,才能给予患者更多的关心与关爱,才能够激励切实发扬不怕苦、不怕累、不怕脏、不畏艰难险阻、奋力拼搏的精神,认真履行工作职责。这样才能够取得患者及其家属、亲属的更多的信任与协作,建立良好

和谐的医患关系,有利于更好地维护与促进患者的身心健康。

尊重原则实现的关键是医方对患方的尊重,但医患交往的双向性也决定了尊重原则的贯彻实施需要患者及其家属、亲属对医务人员的人格、权利、辛勤劳动给予相应的尊重。

3. 贯彻尊重原则的要求　在临床实践中,医务人员要积极遵循并自觉遵守尊重原则,应当在如下几个方面做出积极的努力:

(1) 树立医学人道主义的意识,强化"以人为本"的工作理念,积极用医学人道主义的思想来激励、约束、督导自身的行为,指导自己的工作。

(2) 自觉加强医学道德修养,锤炼良好的医学道德品质,时时督促、激励自己以饱满的热情、端正的态度积极投身于各项医疗工作。

(3) 要全面尊重患者,既要尊重患者起码的生命、生命的价值等人格尊严,更要尊重患者的自主性与自主选择权。

在医疗实践中,要很好地贯彻尊重原则,医务人员就必须正确认识与处理医主与患者自主之间的关系。要切实尊重患者的自主性及其自主性选择,也即患者的自主。如果医务人员面对的是一个虽然患有疾病,但精神意识是正常的成年人,也即有着完全的自主行为能力与选择能力的患者,医务人员在其提供医疗照护活动之前,就应当认真地先向患者解释说明自己将要为患者采取的医疗照护活动的目的、好处以及可能达到的结果与潜在的风险,然后征求患者本人的意见或者患者家属、亲属的意见,由患者自己或者患者家属为患者做出或接受、或拒绝、或部分接受部分拒绝医务人员的医疗护理决策。

需要强调的是,贯彻自主原则并不否认、无视医务人员的医嘱,更不是要医务人员放弃自己应当承担的维护与促进患者身心健康的天职,而是要求医务人员正确认识与处理医主与患者自主、医务人员的特殊干涉权与患者自主权之间的关系。在医疗实践中,医务人员作为医学专业知识与技能的系统的学习与掌握者,作为专职医务工作者,拥有着维护与促进患者身心健康的天职与使命,这就决定了医务人员有着对患者的特殊干涉权,也即在患者因为疾病、外伤的影响使自己丧失意识不能自主地维护自身身心健康,抑或因为自己年幼、精神智力发育不全导致自己不能、不会表达自己的维护与促进健康的愿望与要求,抑或因为患者所患疾病危重或者所遭受的外伤严重使自己丧失了意识无法自主表达自己的意愿、患者家属亲属或者患者单位又无人在场、而患者又急需抢救的情况下,医务人员就应当本着对患者生命、健康负责的精神,积极履行自己担负的救死扶伤、防病治病、维护与促进人民群众身心健康的义务与职责,做好对患者的抢救治疗工作,且不可以患者或者患者家属、单

位没有人在场、没有人授权等而观望，贻误患者的疾病诊治的最佳时机，这是极不人道的。

（三）公正原则

1. 公正及公正原则的含义　公正（justice）即公平正直、没有偏私的意思。公正是伦理学的一个重要原则，古希腊哲学家亚里士多德把公正划分为狭义和广义两种。广义的公正是依据全体成员的利益，使行为符合社会公认的道德标准；狭义的公正主要是调节个人之间的利益关系。公正就内容上可分为报应性质的公正、程序性质的公正和分配性质的公正。从理论上来看，公正应当包括形式公正与内容公正两个基本方面。形式公正是指对同样的人给予同样的对待，对不同的人给予不同的对待。内容公正是指应当根据一个人实际的地位、能力、贡献、需要等分配相应的负担和收益。当代医疗实践中倡导的医疗公正应当是这两个方面的有机统一，也即是说在医疗实践中，具有同样医疗需要以及同等社会贡献和条件的患者，则应得到同样的医疗待遇，不同的患者则分别享受有差别的医疗待遇；在基本医疗保健需求上要做到绝对公正，保障人人享有，在特殊医疗保健需要方面，要做到相对公正，保障有同样条件的患者给予同样的满足。

2. 医疗公正　医疗公正是指每一个社会成员都有平等享受卫生资源合理分配的权利，而且对卫生资源的使用和分配，也具有同等的参与决定的权利。从现代医学伦理学视角来分析，公正包括两个方面的内容：一是在医疗照护方面，在处理协调医患关系、护患关系上，医护人员应当以公平合理的处事态度平等地对待每一位患者和有关的第三者；二是在卫生资源的分配与使用方面，医务人员应当公平合理地分配使用国家有限的医疗卫生资源，最大限度地实现公平公正。

3. 稀少卫生资源及其获取途径　稀有卫生资源是指在医疗实践中不易获得或者不易保存、不易使用的，稀少的、紧缺的卫生资源。这种比较稀少的医疗资源依照是否来自于人体，可以分为来自人体的资源和非来自人体的资源两类。来自人体的医疗资源是指直接获自人体的，如血液、骨髓、移植的器官等，要获取及分配这些得于人体的稀少卫生资源，往往会发生道德上或伦理上的问题。非来自人体的资源是指由人工制造的，或者在自然界发现的，例如药物、人工器官、呼吸器以及其他医疗设备等。原则上，获取非来自人体的医疗资源比较容易，只要有钱就能买到。不过，有时候如果供不应求，也会发生分配上的不公正问题。对于这样的一些比较稀少而又必须使用的稀少卫生资源，我们一方面必须想办法获取更多的这种资源，另一方面也应该对这种资源作最合理的分配。

对于来自于人体的稀有卫生资源的获取，世界各国基本上采用了三种政策，即赠予、交易及拿取。相比较来说，这三种政策应当说各有其利弊。赠予的政策给予人们的负担最少，而且也尊重个人的自主性，不过这种政策较难获得足够的供应量。拿取的政策尽管能获取可供使用的较大量这样的资源，但它毕竟又有强迫人们作对别人有利益的事情的不足，而且容易被滥用。交易的政策看似公正，但是由于这些器官或组织直接来自于活着的人体，因此，实际操作中也存在一些困难，而且还可能会造成严重的社会问题，从而使决策者处于进退两难的境地。

4. 稀少卫生资源的公正分配与使用　考察当今世界各国稀有卫生资源的分配与使用状况可以看出，有关稀有卫生资源分配使用观点，真的可谓是仁者见仁智者见智，各家都有各家的观点与主张。但更多的人更加认同分程序进行。第一阶段是依据医学的标准，认为只有因获得这一稀有资源而可能获得最大最好医学效益的人，才能有资格获得使用这一资源的权利。因为只有这样，稀有卫生资源才能得到最好的利用而不至于浪费。第二阶段是依据社会价值来确定使用者，美国的 Rescher 主张在这个阶段上，稀有卫生资源的分配应当充分考虑使用者的社会价值，要依据成功几率、平均余年寿命、依赖人口、未来潜在贡献、过去的贡献等五个准则将稀有的卫生资源分配给对社会最有贡献的人，以确定最后由谁可以获得某项资源。如果经过这两个阶段仍不能产生最后的资源使用者，Childress 认为以抽签或者先来先服务来决定谁可以获得某种稀有卫生资源使用权才是最合理的。

5. 公正原则对医务人员的要求　概括起来说，公正原则主要对医务人员提出了如下的两点要求：

（1）在处理医患关系上，要以公正公平的态度，认真负责的医疗作风，平等热情对待每一个患者，对任何一个患者人格尊严都要给予同等的尊重。要尊重和维护患者平等的基本医疗照护权。

（2）积极与患者进行沟通，多方了解患者的愿望与需求，协助医疗小组作出公正分配稀少卫生资源的科学决策。医务人员作为所直接服务的患者的医疗小组的成员，在患者需要的稀少医疗卫生资源的公正分配与使用的伦理决策中，发挥着很重要的作用。医务人员应本着对患者负责、对国家和社会负责的精神，在综合分析有关因素的基础上，提出自己的意见与建议，以确保医疗资源分配的公平性与合理性。

（四）公益原则

1. 公益原则的含义　公益即公共利益，是指有关社会公众的福祉和利益。公益原则就是指维护社会公众福祉与利益应当遵守的行为规范与准则。

公益思想古就有之。人作为社会存在物，既是独立的社会个体，又是社会群体中的一员，既有维护自己生存、促进自己身心健康发展的权益,同时又有维护自己所在群体的其他成员的生存、健康以及所在群体整体的利益、发展进步的义务与职责。自己所在群体的共同利益为所有群体成员所共有,但又影响制约着每一个群体成员的个人利益实现与发展。因此,如何更好地维护与促进作为社会公益事业的医疗卫生事业、更好地保护与促进包括患者在内的广大人民群众的身心健康、更好地推进社会的发展进步,就成了现代医学伦理学关注的重要内容。

2. 医学公益论的产生　医务工作之所以要坚持并恪守公益原则,就是因为医疗卫生事业是由国家举办的维护与促进社会公众身心健康的公益事业。国家举办医疗卫生事业不能以追求利润最大化为目的与目标,而应当以社会公众能不能因此获得最多最好的维护与增进健康的公益为目的与目标。

医学公益论是 20 世纪以来,现代医学发展及现代医患关系的发展在医学伦理学理论上表现出来的必然结果。在现代社会中,伴随着医疗卫生事业的发展进步,医学的社会化程度日益提高,医学的服务对象也从原来的社会个体日益发展演变为社会群体,医德关系也由单纯的医患关系、医际关系扩展到了包括医务人员在内的医疗部门与社会的关系,现代医学的这种发展变化,已经使传统的医德学的道义论、美德论无力协调好这种范围广大的医德关系,医德公益论应运而生。同时,在医疗实践中,伴随着现代医疗技术的日益发展与进步,一方面,凭借现代高精尖的医学诊治技术,挽救了原来医学条件下无法挽救的生命,很好地保障了人类的生命,提升了生命质量、生活质量,维护、彰显了生命尊严与价值。但是在卫生资源尤其是稀有卫生资源严重有限的情形之下,这在一定程度上也降低了人类生命的质量,而且还引发了谁最有资格、应当最先得到救治的医学伦理学难题,进而引发了人们对如何更好调节与解决社会公益与个人利益之间、社会公益和个人利益与社会公正之间、卫生资源的宏观分配与微观分配之间、医学的临床价值与预防价值之间、人类当前利益与长远利益之间、医疗卫生事业的投入与收益之间等诸多关系的认识与思考,这为公益论的产生创造了必要的条件。

3. 贯彻公益原则对医务人员的要求　在医疗卫生服务中,医务人员要很好地贯彻实施公益原则,就应当做到如下几点:

(1)要切实根据现代医疗卫生事业发展和医学模式的转变,树立医德公益的思想,把医疗卫生服务看做社会提供给所有社会公众都应当平等享有的福利。

(2)要正确认识与处理医疗卫生服务的经济效益与社会效益的关系,在医疗卫生服务中,在兼顾二者的同时,应当始终把社会效益放在首位。

(3)要正确认识与处理社会整体利益、集体利益与患者个体利益之间的关系。在三者不发生根本矛盾冲突的情况下,要把维护患者个人利益放在首位,更好地维护、增进患者个人应当享有的健康利益。在三者发生矛盾冲突的情况下,要以维护社会整体利益为重。

> **小贴士:**
> 在现代社会中,医学既是研究与探索如何更好地救死扶伤、防病治病、维护与促进人类身心健康的科学知识体系与相关的技术手段,同时也是公益化的社会事业。社会的日益发展进步,既要求医务人员认真坚持医德人道主义,努力做到公正待患,同时也要坚持医德公益论,努力公正公平地分配与使用医疗卫生资源。

第三节　医学伦理学的基本规范

医学伦理学的基本规范是构成医德规范体系之网的经纬线,医德规范体系的主体内容,是培养医务人员良好医德品质的具体标准,是医学生学习医学伦理学要认真学习与把握的重要内容。

> **案例 3-3**
> 据《××日报》报道,某市几位农民将一位被车撞成重伤的中年人送到某市人民医院。一听是车祸,医护人员很不耐烦,急诊室一个医生不紧不慢地说:"人还有气没气,有气就送外科,没气就放在这儿吧"。农民把患者送进急诊室,护士简单地听了一下心脏,用一块纱布随便裹在不断流血的腿上。在填写入院通知单时,医生说要先交押金。农民恳求说:"这人是我们在路上拣到的,没顾上带押金,先赊着行不行?""那也得先找了保人",农民再三恳求后,才把患者往外科送。伤员这时已昏迷不醒,呕吐物弄脏了担架,一个女护士竟厌恶地让农民把背心脱下把担架擦干净。在外科,当解开患者外衣后,发现患者背心上印着'××人民医院'字样,原来他是本院一位骨科医生。医院上下顿时改变了态度,但是已经太晚了,他死在自己的医院里。消息传开后,在全院上下,乃至全市引起了强烈反响,群众纷纷投书报社、电台及有关行政部门,要求对此事件中的责任者做出严肃处理。报纸最后评论说:"此事件的发生,反映了我们的某些医院,为了金钱,已完全抛弃了医学人道主义的基本精神。他们的所作所为,与四位见义勇为的农民相比,显得何等自私和渺小。"

一、医学伦理学基本规范概述

（一）医学伦理学基本规范的含义

规范就是约定俗成或明文规定的标准或准则。医学伦理学的基本规范就是医疗实践中各种道德关系的普遍规律的概括与反映，是在医学道德基本原则、具体原则指导下，制定出来的协调医疗实践中各方面道德关系应当遵守的行为准则和具体要求，也是培养医务人员道德意识和良好道德行为的具体标准。

（二）医学伦理学基本规范的地位与作用

医学伦理学的基本规范作为医务人员在医疗实践中必须遵循的行为准则，作为一定社会对医务人员提出的基本行为要求，是医学伦理规范体系的主体内容。它既是医学伦理学理论在医务人员行为中的具体化，也是医学伦理学学的基本原则、具体原则的表现、展开和补充。医学伦理基本规范对协调各方面的医德关系，促进良好医德医风的形成、提高医疗卫生服务的质量与水平、提高医院管理水平、指导医务人员培养良好医学道德品质、塑造良好的人格都发挥着极为重要的作用。

二、医学伦理学基本规范的内容

为了指导医务人员加强医德建设，推进卫生系统的社会主义精神文明建设，更好地发展医疗卫生事业，1988 年 12 月 15 日我国卫生部制定颁布了《医务人员医德规范及其实施办法》。依据卫生部的这一文件，我们可以把医务人员应当遵守的医学伦理学基本规范，简单概括为如下几点：

（一）救死扶伤，忠于职守

救死扶伤，忠于职守是医务人员正确对待医学事业的基本准则，也是古今中外的医学大家一直倡导的根本的行医规范，同时也是发展医疗卫生事业、维护与促进人民群众身心健康的根本要求。在当今医疗实践中，医务人员要很好地遵守这一行医规范，就要正确认识医学职业的人道性、神圣性，培养高度的职业责任心与敬业勤业精神，爱岗敬业、积极主动、严谨认真、任劳任怨地做好自己的本职工作。

（二）尊重患者，一视同仁

尊重患者，一视同仁是指导医务人员处理与患者之间关系的一项基本行为准则。医学是人道主义事业，因此，在医疗实践中，医务人员应当从人道主义的基本要求出发，对患者给予高度的尊重，尊重患者的人格、权利、生命及生命价值，尽力尽心地做好本职工作。同时，由于维护增进健康是人的普遍的基本的权利，任何一个人，不管其民族、性别、职业、社会地位、财产状况、文化程度如何，也不管其政治信仰、宗教信仰如何，一旦因为疾病或者外伤的侵袭影响了身心健康，都有平等的权利到医疗机构就医，寻求医务人员的医疗照护。因此，古往今来的医学大家，都极力倡导在医疗实践中，医务人员对患者一定要普同一等，一视同仁，以此实现医学的公正公平，实现医学维护与促进人民群众身心健康，推进社会发展进步的崇高目标。就案例 3-3 反映的情况来看，案例中医务人员的行为存在的严重的道德缺陷，就在于不仅没有做到对病人一视同仁，而且还表现出了对患者、尤其是送患者到医院的农民的极大的不尊重。

（三）钻研医术，精益求精

钻研医术，精益求精是对医务人员在学风与工作作风方面提出的行为准则。医学是关乎人的生命、健康的职责重大的工作。因此，一个称职优秀的医务人员，不仅要有高度尊重患者、热情真诚为患者服务的高尚医德之心，同时还应有高超娴熟的医疗技术，只有这样才能真正地体现、实现医者高尚的医德之心、真挚的医德之情。因此，医务人员应当积极加强医学知识与技能的学习，尤其在当前社会中，伴随着人们赖以生存的自然与社会环境的日益变迁，一些新的病原菌所引发的各种新的疾病也日益增多，医务人员要更好地履行救死扶伤、防病治病、保护与促进人们身心健康的职责，就要积极加强业务知识与技能的学习，不断钻研技术，不断提高业务能力与业务水平，力求做到技术上精益求精。

（四）文明礼貌，举止端庄

文明礼貌，举止端庄，是对医务人员行医过程之中行为举止方面的要求，也是医务人员必须遵守的底线伦理准则。医学实践证实：医务人员在行医过程中能够做到举止端庄、文明礼貌，不仅能够展示医务人员良好的素质素养和精神风貌，同时也为赢得患者及其家属信任合作创造了重要条件，必然有助于良好医患关系的建立，有利于患者疾病的诊断与治疗。因此，文明礼貌、举止端庄就成了医疗实践中规范医务人员行为的基本的规则。

在医疗实践中，医务人员要切实做到文明礼貌、举止端庄，在行为方面，就应当做到态度和蔼可亲，举止稳重得体，动作轻盈敏捷，遇到紧急情况能够沉着冷静、有条不紊。在仪表方面，就要做到装束文明，着装、服饰要与职业相适应，力求规范、整洁、朴素、大方，既不能主观随意，也不能刻意包装。在语言方面，就要积极加强语言修养,讲究语言艺术,提升语言的品味,多用热情、礼貌、文明、温和的语言与患者及患者的家属、亲属进行沟通与交流,切忌用不文明、不礼貌的语言,以免冲撞冒犯患者及家属、亲属,引发不应该发生的医患矛盾与医疗纠纷。

（五）诚实守信,保守医密

诚实守信、保守医密是医务人员处理医患关系时应当遵守的基本行为规则。这既有利于维护医者的职业形象,也有利于良好医患关系的建立与维持,也有利于患者疾病的诊治与康复。

诚信就是诚实、诚恳、守信、有信。从道德范畴来讲,诚信即待人处事真诚、老实、讲信誉,言必行、行必果,一言九鼎,一诺千金,反对隐瞒欺诈、弄虚作假。在医疗实践中,医务人员要做到诚实守信,一方面应当忠诚于患者,信守诺言,积极主动、严谨认真、恪尽职守,竭力维护患者的利益,保守医密,做老实人、办老实事,说老实话,坚决避免不利于患者疾病诊治的言行。另一方面就是要忠诚于医学事业,尤其是在医学研究与医学探索中,不盲从迷信权威,要敢于坚持真理、修正错误,坚决反对弄虚作假、背信弃义、欺诈巧取的不良医风与行为。

保守医密是由古希腊名医希波克拉底最早提出并积极倡导的一个古老的医学道德规范,同时也是为现代医学伦理学继承的一个极其重要的医德传统,是国际医务界共同倡导与遵守的一个重要医德规范。医学职业的特殊性决定了医务人员在医疗实践中最有便利条件获知患者的秘密与隐私,因此,从道义上讲,医务人员也最有义务为患者保守秘密与隐私。

在医疗实践中,医务人员要做到为患者保守医密,应当着重做好两个方面的工作,一方面为患者保密即要保守患者不愿意向外界公开、不愿意让外界知悉的有关自己疾病的病因、病情、疾病的进展与预后、一些特殊的不良荣誉的疾病等信息。另一方面是对患者保密,主要基于保护性医疗的需要,对容易使患者产生不良心理反应与心理刺激的有关患者疾病的一些不良的诊断、进展、预后及在给患者治疗过程中出现的一些问题。但是,在现代医疗实践中,伴随着现代社会民主法治建设的不断发展,包括患者在内的广大民众的民主意识、法制意识的普遍提升,依照不伤害原则设定的对患者保守医密也正在受到严重的挑战。

（六）互学互尊,团结协作

互学互尊、团结协作是医务人员处理医际关系的基本原则。敬重同行,同行之间相互学习、相互关心、相互帮助,团结协作,共同提高,是医学发展进步的重要保障,更是现代医学发展高度分化、高度综合、高度社会化的客观要求,同时也是现代社会中强调集体主义、加强团队精神,更好地促进现代医学发展进步的

客观需要。恪守这样的行为准则,既有利于促进医学事业的发展,也有利于医院整体效益的实现,既有利于医学人才的培养,也有利于和谐医患关系的建立与维持。

在医疗实践中,医务人员要恪守互学互尊、团结协作这一规范,就要在共同维护患者利益与社会整体利益基础之上,在人格上要做到彼此平等、相互尊重,工作中要做到相互支持、相互团结、加强协作;在交往上,要彼此信任,相互关心、相互爱护;在学习上,要取长补短,发挥优势,共同提高。同时,还要正确认识与处理竞争与协作的关系。为了更好地促进现代医学的发展,更好地做好医疗卫生服务工作,由此更好地维护与促进人民群众的身心健康,既要求医务人员积极开展正当的竞争,同时也要更好地加强协作。做到在竞争中协作,在协作中竞争。以竞争促协作,以协作促竞争,切实做到共同发展,共同提高,共同进步。

（七）廉洁奉公,遵纪守法

廉洁奉公、遵纪守法是医务人员处理与社会关系的行为规范与准则。在医疗实践中,医务人员要做一个患者与社会都很满意的称职优秀医务工作者,就应当清廉正直,奉公守法。

廉洁奉公、遵纪守法,是古今中外的医学大家一直主张与倡导的极其重要的行为规则,更是当今社会中广大医务人员需要认真培养锤炼的道德素养、道德品格。

廉洁奉公就是要求医务人员在医疗实践中,要树立正确的义利观、正确的价值观、幸福观,淡泊名利,正确认识与处理医生个人利益与患者利益、医院利益以及社会整体利益之间的关系,在患者利益与医生个人利益、医院利益、社会整体利益不发生矛盾冲突的情形之下,要把维护患者的健康利益放在首位,尽力尽职地履行工作职责,做好各方面的工作。

遵纪守法就是要求医务人员在医疗实践中,要自觉加强对医院制定的规章制度以及国家颁布的相关卫生法律法规的学习,增强卫生法制意识,强化卫生法治观念,自觉并严格地用这些工作制度、工作纪律、法律法规约束、督导自身行为与他人行为,促进医疗工作协调有序有效展开,更好地维护与实现患者的健康利益。

> **小贴士:**
> 医德基本规范是医务人员必须坚守的基本行为准则,是医德规范体系的主体内容,也是指导医务人员加强医德修养、培养锤炼良好医德品质的理论指南。医务人员要做好本职工作,使自己成为一个真正合格称职的优秀医务工作者,就必须积极加强医德基本规范的学习,并努力化作自己的主体意识。

第四节 医学伦理学的基本范畴

医学伦理学的基本范畴是医学伦理规范体系的有机构成部分,是医德规范体系之网上的纽结,是医学道德基本原则和规范发挥作用的必要前提,也是引导医务人员协调处理各方面医德关系、加强医德修养,培养良好的医德品质的重要理论基础。

案例 3-4

某医院内科病房,治疗护士误将甲床患者的青霉素注射给了乙床,而将乙床患者的庆大霉素注射给了甲床患者。当她发现后,心理十分矛盾和紧张,并对乙床患者进行了严密的观察并没有发现青霉素过敏反应。该护士原想把此事隐瞒下去,但反复思虑后还是报告给了护士长,同时做了自我检查。

问题

1. 本案例中,该护士行为存在什么道德缺陷?

2. 请你结合本案例,谈谈你对医德良心及其作用的认识?

一、医学伦理学基本范畴概述

(一) 医学伦理学基本范畴的含义

范畴就是人们借以反映事物的本质、特征、关系的概念,在学科建构中发挥着十分重要的作用。医学道德范畴是人们对医学道德现象、医学道德关系的普遍本质与重要特征的反映与概括。有广义与狭义的理解。从广义上来说,医学道德范畴是指医学伦理学这个学科所使用的所有基本概念。狭义的医学伦理学范畴是指医学伦理学的基本范畴,也即反映最普遍、最重要、最本质的医学道德关系的本质与特征的概念,主要包括权利、义务、良心、审慎、保密、情感等。

(二) 医学伦理学基本范畴的作用

医学伦理学基本范畴既是医学伦理学的重要组成部分,也是医学规范体系的重要内容。无论就理论上来说,还是就实践上来说,都具有十分重要的意义。

在理论上,相对于医学伦理学来说,医学伦理学基本范畴是医学伦理学得以建构的基础理论支撑,是学习、把握医学伦理学的基础。相对于医学道德规范体系来说,医学伦理学基本范畴是医学道德规范体系有机组成部分,在医德规范体系中居于重要的地位,发挥着十分重要的作用。它是医德规范体系之网的纽结,是医德基本原则、基本规范的具体化、个体化,对医德基本原则、基本规范起着解释说明的作用,是医德基本原则、基本规范的必要补充。相对于医德修

养与医德品质来说,它是医务人员加强医德修养、锤炼良好的医学道德品质重要的理论与认识先导,对医务人员加强医学道德修养、培养良好的医学道德品质发挥着重要作用。

在实践上,由于医学伦理学基本范畴是医德规范体系的重要组成部分,是对医德基本原则、基本规范的阐释、说明及其具体化、个体化,因此,对医务人员来说,这是一种内在的自觉的道德要求与规定。而医学道德基本原则、基本规范是一定社会基于医学科学、医学事业的发展以及统治阶级发展医疗卫生事业的客观需要,为医务人员设定的最根本、最基本的行为规则,是社会对医务人员的外在行为规定。因此,医学伦理学基本范畴是医务人员凭借自己思维、心理以及理性感知、判断、评价、选择等形式,认识、把握医学道德基本原则、基本规范及其要求的途径,从而成了医学道德基本原则、基本规范由对医务人员的外在约束的他律向其内在要求的自律转化的直接前提、起点与环节。

二、权 利

权利是公民依法享有的权力与利益。在医学领域,权利是指医学道德生活主体所拥有的正当权利和利益。由于权利主体不同,因此,医学领域中的权利,可以分为两个基本方面,即医务人员的权利和患者的权利。

(一) 医务人员的权利

医务人员的权利是指从事医疗卫生服务的医务人员在医疗卫生实践中能够行使的权力和应当享有的利益,既包括道德上的权利,也包括法律规定出的权利。这两个方面的权利是一致的,法律上的权利是道德权利的底线。

依照我国 1998 年 6 月颁布的执业医师法的规定,从法律方面来说,我国医务人员在医疗实践中主要享有如下的权利:在注册的职业范围内,进行医学诊查、疾病检查、医学处置、出具相应的医学证明文件,选择合理的医疗、预防、保健方案;按照国务院卫生行政部门规定的标准,获得与本人活动相当的医疗设备基本条件;从事医学研究、学术交流、参加专业学术团体;参加培训,接受继续医学教育;在执业活动中,人格尊严、人身安全不受侵犯;获得相应的工资报酬与津贴,享受国家规定的福利待遇;对所在医疗机构的医疗、预防、保健工作和卫生行政部分的工作提出意见和建议;依法参与所在机构的民主管理。

由于医学是人道主义事业,医务人员的医疗活动不仅关系着患者的身心健康、生命安危,而且关系到千家万户的悲欢离合、幸福安康。因此,在医疗实践

中,医务人员的权利往往超越法学视野,为了维护与促进患者的身心健康,保障患者的生命安全,提升包括患者的生命与生活质量,医务人员还拥有很多道义上的权利。医疗工作的特殊性,决定了维护促进患者的身心健康是医务人员的专业职权,这种职权不仅应当不受医学以外的诸如患者的性别、职业、民族、阶级、党派、宗教信仰等因素的影响与干扰,而且对社会或者患者所做出的一切不利于健康的活动或者行为,医务人员也都同样有权对其提出劝告、给予制止或向有关部门反映;对国家或者部门不慎下达的有害于健康的政策,医疗部门有权要求撤回或者修改。

（二）患者的权利

患者的权利是指在医疗实践中患者能够行使的权力和应当享有的利益。尊重患者的权利是医学道德的重要内容。

从18世纪"天赋人权"的提出到近代的"消费者权利运动"和"病人权利运动",都视患者的权利为基本人权。随着社会和医学的发展,患者权利越来越受到重视,一系列有关医学伦理的国际规范中都强调了医务人员对患者权利的尊重,并逐渐在各国的立法中体现出来。1991年,美国率先实施《患者自我决定权法案》,随后,芬兰、荷兰、匈牙利、丹麦、挪威等国相继立法以保护患者权利。近几年,我国也对患者的权利进行了大量研究,并在《中华人民共和国宪法》、《中华人民共和国民法通则》等有关的法规中规定了患者的权利问题。

根据国际相关约定和我国有关法律法规的相关规定,患者在接受医疗护理中主要享有的权利包括平等的医疗护理权、疾病认知权、知情同意权、个人隐私与尊严受到尊重与保护的权利、医疗护理服务选择权、获得住院时及出院后完整医疗记录的权利、因病免除一定社会责任和义务的权利、医疗监督权利、获得赔偿的权利和请求回避的权利等。

在医疗实践中,医生要奉行医学人道主义原则履行工作职责,就应当充分知悉并充分尊重患者的这些权利。

三、义　务

义务是与职责、使命同一意思的概念,是指个人对社会、阶级、集体、他人在道德上应尽的责任。它是由社会经济关系、阶级关系、社会物质生活条件以及人们在社会生活中所处的地位决定的人们之间各种道德关系的反映。医德义务是医学伦理学的中心范畴,有着不同于政治、法律义务的内容与特征。

（一）医德义务的含义及特点

1. 医德义务的含义　医德义务是医学伦理学的中心范畴,是指医务人员对患者和社会所承担的防病治病、维护促进患者身心健康、推进医学科学发展的职业责任,是一定社会或者阶级对从事医务工作的医务人员提出的基本行为要求。医务人员最基本的医德义务是全心全意为人民的身心健康服务。

2. 医德义务的特点　医德义务作为医务人员在医疗实践活动中对患者健康、医学发展和社会进步所负有的特殊的职责与使命,与人们在社会生活中担负的政治义务与法律义务相比较,可以看出医德义务具有这样的特点:医德义务不是依靠别人的监督,而是医务人员在自己医德良心的督促下自觉自愿做出的行为选择;它不以获得某种报偿为前提,而往往需要医务人员因此做出或多或少的自我牺牲为前提;履行这种义务,既维护着患者的健康利益,同时也维护着社会、集体的利益,是对患者个体的义务和对社会的义务的有机统一。

（二）医德义务的内容

1. 医生的义务　根据我国社会主义卫生经济关系和医德关系的特点,以及我国1998年制定的《中华人民共和国执业医师法》中关于执业医师的义务与执业规则的相关规定来看,医务人员的医德义务概括起来说主要有:遵守法律与法规,遵守技术操作规范,树立敬业精神,遵守职业道德,履行医师职责,尽力尽责为患者服务;关心、爱护、尊重患者,保护患者的隐私;努力钻研业务,更新知识,提高专业技术水平;宣传卫生保健知识,对患者积极进行健康教育;按照国家有关规定,认真合法地填写和保护医学文书;对危急患者不得拒绝急救处置;合理合法地使用药品、设备,尤其是医疗性毒品、麻醉品等特殊药品;如实向患者或者家属介绍病情,特殊治疗应征得患者或者其家属的知情同意并经医院批准;在发生重大疫情或者自然灾害或者重大伤亡事故时,要积极奉命抗灾防疫;按相关法律法规的规定时限、方式及时上报疫情、非正常死亡或者涉嫌伤害事件等;积极进行医学科学研究,促进医学科学的发展;对患者及其家属认真解释、说明病情,对没有意识或者自主选择能力丧失的患者要积极施加医学干涉权,以保护其健康。

2. 患者就医时的道德义务　建立维持正常的医患关系,需要医患双方密切合作。因此,患者就医时也应该履行相应的道德义务。患者就医时的道德义务,综合起来说,主要有:向医护人员如实地提供病情和有关的信息;在医师指导下接受并积极配合医生的诊治;努力避免将自己的疾病传染给他人;尊重医务人员的人格与劳动;遵守医院的规章制度,积极维护医院医疗环境与秩序;支持临床实习和医学科学的发展。

四、良　心

案例 3-5

在江苏省中医学会副会长、白求恩奖章获得者徐景藩主任医师行医过程中,曾发生过这样一件事,一位多年患萎缩性胃炎的患者,经他治疗后病情明显好转,特从盛产茶叶的家乡带来一斤新茶送给他,见他不收便悄悄地把茶叶放下走了。徐景藩发现后,忙叫学生追上去退掉。学生说:"患者一片心意,就算了吧!何况谁又知道这件小事呢?"一贯和颜悦色的徐景藩脸一沉,说:"良心有知!"掷地有声的四个字重锤般地敲打在学生心上。学生拿起茶叶追上患者,将茶叶退掉。

问题

你怎样看待徐景藩主任的这一行为?

良心是人的内心信念、道德情感的深化,是人们在履行对他人和社会的义务过程中,对自己行为所负道德责任的自觉认识和自我评价能力,是道德认识、道德情感、道德意志、道德信念在主体意识中的统一。良心的实质是道德主体的高度自律。医德良心作为医务人员的职业良心,对医务人员的职业行为、执业活动以及良好医德的培养都发挥着极其重要的作用。

(一) 医德良心的含义

医德良心即医务人员的职业良心,是指医务人员在履行对患者、集体和社会应负有的职业义务的过程中形成的,对自己的职业行为负有的道德责任感和自我评价能力,是集医德认识、医德情感、医德意志、医德信念于一体的医德意识。医德良心是医务人员内心的道德活动机制,是发自内心深处的情感呼唤、道德律令。因此,医德良心的实质就是医者是对自己应当担负的医德责任的自觉意识,是化为主体意识形态的医德责任,是医务人员发自内心的巨大的精神动力与行为自律,自觉地监督、调整、矫正着医务人员的医疗行为与医疗活动。就案例 3-4 中护士的行为和案例 3-5 中徐景藩的行为来看,他们之所以能够那样做,就是因为他们都有着良好的医德良心,他们的行为正是良好医德良心的表现。正是由于有了这样的医德良心,才使他们做到了道德自律。

(二) 医德良心的重要性

医务工作是关系到人的生老病死、家庭幸福安康、社会和谐稳定的责任重大的工作,医疗实践中,医务人员能不能爱岗敬业、积极主动、严谨认真、任劳任怨、尽力尽责地履行工作职责,这不仅直接影响制约着包括患者在内的广大人民群众的身心健康、生命质量与生活质量,而且必然影响制约着患者家庭的幸福

和社会的和谐稳定与发展,同时,医务人员的医疗行为往往是在患者不能监督或者是不能有效监督的情况下独立实施的,我国当前医疗卫生事业发展不是很充分、医疗资源供不应求,医疗卫生法规不健全不完善,患者患病后又有着强烈的尽快看上病、住上院、得到更好的医疗照护的特殊心态,所有这些都容易滋长患者或者患者家属贿赂、拉拢医务人员的不良现象,这也客观上要求医务人员必须具有高度的敬业精神与良好的职业良心。

(三) 医德良心的作用

1. 行为之前对行为动机的选择、导向作用　在医疗实践中,医德良心作为医务人员内心的道德律令,对医务人员医德行为的选择发挥着重要的选择与导向作用。在做出某种行为之前,良心总是依据医德义务、医德原则与规范的要求,对行为的动机进行自我检查,认真思考,对符合医德要求的动机予以肯定,对不符合医德要求的动机进行抑制以致否定,从而按照医德要求调节的方向,做出正确的行为选择。

2. 行为之中的监督、保证作用　一个人的行为活动,从行为动机的确定,到行为的发出,再到行为的完成,期间要受到多方面因素的影响与制约。在医务人员的医疗活动中,良心作为医务人员内心的道德律令,总能对符合医学道德要求的情感、信念和行为予以积极的支持与充分果敢的肯定,而对于不符合甚至违背医学道德要求的情感、私欲、邪念与行为,总是给予制止或者予以否定谴责,使医务人员及时调整调控自己的行为,改变自己的行为方向,促使医务人员扬善抑恶,从而对医务人员的行为发挥着良好的监督、保证作用。

3. 行为之后的评价、矫正作用　良心既是医务人员内心的道德律令,又是医务人员行为善恶的测量仪与矫正器。在医务人员的内心中,良心既是起诉人,又是公正的审判官,能够对自己的行为进行善恶评价与矫正。对符合医德要求、能保护与促进患者身心健康、促进医学发展和社会进步的道义行为给予积极的肯定,并引起精神上的喜悦和满足,产生自尊、自豪、自爱感,给自己带来满足感与欣慰感;相反,如果自己的行为违反了医德要求,给患者带来痛苦和不幸,不利于医学科学的发展和社会的发展进步时,良心就予以谴责,使其感到惭愧、内疚和悔恨,从而使自己在今后的工作中尽力改正、避免这种不良行为。

五、审　慎

审慎即周密细致,是指人们行动之前的周密思考与行为过程中的小心谨慎,细致认真。审慎作为一种良好的工作作风与道德素养,对促进各方面工作的圆满完成发挥着十分重要的作用。尤其是医疗工作,由于关系到患者的生命健康、关系到千家万户的悲欢离

合,医务工作本身的特殊性决定了医务人员要做一个优秀医务工作者,要在医务工作中做出卓显的成就更应注重培养审慎的道德素养与工作作风。

(一)医德审慎的含义

医德审慎是指医务人员在为患者提供医疗服务的过程中,行动之前进行周密细致的思考与行为过程中的小心谨慎。医德审慎的深层本质既是医者内心信念与良心的具体表现,又是医者对患者和社会所负有高度义务感、职责感、使命感的总体表现,是对患者高度负责的精神和严谨的科学作风的有机结合。

(二)医德审慎的作用

由于医疗工作是关系到患者的身心健康与生命安危的责任重大的工作,因此,古今中外的医学大家都极力倡导医务人员应当注重培养审慎的工作作风与道德品质,以此督导自己更好地做好医务工作。医德审慎的作用主要表现在:

(1)审慎能够使医务人员避免因工作中的疏忽、粗心、马虎而造成的医疗事故、医疗差错,促使医务人员提高医疗服务的质量与水平,更好地保障患者的身心健康与生命安全。

(2)审慎能够使医务人员对患者的病情做出正确的诊断,选择最佳治疗方案,促使医务人员更好地做好本职工作,更好地保障促进患者的身心健康。

(3)审慎能促进医患之间建立和维护和谐的医患关系:审慎不仅能够促使医务人员谨慎认真地对待本职工作,仔细地观察与诊断疾病,慎重地选择医疗方案与医疗措施,更好地保护与促进患者的身心健康,从而取得患者及其家属更多的信任与合作。同时,审慎还能够使医务人员加强语言修养,注重提高语言艺术。否则,如果医务人员用语不慎,不仅可能引起患者及其家属的误解,而且还可能激惹患者及其家属,从而引起医患矛盾与纠纷,对患者产生不良的心理反应与影响。因此,审慎的工作作风必能促进良好医患关系的建立与维持。

(三)审慎对医务人员的要求

在医疗实践中,医务人员要具有审慎的工作作风,就应当从如下几个方面做出努力:

(1)要端正对本职工作的认识,增强工作的责任感与使命感,激励自己积极主动、严谨认真履行工作职责。

(2)要积极加强业务知识与技能的学习,切实提高业务技能水平。

(3)要学习掌握与患者交流沟通的技巧,积极加强与患者及其家属的交流与沟通,了解并尽力满足患者的心理需要。

(4)要加强卫生法律法规的学习,增强卫生法治意识与法治观念,自觉遵纪守法,依法约束、规范、督导自身的行为。

(5)要端正审慎与胆识之间的关系,既要工作审慎,又要富有胆识。医疗工作是关系到患者身心健康、家庭悲欢离合、社会稳定和谐的职责重大的特殊工作,医疗工作的这种特殊性决定了医务人员在工作中把高度的工作责任感与科学精神结合起来,既要谨慎小心,又要富有胆识,做到"胆欲大而心欲小"。既不能因为谨慎而缩手缩脚,妨碍了必须要开展的工作,使患者错失诊断治疗的良好时机,甚至因此丧失了生命,也不能因为胆识而盲目蛮干、不计后果,对患者造成不必要的伤害,带来不必要的痛苦。

六、保　　密

医德保密是医学道德的传统内容,对维护医院与医务人员的信誉,对建立和谐的医患关系,更好地维护与增进患者的身心健康发挥着独到的作用。现代医疗实践中,伴随着患者主体意识、法律意识的日益提高,医务工作者更应当注重培养并强化医德保密的工作意向。

(一)医德保密的含义及其意义

1. 医德保密的含义　保密就是指保守秘密,不对外宣泄。也即是不张扬、宣泄自己、他人或者组织等不愿意让外界知悉的相关信息。保密既是法律上的义务,也是道德上的义务。医德保密就是指医务人员在为患者诊治疾病的过程中,对自己所获知的有关患者的病情、家庭生活、个人隐私以及畸形、奇特体征、所谓不良名誉的疾病、不良的诊断与预后等信息予以保守,不向外界宣泄、张扬的意向以及所采取的保护性措施。

2. 医德保密的伦理意义　自公元前两千多年前古希腊著名医生希波克拉底提出并倡导了"凡我所见所闻,无论有无业缘关系,我认为应守密者,我愿保守秘密"主张以来,医德保密就成为中外医务工作者的一条重要医德规范与应当具备的道德素养。1949年,在世界医学会采纳的《医学伦理学日内瓦协议法》中做出的"凡信托于我的秘密我均予以尊重"的规定,更使医德保密成了现代医务工作者必须注重培养的医学道德素养。医疗实践中,医护人员为患者保守秘密或者隐私,不仅体现了对患者人格和权利的尊重,而且有利于建立良好和谐的医患关系,有利于提高医院和医生的信誉,有利于提高医疗服务的质量与水平。同时,医德保密也可以避免因泄密给患者带来的危害和发生的医患纠纷,进而推进和谐社会的建设与发展。

(二)医德保密的内容

1. 保守患者的秘密　保守患者的秘密就是医务人员保守为患者疾病诊治过程中获知的患者不愿意

向外界宣泄、不愿意让他人知悉的有关自身的疾病的历史、病因、病程、各种特殊检查结果和化验报告,疾病的诊断名称、治疗的方法以及患者不愿向外界泄露的其他信息。在医疗实践中,医务人员负有对患者的上述信息进行保密的义务,不应随意地泄露,更不能作为茶余饭后的谈资随便进行张扬。否则,医护人员对由此造成的后果要负道德上和法律上的责任。

2. 对患者保守秘密　对患者保守秘密是指在医疗护理实践中,医护人员应当对于不宜直接透露给患者的关于患者本人疾病的不良诊断、不良预后等医疗信息和发生在其他患者身上的医疗、护理差错事故等,保守这方面的秘密,免得给患者带来恶性刺激或者挫伤患者治疗的信心等。这是一种保护性治疗措施。

（三）医德保密的例外

医德保密的目的是为了尊重患者的人格尊严和提高医疗护理的效果以及其他社会日的。但是,医护人员保守患者的秘密不是绝对义务,在下列情况下,可以不必保密或者解密:

（1）在获得患者的同意之后。

（2）医学上认为没有向患者征求意见的理由,解密是基于患者自身的利益需要。

（3）医生和医务人员有高于向患者保守秘密的社会责任,如发现患者所患的是传染性疾病,就必须根据《传染病防治法》的规定向上级卫生防疫部门报告。

（4）进行医学、护理方面的科研,经过批准可以用患者的有关资料,但不可公开患者的姓名,用头面部照片时要经过患者本人同意或者遮盖双眼。在开展教学、临床学术会议时,也可以按上述要求进行。

（5）当法律程序需要患者的资料时。

（6）患者的秘密对他人或者社会构成伤害的危险等。

（四）医德保密对医务人员的要求

在医疗实践中,医务人员要真正按照医德保密的要求办事,起码应注意以下几点:

1. 要树立道德的疾病诊查目的　所谓道德的疾病诊查的目的就是指询问病史和检查身体的目的应当完全服从疾病诊治的需要,除此之外,再不应有什么别的目的。如在医务人员中,有的怀着猎奇的心理,偏离疾病诊治的需要,有意去探听患者的某些秘密与隐私;有的怀着取笑的心理,故意去收集患者的一些隐私,并当做笑料加以传播;有着怀着报复的心理,利用患者提供的情况,借机会损害其名誉等。这些不良的行为,都是违反医德的基本原则与规范要求的,都是要予以禁止的行为。

2. 要切实培养、树立良好的医德保密意识与意向　在医疗实践中,医务人员应当具有比较强的医德保密意识与意向,对于可能严重影响医疗活动正常进行、给患者身心健康造成严重损害的有关内容要保密。如为那些预后不良的各种严重恶性肿瘤、严重外伤或者其他严重危害患者生命的疾病要保密;为那些可能影响患者名誉或酿成家庭纠纷的患者病情要保密;为患者不愿向外界透露的信息,不愿家人知道的决定要保密。

3. 要正确认识与处理医德保密与对患者说真话之间的关系,切实提高工作的艺术性与讲话的艺术性　相对于说谎话而言,对患者讲真话固然是道德的,但是,如果不顾及患者本人的真实感受,不考虑因此能够对患者带来的刺激与不良后果,讲实话也未必是道义的行为。医德保密,虽然反映、体现了医务人员对患者人格与权利的尊重以及对患者身心健康的保护,但是,一味保密也无视了患者的知情同意权。因此,医疗实践中,医务人员要做到既能有医德保密的意向,又能对患者讲真话与实情,就必须切实提高工作的艺术性与讲话的艺术性。

七、情　　感

医德情感是一种高尚、典雅的特殊情感,有着不同于其他情感的内容,对于医务人员做好本职工作、提高医疗服务的质量与水平、推进医学科学的研究与探索,有着极其重要的作用。医学生应当在学习认识医德情感的基础上,注重培养高尚的医德情感。

（一）医德情感的含义

情感是人对客观事物的态度体验,是在一定社会条件下,人们根据社会道德观念和准则去感知、评价个人和他人行为以及周围的事物时所产生的特殊态度体验。

医德情感是指医务人员在医疗活动中对自己和他人行为之间的关系的内心体验和自然流露,是医务人员所特有的热爱患者、热爱生命,并愿意为之解除病痛的情感。医德情感有广义与狭义两个方面的理解。从狭义方面来说,医务人员的医德情感是指关心、同情、热爱患者,以及在这种关心、同情、热爱患者的情感激励下,所做出的急患者所急,想患者所想,帮患者所需,待患者如亲人的行为活动。就广义方面来说,医务人员的医德情感除了包括对患者的强烈的同情情感之外,还包括在强烈的同情情感激励下产生的做好本职工作的责任情感、事业情感和理性情感等诸多内容。

（二）培养高尚医德情感的意义

在医疗实践中,由于医务人员的服务对象不是自然物、机械和商品,而是身患疾病或者正遭受外伤侵袭的患者,他们的身心处于疾病或者外伤折磨的痛苦甚至危机之中,他们既不可能以自己的形象给医务人员以美的感受,又不可能以自己提供某种利益唤起医务人员的情感。因此,医务人员的医德情感是一种典型的高尚纯真的情感。医学实践发展表明,医务人员具有了高尚的医德情感,就能够积极的痛患者所痛,急患者所急,想患者所想,帮患者所需;就能够激发调动更大的工作热情,尽力尽责地履行工作职责;就能够更好地端正服务意识与服务态度,为患者提供优质医疗卫生服务,促进患者的身心健康,推进和谐医患关系的建立;具有了这样的医德情感,就能够激发调动医务人员更大更多的致力于医学科学研究的热情,促进医学科学的发展;这也必然能更好地推进医疗卫生事业的发展,进而更好地推进我国当前和谐社会的建设与发展。

(三) 医德情感的内容

1. 同情情感 同情主要表现在对患者的遭遇、痛苦和不幸能够理解,并在自己情感上产生共鸣,把患者当做亲人,并积极给予道义上和行动上的支持和帮助。同情感是最基本的道德情感,是促使医务人员积极主动为患者服务的原动力,是激励医务人员积极履行工作职责、正确处理医患关系的重要精神动力。医务人员的同情情感是基于自己对人类生命的热爱、对生命价值的认识与尊重以及对医学职业价值的认识的基础上而产生的。正是因为这样,祖国医学道德中有"医者父母心"的观念。

2. 责任情感 这是医务人员同情感的升华。即把积极挽救患者的生命、促进患者康复、延长患者的生命、提高患者的生命质量和生活质量,积极致力于医学科学的研究与探索,当做自己义不容辞的责任。责任情感是建立在医务人员坚定的内心信念和对社会、对他人极端负责的基础之上的,并且是受着制度、法律、纪律约束之下的道德情感。它在医务人员的情感中发挥着特别重要的作用。

3. 事业情感 这是指医务人员在从事本职工作中,能够把自己的本职工作与发展医学事业紧密联系起来,把医学事业看得高于一切,当成为自己的终身追求、并愿意为之献身的情感。医务人员事业情感是医务人员责任感的升华。这是高层次的医学道德情感,是医务人员的一种高级精神需要。医务人员事业情感对激励医务人员做好本职工作、成就自己的事业与推进国家卫生事业都发挥着极其重要的作用。

4. 理性情感 理性情感是指医务人员的情感是受科学的医学思维、医学知识的引导与驾驭的,是建立在科学的医学科学思维与判断的基础之上的。医务人员作为系统的医学专业知识与技能的学习者、掌握者,他们的情感应当是理性的,应当是建立在对患者生命的同情、尊重以及对患者疾病与健康的科学认识,以及患者个人眼前的健康利益与长远的健康利益、患者个人健康利益与他人健康利益、社会整体的健康利益关系的理智、科学、有度的认识与把握基础之上的。有了这样的情感,医务人员才能够做出科学理性的思维与判断,采取科学理性的行为,有效地避免感情用事和行为上的盲目冲动给患者造成的痛苦及给社会造成的负担。

思 考 题

1. 医学伦理学的基本理论主要有哪些?这些理论对你行医有什么启示?

2. 社会主义医学道德基本原则的内容、要求是什么?

3. 医学伦理学基本规范的内容有哪些?

4. 医学道德基本范畴有哪些?这些基本范畴的要求各是什么?

5. 医学伦理学的具体原则有哪些?如何贯彻好这些原则?

(王德国)

第四章 医学人际关系

医学人际关系是医学伦理学研究的核心问题。它是医疗实践中最基本的人际关系。分析研究医学人际关系的内容、形式和发展趋势,是建立新型医学人际关系的需要。

第一节 医患关系

医患关系是医疗活动中的一种最基本、最重要的社会关系。随着社会的发展,人们生活水平的提高,价值观的变化以及法律意识的不断增强,医患关系也发生了巨大变化。因此,学习和掌握医患关系相关伦理知识,树立医生的道德责任,对于建立双方利益一致的、和谐的医患关系具有重要意义。

案例 4-1

5个月大的徐宝宝,因眼部发炎于2009年11月3日到南京市某儿童医院住院治疗。晚上,患儿情况异常,父母请医生遭到拒绝,患儿母亲跪到医生办公室门口,依然遭到医生拒绝。4日凌晨患儿病情恶化,抢救无效死亡。这件事情被当地媒体曝光。11月10日,江苏省卫生厅和南京市卫生局公布调查结果,认定医院对徐宝宝救治措施完全合理。新闻发布会结束后,质疑声音不但没有减弱,且越来越猛烈。南京所有媒体都专题报道徐宝宝事件,南京人对第一次新闻发布会给予"皇帝的新装"这一评论,同时徐宝宝事件开始被全国关注。11月11日,南京市卫生局成立由调节专家、网民代表等组成的联合调查组。调查认定:在患儿家长多次反映病情变化时,值班医生毛某对患儿眼部蜂窝组织炎引起的严重并发症没有足够的认识,没有发现应当发现的病情变化,未采取应有的措施;中班护士输液不及时;白班、夜班护士巡视不够,未按照一级护理要求巡查。毛某值班期间曾在QQ游戏上下过两盘围棋,违反了相关工作制度。在患儿抢救初期,医方存在失职行为,对患儿死亡负有责任。结果,值班医生毛某被吊销医师执业证书并行政开除,南京市某儿童医院党委书记、院长及其他相关医护人员共11人,也受到严厉处分。

问题

此次医患纠纷的根源在哪里?能否避免?

一、医患关系概述

(一)医患关系的含义

医患关系是医务人员与患者在医疗过程中结成的特定的医疗人际关系。医患关系有狭义和广义之分。狭义的医患关系是仅指医生与患者的关系。广义的医患关系是指医院与患者的关系,医生与患者及其家属、患者所属单位、团体及与患者治疗费用有关的机构的关系。在广义的医患关系中,"医"不仅是指医生、护理、医技人员,还包括后勤管理服务人员及医疗群体等;"患"不仅是指患者,还包括与患者有关联的亲属、监护人、单位组织等群体。

(二)医患关系的结构

医患关系包含医疗技术关系与非技术关系等内容。所谓医患关系的技术关系指的是在实际医疗措施的决定和执行中,医生和患者相互之间的行为关系。它对医疗效果起着重要的作用。这种医患关系最主要的表现是,在医疗措施的决定和执行过程中医务人员与患者彼此之间的地位上。

所谓非技术关系指的是在医疗活动过程中,医生与患者由于社会、心理、经济等方面的影响,形成的道德关系、经济关系、价值关系、法律关系、文化关系等。医患关系的非技术方面是医患关系中最基本、最重要的方面,通常以服务态度、医疗作风等表现出来,在医疗过程中对医疗效果有着无形的作用,影响着医患关系的发展,引起了人们的普遍重视。

(三)医患关系的基本模式

医患关系的基本模式是指在医疗活动中,医患双方互动的基本方式及其相互关系。目前,关于医患关系的模式有不同看法,医学界比较公认的是维奇模式、萨斯-荷伦德模式和布朗斯坦模式等三种医患关系模式。

1. 维奇模式 美国学者罗伯特·维奇(Robert Veatch)提出的医患关系的三种模式。

(1)纯技术模式:在这种模式中,医生仅仅充当一名纯粹科学家的角色,从事医疗工作只管技术。

(2)权威模式:在这种模式中,医生充当家长式的角色,具有很大的权威性,医疗中的各项决定权都掌握在医生的手中。这种医患关系中,一切均由医生决定,患者丧失了自主性,不利于调动患者的主观能动性。

(3)契约模式:是指医患之间的关系是一种非法律性的有关双方责任与利益的约定。按照这种模式,医疗过程中的一些具体技术措施实施的决定,应由医生负责。这种模式较前两种模式是一大进步。

> **小贴士:**
>
> 契约:最早表现为人类经济生活中的一种经济交往方式。它的本义是指双方或多方当事人出于特定的交易目的而订立的有关权利和义务的协议。契约观念蕴含着自主意识、平等意识,是当事人不受干预和胁迫、自由选择的结果。

2. 萨斯-荷伦德模式 1976年,美国学者萨斯(Szasz)和荷伦德(Hollender)发表的题为《医患关系的基本模式》的文章中提出了医生与患者关系的三种不同模式,即主动-被动型、指导-合作型和共同参与型。这三种模型的划分是依据在实际医疗措施的决定和执行中,医生和患者各自采取的主动性的大小确定的。

(1)主动-被动型:这是一种古老的医患关系模型,在目前仍被人们普遍接受。在这种模型中,医生的权威性得到了充分的肯定,处于主动的地位,患者则是处于被动的地位,以服从为前提。

(2)指导-合作型:是最广泛存在的一种医患关系模型。在这种模型中,医患双方在医疗活动中的地位都是主动的,医生有权威性,充当指导者;患者接受医生的指导,并密切配合,患者可以对治疗措施提出意见和要求。

(3)共同参与型:这种模型是指在医疗活动中,医生和患者都具有近似同等的权利,患者不仅要主动与医生合作、配合医生诊治,而且还要与医生一道共同参与医疗方案的决定。在这种模型中,医患之间的作用是双向的,彼此依存,双方相互尊重,对诊疗方法和结果双方都满意。因此,我们应该倡导和建立这种模型的医患关系。

3. 布朗斯坦模式 布朗斯坦(Brunsterin)在其编著的《行为科学在医学中的应用》一书中,提出了医患关系的两种模式即传统模式和人道模式。

(1)传统模式是指医生拥有绝对权威,为患者作出决定,患者则听命服从,执行决定。

(2)人道模式是指医生对患者不仅要给予技术方面的帮助,而且要有同情心,关切和负责的态度。人道模式体现了医生对患者意志和权利的尊重,将患者看成是一个完整的人,重视患者的心理、社会方面的因素。

以上三种医患关系模式在它们特定的范围内是正确的、有效的。但在现实医疗实践中,要根据不同的患者、依据患者的不同状况选用相应的医患关系模式。

二、医患关系的历史演进

(一)古代医患关系

古代医患关系的基本特征是整体性。医生对患者的病痛要全面考虑,整体负责。古代朴素的整体医学观使医患关系出现三个特点:

1. 医患关系的直接性 医者从了解病情,提出诊断意见到实施治疗方案等,都由医生直接进行,医患直接交往,关系比较密切。

2. 医患关系的稳定性 医生对患者的疾病需要全面考虑和负责,患者往往把自己的生命和健康寄托于某一个接诊的医生,该医生也就单独地承担起诊治患者的全部医疗责任,形成医患关系的稳定性和单一性。

3. 医患关系的主动性 大多数医生把"医乃仁术"作为行医的信条,在医疗活动中将主动地接近、关心和了解患者作为自己的行医准则。

(二)近代医患关系

随着近代医学科学技术的发展,各项医学技术为系统的实验研究和诊治疾病提供了物质条件,医学进入了一个崭新的时代。在近代医学基础上形成以生物医学为基础的生物医学模式,也就是从人的生物属性出发对待健康和疾病,把医学研究的对象仅仅看做是人体,而不是一个"人"。医学发展中技术属性与人文属性从此失衡,医疗活动中伦理与良知的视野从此遮蔽与迷失。近代医患关系的特点表现在:

1. 医患双方相互交流的机会减少 在近代医学中,由于大量采用物理、化学等诊疗设备,改变了经验医学的治疗方法,医生对仪器设备越来越依赖,仪器设备逐步成为医患交往的媒介。医患双方相互交流的机会减少,医患之间的密切关系从人-人变成人-物-人。

2. 医患双方的情感联系相对减弱 近代医学科学的分科越来越细,医生日益专科化,医生只对某一专科、某一种疾病或患者身体的某一部位负责,而患者的健康需要多个医生、护士和其他人员共同承担,以往医患之间一对一的关系不复存在,出现了一医对多患或一患对多医的多头关系,医患双方的情感联系相对减弱了。

3. 医患关系出现技术化倾向 以生物学为基础的近代医学,为了探索疾病的生物因素,往往把某种疾病的特定因素从患者整体中分离,舍去了病患的社会、心理因素,孤立地研究病因。在医生看来患者只是试管里、显微镜下的血液、尿液、细胞和各种形态的标本,而活生生的完整人的形象似乎已经完全消失了。这样疾病便从患者身上分离出来作为医生研究的对象,医术也从医生身上分离出来成为治疗疾病的一种手段。一些医学工作者对医学技术由倚重发展到崇拜,在他们看来,医学就是一系列的技术,医疗实践就是单纯的技术活动,把医疗服务片面地理解为药物、手术或其他技术手段的实施,忽视了对人的生命的关爱,淡化了对人的理解、关怀和尊重,忘记了患者不仅是一个生物学存在,更重要的是社会存在,是具有心理情感因素的人。把医患之间的人际关系等同于人与机器的关系和技术关系,导致医患关系物化的现象比以往更加严重。

(三)现代医患关系

现代医学技术的产生和发展使得临床诊断的方法更加现代化,不仅能够帮助医生提高对某些疾病诊断的准确率,而且还能够协助医生检查出许多早期的、潜在的、无临床表现的疾病。现代化的医疗仪器和设备在医生和患者之间建起了一条快速诊断的绿色通道,它延长了医生的视线,扩大了医生认识疾病的范围和种类,使数千里以外的专家教授能够借助现代化的远程医疗系统与患者进行可视对讲,真正实现了远距离会诊、治疗和保健咨询的自动化、高速化,使许多疑难病得到及时诊治。现代医学技术延长了人的生命,为人的价值的实现扩大了时空范围,并且使社会公众的医学知识得到迅速的普及。但现代医学技术也如同一把双刃剑,在为人们的生命健康提供有力的技术保障的同时,也产生了一些负面作用。

1. 医学科学技术化加深了医患关系物化的进程

进入20世纪,在技术工具主义和现代科学技术的推动下,现代医学得以从更广阔和更深刻的层面上发展,人工生殖、基因工程等高新技术的应用,使医学进入名副其实的技术医学时代,工具理性主义也随之日益泛化和强化。尤其电子计算机的广泛运用,患者可以通过计算机网络与医生交流,与相关的医学数据库实现链接,现代信息高速公路的出现将进一步拉大医患间的距离,以往医患之间的两维关系变成医-计算机-患三维甚至多维关系。

2. 社会生活医学化导致医患关系多元化 随着人们预防保健意识的逐渐增强,医学从传统的以治疗为中心转向以预防保健为中心,这使医学的服务对象不再限于生病的患者,医学知识将渗透到社会生活的各个方面。由此出现了针对社会群体的预防性医疗服务,医学的服务职能更加广泛。社会生活的医学化趋势必然导致医学诊治对象的增多,这一切都将改变传统的医患关系模式,推动医患关系向多元化方向发展,使医患关系的领域进一步扩大。

3. 卫生资源分配的公平与公益矛盾加速医患关系的复杂化 医疗上的公正指社会上的每一个人都具有平等享受卫生资源合理或公平分配的权利。公

益指卫生资源的分配如何更合理,符合大多数人的利益。公正强调的是对待每一个患者,公益强调大多数人的利益。传统医学伦理以义务论为核心,要求医务人员要不惜一切代价地救治患者。随着人类社会的进步和高新医疗技术的应用,相对于剧增的人口和老年化等社会问题,卫生资源明显不足,人们逐渐认识到不仅要重视生命的神圣,还需要重视生命的质量和价值,并由此提出了许多提高生命质量和生命价值的伦理问题。

4. 医疗信息不对称促使医患关系异化 信息不对称指信息在相互对应的个体之间呈现不均匀、不对称的分布状态,有些人对关于某些事情的信息比另一些人掌握得多一些。由于医学行为的特殊性以及医疗市场是特殊的服务市场等原因,其信息不对称尤其突出,导致医患双方对医疗过程中一些处理措施和医疗花费的认知度和认同度的差异不断加大,进而造成医患双方矛盾加深。

三、医患双方的权利与义务

在医疗活动中,医生与患者作为医患关系中两类不同的角色,均享有并承担各自不同的权利与义务。医务人员作为一种社会职业为患者提供服务,处于主导地位,应该承担一定的社会义务和责任,但需要在拥有一定权利的条件下,才能保证医务职责的实现。患者要接受疾病的治疗,处于被动地位,在享有公民一定权利的同时,也必须承担一定的义务,才能保证医疗工作的正常进行。案例4-1中的南京徐宝宝死亡事件表明,在医疗纠纷中,医疗技术与医生的责任心相比较,一般饱受公众争议、指责的是后者。医生这一职业之所以特殊,他们的道德水准之所以令社会敏感,是因为他们牵系着人们对生命的敬畏和希望,医生的道德标准是不容突破的人类行为底线。

(一)医生的权利与义务

1. 医生的权利 医生的权利有的已经通过法律确定下来,主要包括:

(1)诊疗权:诊疗权是医生最基本的权利之一。医生在对患者诊疗的过程中,享有选择并使用任何一种在当时的医疗临床治疗手段中,最为安全的诊疗方法的自由决定权。这里强调医生所选择的诊疗方法必须是最适合患者病情的,而且是实践中具有同等安全系数的诊疗方法。医方在抢救患者生命或者患者处于神志不清等紧急情况时,有权依据病情需要,按复苏常规实施抢救方案,此时视为患者同意该治疗方案。

(2)中止权:医方在患者故意违约或受领迟延的情况下,如故意拖欠医疗费,并在宽限期限内仍不补交时,有权在只保留维护生命的必要用药的前提下,

停止其他一切治疗。当然这种权利不是任意行使的,只有当患者自主原则与生命原则、有利原则、无伤原则、社会公益原则发生矛盾时,医生才能使用这种权利。

(3)干涉权:即指在特定的情况下,限制患者自主权以达到对患者应尽责任的目的。这一权利与自主权和知情同意权是相对的。自主权与知情同意权的确立是建立在个人理性判断的基础上的。如果个人丧失了理性判断的能力,就需要干涉权加以制衡。表现在医疗过程中的干涉权,是指在确认医患关系特殊性的基础上,承认医生在特定情形下,如当患者的自主选择违背社会、国家、他人利益或自我根本利益,使这一自主选择在法律上被视为无效时,可以毫不犹豫地行使干涉权。医生干涉权是一项职业权利,这一权利具有独立性,可不受外界的干扰而自行行使。需要强调的是,只有在特定情形下,医生干涉权的独立性特征才具有意义。干涉权的应用原则是:①当患者拒绝治疗会给患者带来严重后果或不可挽回的损失时,医生有权在作好认真解释的前提下进行干涉,如对精神病患者和自杀未遂等患者。②进行人体实验性治疗时,如果有些实验性治疗会对一些患者导致不良后果,虽然这些患者对实验性治疗已给予知情同意,但是患者是出于某种目的要求而进行实验性治疗的,医生必须行使特殊的干涉权以保护患者的健康利益。③有些患者出于某种目的而来医院诊治,如要求提供不符合事实的病情介绍和证明,提出一些与病情不相符的要求,这时医生的干涉权使用应在了解情况、全面分析和认识疾病的基础上才能行使,否则会侵犯患者的权利,造成医患关系的冲突。④在认知疾病预后时,患者有疾病认知权利。医生应认真负责地给予解释和说明。但是当患者了解情况及预后有可能影响治疗过程或效果,甚至对患者造成不良后果时,医生不得不隐瞒病情真相,这时医生干涉权的使用是必须的,也是道德的。⑤在按规定对患者行为进行控制,如对某些传染病患者的隔离;发作期精神病患者或有自杀意念的患者,因为他们时有丧失自我控制能力,对自我、他人和社会都有可能造成严重后果。为了保护人群、社会及患者本人的利益,医生应通知有关部门和人员,采用合理的、有效的措施来控制患者的行为。

(4)人体实验权:为了推进医学事业的发展以及人的科学探索的精神,在符合法律程序和道德规范的前提下,医者有权进行人体实验,但必须依据人体实验的伦理准则来进行。

(5)追求正当利益的权利:医务人员和社会其他成员一样,都有基本的物质生活需要,有改善物质文化生活的追求。对这些正当利益的追求,不能简单评价为功利主义,应该正确对待。既不能因为追求个人正当利益而否定奉献精神,也不能因为讲究奉献而不顾个人的正当利益。

2. 医生的义务 主要包括:

(1)诊疗疾病和解除痛苦的义务:诊疗的义务指医生必以其所掌握的全部医学知识和治疗手段,尽最大努力为患者治病。只要选择这一职业,医生就不能以任何政治的、社会的等非医疗机构理由来推托为患者治病的义务。

解除痛苦的义务指医护人员在诊治患者疾病的过程中,不仅仅是解除患者躯体上的而且包括患者精神上的痛苦和负担。医生不仅要用药物、手术等医疗手段努力控制患者躯体上的痛苦,而且还要以同情之心,理解、体贴、关心患者,作好心理疏导工作,解除患者心理上的痛苦。

(2)充分告知的义务:医生应当将患者病情、目前应当采取的诊断治疗措施包括可能存在的医疗风险等向患者和家属进行真实、全面和充分的告知,以使患者及其家属对医疗风险完全知情。知情同意权是患者的一项基本权利,作为医学伦理学的一项重要基本原则,已为东西方医学界所广泛接受。此外,基于医患之间建立的受托法律关系实质,医生有义务善意地向患者通报其真实病情,及时解答其咨询。

(3)保密的义务:医生不仅有为患者保守秘密的义务,对患者的隐私守口如瓶,而且还有对患者保密的义务,如有些患者的病情让本人知道会造成恶性刺激,加重病情变化,则应该予以保密。

（二）患者的权利与义务

1. 患者的权利 主要包括:

(1)平等的医疗保健权:生存权利与健康权利是每一个人都应当享有的具有普遍性的基本权利。因此,当人的生命受到疾病或外伤折磨时,任何一个患者都有向医疗机构及其医务人员寻求医疗照护,以便使自己在医护人员的认真诊治与精心护理下,解除病痛、祛除疾病、恢复健康,维护自己的生存,延续自己的生命,提升生命、生活质量的权利。对于患者这样的请求,任何医护人员和医疗机构都不仅不得予以拒绝,而且还应当平等地对待每一个患者,以此实现医学的公正、公平。

(2)疾病认知权利:疾病认知权是指在医疗实践中,患者有获得关于自己所患疾病的病种、原因、危害程度、治疗和护理所需要的措施、预后等相关信息的权利。医护人员在不影响治疗护理结果和不引起患者心理刺激的前提下,都负有对患者要讲实话,让患者了解、知悉上述相关信息的义务,以便使患者更好地配合医护人员开展诊疗护理工作。

(3)知情同意:知情同意权是指在诊疗护理实践中,患者有对医护人员将要施加在自己身上的所有诊断治疗与护理措施,尤其是对肌体能够造成一定损伤的治疗手段或者实验性质的治疗手段,都有知悉其诊疗效果、副作用、相关危害等信息的权利,以及在对其进行权衡的基础上做出接受、或部分接受或拒绝的权利。

(4)个人隐私与尊严受到尊重与保护的权利:隐私是公民最不愿向外界公开、不想让外界知悉的最核心的秘密。保护、尊重公民的隐私权是各国法律都具有的一项基本规定,自然也是我国公民依法享有的一项基本人身权利。在医疗实践中,由于疾病诊治和医疗护理的特殊需要,医护人员最有便利条件获得患者的秘密与隐私,因此,也最有义务依照医学人道主义的要求保守患者的秘密与隐私。

(5)医疗护理服务选择权:医疗护理服务的选择权是指在患病求医的过程中,在比较、鉴别的基础上选择将要就医的医疗机构、就诊方式、检查项目、治疗方案、接诊的医生、护士的权利。这既是当代医学尊重患者自主性与自主选择权的体现,也是对患者自主选择权的保护。

(6)获得住院时及出院后完整医疗记录的权利:这项权利是指患者住院时医护人员围绕患者疾病诊治与护理开展的相关工作,医务人员应当按照卫生部制定的《病历书写基本规范》及其他相关文件规定,如实、清晰、客观、规范地将其记录在案,并进行妥善保存。对于这些材料,患者及其家属不仅在患者住院期间有权查看,而且在患者出院时也有权复印,将复印件带回家中自己留存。

(7)因病免除一定社会责任和义务的权利:这一权利是指患者在经过合法的执业医师的诊治、获得相应医疗机构的证明后,有权根据病情和自身的身体状况的实际,暂时或长期免除如服兵役、献血、从事特殊的工种、特殊的工作的社会责任和义务。

(8)医疗监督权利:医疗监督权是指在医疗实践中,患者有权对自己就医的医疗机构的医疗、护理、管理、保障、医德医风等各方面进行监督,以保障自己的医疗护理权利得以充分的实现。这种权利的设置,既能有效地督促医疗机构加强管理、提升管理的质量与水平,也能有效地督促医务人员加强道德修养,端正工作态度,更好地保障与维护患者自身的身心健康。

(9)获得赔偿的权利:这一权利是指患者或其家属在就医过程中,由于医务人员医疗护理过失导致差错、事故发生,致使患者的健康利益和相关权益受到侵害时,患者及其家属有通过正当的程序进行诉讼并获得赔偿的权利。

2. 患者的义务　患者必须履行一定的义务,以使医疗活动正常开展。

(1)陈述病情的义务:诊断是治疗的基础,而诊断是从收集病史开始的。患者对自己的疾病感受最真切,患者应真实完整地陈述与病情有关的病史和其他情节,及时准确地向医护人员报告自己在接受治疗后身体的情况等。这方面的义务有利于病人身体恢复健康,也有利于医护人员履行职责。

(2)协作的义务:在疾病明确性质后,为有效地诊治疾病,病人有义务积极配合医护人员的诊疗行动,有义务积极地关心他的疾病对他自己以及其他人的影响。患传染病的病人有义务了解传染病的传播途径和可能,以便采取行动防止传染病的进一步传播。这一义务是在治疗过程中病人积极参与的重要条件。

(3)支付医疗费用的义务:患者应按规定或约定按时交纳医疗费、住院费以及其他的合理开支。任何逃避、拖欠医疗费用的行为都是不道德的。

(4)避免将疾病传播他人的义务:患者在就医时应认识到自己所患疾病的性质,注意不将疾病传播给他人,特别是传染病患者,如肺结核、肝炎、性病患者等,在治疗过程中要有对环境和社会人群高度负责的态度,严格遵守隔离治疗制度,避免将疾病传染给社会,以维护社会人群的健康利益。否则,就会对社会人群的健康造成破坏性影响。

(5)支持医学科学研究的义务:医学科学的发展,医疗技术的提高均离不开患者的支持与协作。为了提高医学科研水平,医务人员总是不断地对各种疾病的预防、治疗以及疾病发生、发展、转归等规律进行研究、探索。例如:对一些疑难病、罕见疾病进行专题研究以探索诊治的有效方法,这需要患者协作配合。对新药新技术的实验、使用,都需要患者合作并提供相关信息。对死因不明的患者需要进行尸体解剖,以弄清其死亡的原因,这也需要患者生前或死者亲属的支持与理解。医学生的临床见习、实习等都希望得到患者的理解、协作和配合。当然,患者的支持、协作与配合是建立在知情、自愿的前提下的。医学科学的每一步进展都离不开患者与其家属的身体力行。与此同时,医学科学的每一步进展又为患者的康复带来福音。发展医学科学是造福于人类的公益事业,患者有义务给以支持。

作为医务人员必须要了解和懂得患者的权利与义务,其目的就在于进一步强化患者的权利意识,正确地对待患者,维护患者的合法利益,使之能得到及时、有效地治疗;同时,还应该帮助、启发患者在行使自己的医疗权利之时,自觉履行自己应当承担的义务。这对于进一步改善医患关系,建立良好的医疗秩序,提高医疗服务质量和水平具有重要意义。

四、影响医患关系的因素

医患双方是医疗活动得以进行的载体,和谐的医患关系是医疗活动得以顺利进行的前提和基础。影响医患关系的因素既有作为医疗主体的医方因素、作为医疗客体的患方因素还有社会因素等。

（一）医方因素

1. 医疗技术水平的局限 医疗的高风险性、医疗技术发展的局限性，使好多患者即使"倾家荡产"，也难免"人财两空"，这便产生了医患矛盾。据有关资料统计，在医疗机构的差错、纠纷分类中，技术性事故平均占18.3%。同时，由于医学领域充满着未知和变数，加上医务人员的医疗技术也存在差异，即便在医学高度发达的西方国家，也有相当一部分疾病诊断困难，治愈无望，不少疾病还有较高的误诊率。另一方面，医学诊治对象是千差万别、具有社会属性的个体，即便一些常见病、多发病，也会出现向复杂化转变的可能性。因此，任何医院和医生都不可能包治百病。疾病的治疗过程始终存在着成功与失败两种可能。

2. 医务人员的伦理因素 医疗机构市场化改革后，出现了医生为了自身的经济利益，诱导患者接受不必要的或是超出医疗实际需要的医疗服务，开大处方、延长住院时间等现象。另外，医方为了避免医疗纠纷，对一些风险较高的治疗措施采取回避态度，或从最大限度减少自身损失的角度出发，扩大检查范围和手术范围，滥做检查。加重了患者的负担，导致医患关系恶化。有些医生只对疾病感兴趣，把患者仅视为某种疾病的载体，把患者当作自己科研和提高业务的研究对象，对于患者本身关心和尊重不够，没有顾及患者的心理和情绪感受，这也增加了医患矛盾的发生率。

3. 医疗机构的管理因素 医院是为人民的身心健康服务的，有的医院办院指导思想错位，尤其是在处理经济效益与社会效益的关系时，过多地强调经济效益，忽视甚至不讲社会效益。比如，任意提高收费标准或变相提高收费标准，自行增加收费项目，卖"滋补药"、卖贵重药，给患者增加了许多额外的经济负担。有的医院服务环境不良，主要表现在一是医院秩序混乱、噪音和喧哗吵闹声太大，没有导医人员，缺少就诊指南等，给患者带来许多困难。二是医疗设备和生活设施不能满足需要，或数量不够，或质量不高，医院环境脏、乱、差，病室不卫生等。

（二）患方因素

1. 对健康的期望值过高 医学上目前还有许多疾病缺乏有效的治疗方法，一时难以诊治。由于文化背景、专业知识等限制，大多数患者对医学知识相对缺乏。很多患者对自己所患的疾病一知半解，或者道听途说，对医生及医治效果抱以过大的期望，认为医生能够"包治百病"、"药到病除"，甚至对医生提出保证效果等苛刻要求。一旦结果与期望值之间差别较大，就归咎于医生。

2. 不良的求医行为 部分患者及其家属文化素养较低、法律意识淡薄，对医生不信任，甚至隐瞒病史，不遵医嘱配合医生治疗。遇到问题或者自己的要求得不到满足时，在没有了解事情真相前提下，便根据自己的主观臆断和推测，将责任归咎于医生。遇到矛盾时，患者不寻求正当的途径解决，甚至报复殴打医务人员。这也是影响医患关系的重要原因。

3. 医疗信息不对称 信息的不对称导致医患双方对各种诊治手段的认知度和认同度的差异不断加大，进而造成医患双方矛盾加深。

4. 疾病的影响 疾病会对人的情绪产生影响，使患者产生紧张、焦虑、愤怒等情绪，因而患者攻击性反应会比健康人强烈，往往导致医患冲突。

（三）社会因素

1. 医疗保健供需存在矛盾 当前，我国医疗卫生事业的发展还不能满足广大人民群众日益增长的需要，主要表现在卫生资源不足、分配使用不合理、资金不足、设备差、病床少，医护人员结构和比例不合理、整体素质不高，因而存在"三长"（挂号时间长、候诊时间长、交费取药时间长）、"三难"（看病难、住院难、看好医生难）。这些问题往往容易引起患者的不满情绪。而医护人员也由于长期超负荷劳动，工作、生活条件差，心情也不舒畅。

2. 医疗保障制度不完善 随着医学的发展，其挽救生命的能力显著提高。同时，治疗疾病的成本也快速攀升，疾病造成的经济风险是绝大多数社会成员无法单独承担的，因而就有了社会保障制度的诞生。目前，我国基本医疗保障体系尚不健全，覆盖面窄、保障水平低，不能满足人民群众看病就医的需要。医疗保障制度不完善时，医务人员和医院必须直接面对病人对高额医疗费用的质疑，成为医疗保障制度不完善的"替罪羊"。

3. 卫生法规不够健全 卫生法规的制定是为了保障人民健康。它对医疗卫生机构、医务人员、患者和社会人群都具有制约和保护作用。新中国成立后，特别是近几年来，我国先后制定和颁布了许多卫生法规，对保障人民健康，维护医疗卫生秩序和医患双方的合法权益，起到了积极作用。但是，仍然存在着卫生立法缓慢，卫生法规尚不健全，法制观念淡薄等现象，致使扰乱医院秩序、殴打医务人员、砸坏医疗设备等事件时有发生。

4. 不正之风滋生蔓延 在医者和患者的少数人中，由于受传统意识观念和社会不正之风的影响，热衷于找熟人、拉关系、走后门。在临床实践中，常常遇到有一定社会地位的患者，总是想方设法亮明自己的身份，以期待医务人员的特殊照顾。少数医务工作人员，也想摸清患者的社会地位，以便拉关系，办私事，互相利用。在有地位有权的患者的要求得不到满足，或无地位无权的患者得不到一视同仁的待遇时，都会给医患关系带来不同程度的影响。

5. 舆论导向出现偏差 随着市场经济运行速度

的加快、开放程度的不断加大,对社会舆论的约束力日益减少,而经济要素的作用却日益增多,在经济利益的驱动下,一些媒体和传媒人士出于吸引公众眼球或为了追求所谓的轰动效应,有时竟然置良知而不顾,经常发表一些似是而非、以偏概全的文章,过分突出和夸大医患关系的"阴暗面",给本已紧张的医患关系火上浇油。

五、构建和谐的医患关系

在许多医疗纠纷中,公众质疑和指责的不是医疗技术,而是身为"白衣天使"的医生的道德准则。

(一)培养医生的人文素质

长期以来,我国的医学教育只注重医学生职业技能的培养,对人文素质和社会交往能力的重视不够,致使医务人员医患沟通知识贫乏,这也是医患纠纷增多的原因之一。我国著名医学家张孝骞说:"病人以性命相托,我们怎能不诚惶诚恐,如临深渊,如履薄冰。"这正是医生应具备的人文素质,只有当人文关怀被医务人员充分体现到语言里,落实到行动中时,医患关系才会有走向和谐的可能。为此,医务人员要加强理论知识学习,提高人文素质。医院要强化医德医风教育,树立服务理念。"大医精诚,贫贱博爱,童叟无欺"是每一位医务工作者应遵守的准则,做到这一点并不难,只要怀有一颗仁爱之心。

(二)相互尊重,加强医患沟通

医务人员要尊重患者的生命价值,尊重患者的人格尊严,尊重患者的知情同意和知情选择等自主权利,要平等地真诚地对待每一位患者。而患者要尊重医务人员的职业自主权,不得以任何理由妨碍其履行正常职责;要体谅医务人员工作的辛苦,要遵照医嘱,积极配合医务人员治疗。

在现代医学模式指导下的医患关系模式是参与协商型模式,它强调医患双方在诊疗过程中地位的平等,强调患者参与疾病诊治全过程。同时也要求医务人员耐心听取患者的意见,采用合理的成分,发挥患者的积极作用。这就要求医务人员掌握医患沟通艺术,主动了解患者的心理需求,善于驾驭语言艺术,善于化解医患矛盾。

(三)加快医药卫生体制改革,不断完善卫生法规

把深化医药卫生体制改革作为构建和谐医患关系的治本之策,从体制机制上逐步消除医患之间在经济利益上的对立和冲突,使人民群众能够看得起病、看得好病。同时,不断完善卫生法规和制度。医患双方有共同的利益和自身的利益,各方都要遵守卫生法规。要有统一的、有说服力的、比较公正的、有权威性的、真正能起到约束医患双方和解决矛盾的法规。通过建立独立于医患双方以外的第三方调解机制和医疗风险分担机制,搭建一个公正的、中立的沟通协商的平台,最大限度地消除不和谐因素,妥善化解医疗纠纷,维护医患双方的合法权益。

(四)树立正确的舆论导向

新闻媒体在构建和谐医患关系的过程中发挥着重要作用。新闻媒体肩负着对各行各业监督的作用,这对包括医务人员在内的社会各界提高服务质量有极大的推动作用,对公众利益能够给予最大限度的保障。媒体应该从专业化的角度对医院做出客观公正的报道,对医疗的特殊性、风险性和复杂性给予更多的理解,经常介绍医院的特色、专长、先进事迹、健康理念、便民措施等,使人们不断转变健康概念,树立正确的医疗和预防保健观念。

第二节 医 际 关 系

现代医院发展过程中,由于医务人员在医疗行为中始终占据主导地位,且医院分科精细,医务人员分工专一,因此,医疗活动必须在集体协作之下共同完成,这就要求医务人员之间、医务人员与医院行政后勤人员之间一定要建立起协同合作的关系,为患者提供高质量的医疗服务。

> **案例 4-2**
>
> 林巧稚(1901—1983),中国妇产科学的主要开拓者之一。一生亲自接生了5万多名婴儿,为胎儿宫内呼吸、女性盆腔疾病、妇科肿瘤、新生儿溶血症等方面的研究做出了重要贡献。林巧稚1921年考上北京协和医科大学,毕业时林巧稚以全班第一的优异成绩留在协和医院工作。新中国成立前,协和医院规定,主治医师是不能结婚的,否则立即解聘。林巧稚把事业放在第一位,终身未婚。新中国成立以后,她对要以她为榜样的学生们说,现在是新社会,与旧社会完全不同了,你们应该有自己的家庭。并极力帮助学生们组建幸福的家庭。每到节假日,她都让学生们回家与亲人团聚,自己却留在医院值班。她常说:"我愿意做一辈子值班医生"。这是林巧稚几十年如一日坚守的诺言。她坚持在临床第一线,直到自己病重住进医院。她规定,她的下级医师、护士随时可以找她报告病人情况,只要病情需要,随叫随到。她的学生遍及全国,桃李满天下。她常说:"我愿意为年轻同志当铺路的石子,向上的梯子,你们就大胆地踩着我的肩头,上吧!"林巧稚把毕生精力奉献给了妇产科学,是医务界的楷模。
>
> **问题**
>
> 林巧稚是怎样处理医际的关系的?

一、医际关系概述

（一）医际关系的含义

医际关系是指直接从事医学实践的医务人员之间的关系。就医务人员而言，包括临床医生、医技人员及护士等。医际关系是医际交往活动中的重要人际关系。医际关系的状况直接影响着医患关系，影响着临床诊疗、科研、卫生保健、护理等工作的质量和效果。

（二）医际关系的模式

医际关系的模式是指在医疗实践的相互关系和联系中，医务人员各自所处的地位状况。提出医际关系的模式有利于制定医际关系的道德规范和建立良好的医际关系。

1. 平等协作模式　主要是指医务人员之间、医务人员与医院行政后勤人员之间人格上的平等尊重，工作中的相互协作关系。现代医学强调系统生命观和系统医学观，要求不同科室、不同分工人员之间的相互支持，协同互助，综合救治，要求医务人员为患者提供在各个专业环节合作基础上的全过程医疗服务，其目的是一切为了患者和为了一切患者。平等协作模式充分表达了人际关系中的真情、挚爱和友谊，这种医际关系直接关系到给患者提供的总体医疗服务水平的质量高低，关系到患者对医院的满意度。也正是在这种平等协作模式的作用下，才使得一个又一个的医学成就和奇迹不断地被创造出来，如器官移植、基因工程、克隆技术、2003年SARS疫情的扼制等。

2. 主导从属模式　医院各部门的工作人员与其他机构一样，是由不同层次和不同梯队的人员共同组成的。上一级人员在知识结构、临床经验、技术水平、医德修养等方面相对优于下一级人员，这样就产生了较为稳定的各人员之间的特定关系。在这种关系中，除了有合作共事的同事关系之外，还有指导与被指导的关系。正确对待这种关系，摆正自身的位置，无论对开展工作，还是对自身成长都是有利的。医院各部门的工作人员之间客观上存在着专业、职称、职责方面的不同，他们依据自己的学识、资力、技术对病人承担着不同的责任，上一级对下一级的医护行为依次负责。

3. 竞争模式　竞争模式是指医际之间的相互关系和联系中，在德才和为人民健康服务的贡献上比高低。随着市场经济的建立和卫生改革的深化，将竞争机制引进了医院，它不仅发生在医务人员个体之间，而且在医院内部各科室、各专业之间，甚至医疗单位相互之间也都存在着竞争。竞争有利于破除绝对平均主义，避免吃"大锅饭"，有利于调动医务人员的积极性，但是也容易产生危机心理、嫉妒心理、逆反心理等，容易引起医际之间的冲突。因此，医际之间的竞争要放在同一起跑线上，坚持根本利益一致的原则，通过竞争达到比、学、赶、帮、超的效果。

二、影响医际关系的因素

医际关系作为一种社会现象，它既受传统习惯的影响，又具有鲜明的时代特征。认真研究影响医际关系的各种因素，准确把握医际关系的调节原则，有利于医疗机构内部的和谐。

（一）核心人物的影响作用

所谓核心人物主要是指院长、科主任、护士长等。他们处在医院的核心位置上，他们的政治思想素质、知识技术素质、人品道德与组织管理才能对其所领导人员的思想道德品质状况起着重要的示范作用。尤其对年青医务人员的影响作用巨大，由于他们刚走出校门，世界观尚未完全形成，思想观念也不稳定，如果这些核心人物医德高尚、知识渊博、严于律己、严格管理、科学求实、公平公正，那么他们就能把周围的同事凝聚在一起，在救死扶伤的岗位上为百姓提供优质服务。

（二）个人素质

医院各部门、各科室工作人员的个人素质对和谐医际关系的构建有着至关重要的作用。个人素质有以下几点：良好的道德品质与高尚的医德修养；深厚的医学理论知识，扎实的基本技能；良好的心理素质与健康的体魄；正确的世界观与人生观。上述优良品质是打造一个和谐向上团队的重要前提条件。

三、建立良好的医际关系

医学是最能体现人类互助精神的领域，医务人员之间应该建立最真诚的合作，医际关系应成为各种人际关系的楷模。现实中，良好的医际关系并不是自然形成的，而需要依靠高尚的医德的调节作用与各项规章制度的制约作用。

（一）彼此平等，相互尊重

医学是一种集体协作式的劳动。在医疗实践中，医务人员之间只有职责不同、分工不同，没有高低贵贱的等级之别，彼此是平等的。正如胡弗兰德（Hufeland，1762—1836）在《医德十二箴》第10条规定的那样："对同业，则敬之爱之，虽我有不能，犹得勉为之忍，切勿毁议。说人之短，贤哲所戒；妄举人过，乃小人之行。以他人一时之错误为谈资者，亦自损其德操，实为无益。各医自有流派，同意或有不同，何可漫为非议。敬重老医生亲爱后辈，人或以前医之得失为问者，必勉以誉归之。若问治法之当否，须以未经认症为辞"。

具体来说,医务人员之间要尊重他人人格,尊重他人的才能、劳动和意见。要客观地估价自己和他人,学人之长,补己之短,不要妒贤嫉能甚至贬低他人抬高自己。要尊重他人的劳动和意见,如在会诊时,要实事求是和尊重会诊医生的意见,不要出难题和转移自身的责任。

(二)沟通信息,相互学习

医护人员要虚心学习他人的优点和长处,同时也要无私地向别人传授自己的专长,做到既不故步自封,自以为是、夸夸其谈,又不搞技术垄断,压制别人,在经常性的交流学习中共同提高业务水平。法国《医学伦理学法规》第七十一条规定:"为了病人的利益,医生也应该与医药师、口腔外科医生、妇产科医生保持良好的关系,应该尊重他们的职业独立性。医生有义务对医疗辅助人员、男女护士、运动疗法的医生抱有亲切的态度"。上述规定表明,医务人员之间应彼此承认对方工作的独立性,并且要相互为对方提供方便、支持与帮助,这样才能建立良好的医际关系。在将患者利益和社会利益放在首位的前提下,互相学习,互相支持,取长补短,形成一个积极向上,精诚合作,互帮互助的医疗群体。

(三)团结协作,公平竞争

在相互信任的基础上,医医间才能产生协作的愿望和富有成效的协作,反过来协作又可以不断增强信任程度。医医之间要达到相互协作,需要提高对协作意义的认识,明确医医之间的协作是医院医疗、科研、教学的客观需要,是相互的、互利的,不能以自我为中心。医务人员也应立足本职,发挥主观能动性,为别人的工作提供便利条件,最大限度地提高工作效能。

随着卫生事业改革的深入,竞争观念已深入人心。但我们提倡的公平竞争是充分发挥个人的技术特长,专业优势,以维护和增进人类健康为目的的,绝不能把竞争理解为垄断医疗技术、设备和资料,争名夺利,拆台保密,设置障碍。这是违背医学道德的。在医务人员间,个人的年龄、专业、智能和品格等存在着差异,如高年资者经验丰富,学术造诣深厚,威信高,但有时思想保守,创造力有所下降;中年资者既有理论水平又有实践经验,且年富力强,可以发挥承上启下的作用,然而对事物的敏感性和探索精神有时不及低年资者;低年资即青年医务人员朝气蓬勃,敢想敢干,富有创造精神,然而欠成熟、稳重,也缺乏经验。因此,高、中、低三代医务人员应相互学习,互补师承,博学多知,以使医学综合性研究和临床疑难杂症的攻克成为可能。案例4-2中,林巧稚大夫为广大医务人员做出了榜样。为了发展祖国的医疗事业,林巧稚倾注全力为首都医院和全国各地培养了大批妇产科专门人才。协和医院前副院长、妇科主任、博士生导师

郎景和说,他能够取得一点成绩,跟林巧稚大夫当年的全力、无私的培养有重要关系,他许多的学长、学弟,都得到过林大夫的精心指导与教诲,使他们无论是业务方面,还是做人方面都受益匪浅。她对染色体的遗传学作了初步探讨,开拓该学科的研究,为后来她的学生攻下绒癌难关打下坚实的基础。

(四)谅解谦让,相互信任

谅解谦让是消除人际关系紧张、感情隔阂的催化剂。医务人员之间,由于种种原因,在某些问题上认识不同是正常的。当发生分歧时,双方都应当以患者利益为重,尊重对方的意见。当出现冲突时,要控制自己的情绪,冷静下来扪心自问,反躬自省。那种固执己见、任性、赌气的行为是不可取的。医医之间要达到相互信任,要立足本职从自己做起,以自己工作的可靠性和优异成绩去赢得其他医务人员的信任。同时,对其他医务人员的能力、品格等要有正确评价,估价过低难以产生信任,估价过高而产生的信任难以持久。此外,彼此要主动加强沟通和联系,及时化解容易引起不信任的因素,而不要私下议论和到处张扬。诚如法国《医学伦理学法规》第55条规定的那样:"与同事间发生个人意见分歧,应努力设法达到谅解。不得恶意中伤、诽谤或传播有损于同事执行业务方面的行为。"否则,只会破坏融洽的医际关系。

第三节　医社关系

随着医学科学的发展和社会进步,医学的社会功能和医学服务的社会化日益突出。医社关系的内容和特点,医务人员的社会责任,医社关系调节的基本原则已成为医学伦理学研究的重要内容。如何充分发挥医学的功能,为社会人群提供完善、优质的服务,以满足社会人群的医疗保健需要,是医学社会化的重要课题。

案例4-3

2009年12月27日,海归博士、复旦大学教师于娟被确诊患上了乳腺癌,且已是晚期。她是家中的独女,考大学读研读博留学,回国参加工作才3个月,1岁多的儿子刚会叫妈妈,一切才刚刚开始。患病后,于娟一直在思考自己为何得癌症?一是爱吃荤。二是经常晚睡。"回想10年来,基本没有12点之前睡过。学习、考GT之类现在看来毫无价值的证书,考研是堂而皇之的理由,与此同时,聊天、网聊、BBS灌水、蹦迪、K歌、保龄球等填充了没有堂而皇之理由的每个夜晚,厉害的时候通宵熬夜"。三是压力太大。"在生死临界点的时候,你会发现,任何的加班,给自

己太多的压力，买房买车的需求，这些都是浮云。如果有时间，好好陪陪你的孩子，把买车的钱给父母亲买双鞋子，不要拼命去换什么大房子，和相爱的人在一起，蜗居也温暖"。四是发现过迟。麻痹松懈是于娟的病情得以发展的重要原因。乳腺癌细胞增殖周期相对较长，从单个癌细胞成长到1厘米的肿瘤需要2年左右的时间，这么长的时间里，她完全可以通过保健普查和自测发现病情。但现实就是这么残酷，医生确诊她患的是乳腺癌晚期，最多只有一年半的生存时间。2011年4月19日，年仅32岁的于娟离开了人世。

问题

饮食、起居方式以及心理因素对人体健康有什么样的影响？怎样更好地帮助公众预防疾病的发生？

一、医社关系的含义

医社关系是指医务人员与社会之间、医疗卫生部门与社会有关部门之间的群体性关系。

随着社会的进步、人类文明程度的提高和医学科学的发展，医生行为的社会性愈来愈突出，医生的社会责任日益加重，医生与社会的关系更加密切。作为提供医疗服务的医方是主体，对医社关系起着举足轻重的作用，因为医务人员的行为直接影响医疗活动的社会公益，医生的行为对社会的影响愈来愈大，医务人员行为选择的示范作用影响深远。

同时，作为被服务一方的社会公众群体，对医社关系也有重要的影响。要实现防病治病和保障人民健康这一社会目标，双方必须通力合作。不仅依靠医学知识和技术，还要依靠把医学知识转化为物质力量的一系列组织机构与社会各方面的协调，更要依靠优越的社会制度和良好的社会条件。

二、医社关系的内容与特点

随着社会的现代化和医学的社会化，医疗卫生事业与各部门、各行业之间的联系越来越紧密。协调好医社关系已经成为构建和谐社会的重要因素之一。自20世纪中后期以来，疾病谱的变化以及健康新概念的出现，对医社关系产生了意义深远的影响，对社会人群的医疗卫生保健工作起到了巨大的推动作用。

（一）医社关系的内容

医疗活动不仅关系着患者及其家属的利益，而且关系着社会的利益，如在卫生资源有限的条件下如何做到公正、合理的分配，传染病的控制、卫生预防等问题，如果不从整个社会利益着眼，医务人员就很难进行行为的选择，也很难确定其行为是否合乎道德。因此，在现代社会中，医务人员的责任已不局限于某一个特定的患者，还包括对公众和社会的责任，医务人员与社会的关系已成为一种重要的医德关系。传染病预防，流行病调查，职业病防护，疾病普查，群众保健等，都需要医务工作者深入社会，与社会各阶层、各行业、各部门广泛接触和联系。

医院与社区之间的关系是医社关系的一项重要内容，它主要是指医院与所在社区内的所有成员的关系，包括与地方政府、社会团体及居民间的睦邻关系。社区是人们社会活动的基本场所，是若干社会群体或社会组织聚集在某一地域里所形成的一个生活上相互关联的大集体。它是社会有机体最基本的内容，是宏观社会的缩影。医院作为社区的重要组成部分，既参与社区建设，服务社区又同时受到社区发展的制约。

（二）医社关系的新特点

1. 疾病谱的变化，扩大了医务人员与社会各方面联系的广度　随着科学技术和工业化进程的发展，人类疾病谱发生了很大改变，影响人类健康和生命的主要疾病已经由传染病逐步转变为非传染病。当前，影响人类健康和死亡原因的主要是以心脏病、脑血管病、恶性肿瘤等为主的，与不良行为生活方式密切相关的慢性非传染性疾病（简称慢性病）。因此，对慢性病相关行为危险因素的监测也提到了议事日程，特别是指导人们克服不良习性甚至某些恶习，养成健康的生活行为方式已经成为医务工作者义不容辞的责任。疾病谱的变化，不仅扩大了医学的服务范围，也扩大了医务人员与社会各方面的联系。

2. 健康管理新概念的出现，加深了医务人员与社会各方面联系的深度　中国医师协会医师健康管理与健康保险专业委员会"2006年健康大盘点"调查显示：高血压、血脂增高和血糖增高的"三高"疾病已成为都市人主要健康问题。28岁以下人群患脂肪肝的人数上升趋势最为明显，平均10个年轻白领中就有2人患脂肪肝。据统计，中国处于亚健康状态的人已超过7亿，占全国总人口的60%～70%。有鉴于此，健康管理的概念就提到议事日程上来了。

健康管理是指一种对个人或人群的健康危险因素进行全面管理的过程。其宗旨是调动个人及集体的积极性，有效地利用有限的资源来达到最大的健康效果。实施健康管理是变被动的疾病治疗为主动的管理健康，达到节约医疗费用支出、维护健康的目的。一般来讲，人们对健康管理的实施行为大多停留在"自己当心身体"的自律状态，但是仅仅依靠自觉自律进行健康管理往往难以持久，其中的原因既有工作繁忙,也有恒心有限、知识有限、技术有限等因素。国外的实践经验证明,行之有效的健康管理是由医院等传统医疗机构之外的第三方服务机构所提供,这类专业的健康管理公司对个人和群体的健康状况、生活方式和居住环境进行评估,为个人和群体提供有针对性的健康指导,并干预实施。当前不少健康管理中心实行的是会员制,服务对象瞄准高收入人士。但是专家认为,要让健康管理大众化,最合适的健康管理人选是社区卫生服务中心,国外的健康管理大都是通过社区医生进行的。

通过健康管理,能够尽早鉴别高危人群,有的放矢地进行早期预防控制,可有效提高国民身体素质,而且能够节约巨额的医药费,实现从"发病管理"转为"全程健康管理",让居民从注重疾病治疗逐步转向预防发病,有效节省宝贵的医疗资源。案例4-3中的海归博士于娟,如果能够建立健康档案,医生对其健康状况定期进行检查,那么,她的悲剧就有可能避免。

属于健康管理范畴的还有心理健康问题。有关部门公布的数据资料为:我国各种心理疾病和精神疾病患者人数已高达1600万,占总人口的1.23%。青少年中有各种学习、情绪和行为障碍等心理健康问题的人数也已经达到了3000万左右。心理疾病如果不能及时医治,将影响人们的生活质量,严重者甚至会导致如抑郁症、自杀等人生悲剧。而健康管理能够使社区居民方便、及时了解自身的健康状况和潜在隐患,及时进行矫正或治疗,从而健康地生活、工作。健康管理无论对个人、对家庭、对社会,都是一个共赢产业。国外数据表明,在健康管理方面投入1元钱,实际效益是投入的8倍。目前,我国健康管理还处于起步阶段,全国范围内仅有几千名健康管理师,远远满足不了实际需求。因此,增加社区医生的数量,大力发展社区卫生服务,已成为提高公众健康水平的任务之一。

三、医学的社会化趋势

疾病谱的变化及健康管理新概念的出现把医学和社会紧密联系在一起,社会因素对于个体、群体的健康发挥着重要作用,同时医学本身也对社会个体和群体的健康状况乃至社会进程产生着重要影响。医学迈向社会的实质是对那些不利于健康的因素实施社会干预。目前,医务人员常常是以社区卫生服务为平台来开展这类工作的,由此,全科医生、社区卫生服务也就愈来愈受到社会的普遍关注。

案例4-4

王争艳,女,1954年生,1984年同济医科大学本科毕业,在武汉市汉口医院做了11年的内科住院医师后,到医院下设的四个门诊站点担任全科医生,最后成为一名社区医生。2009年9月25日,

经过36000多名市民无记名投票,她从20000多名医生中脱颖而出,被选为武汉市"我心目中的好医生"。"能治好病,是合格的医生,能花最少的钱治好病,才是好医生"。这是王争艳从医25年来最大的心得。王争艳从医25年,平均单张处方不超过80元,至今还常开两毛钱的处方。患者称赞她时刻为患者着想,是个干干净净的医生。她先后在4个社区门诊站点工作过,每到一处,既有老患者辗转追随,又有新患者聚少成多。她说,医生怎么样,其实同行和老百姓心里明镜似的,只看人家说不说,怎么说。我只是尽医生的职责,病人回报的却是更多的信任,他们的爱更大。王争艳大学毕业后,与她一同分到汉口医院的3名同学,一名北飞,一名南下,一名已是科主任;只有她,越做越"沉",起初是汉口医院的住院医师,后来到门诊站点,最后做了一名社区医生。汉口医院的负责人说,没办法,王争艳就是一剂药,放她到哪里,哪里的门诊就能"活"。

问题

社区医生有前途吗?怎样做一名合格的社区医生?

(一)全科医生

1. 全科医生的含义 全科医学是在整合生物医学、行为学和社会科学的最新研究成果以及通科医疗的实践经验基础上而产生的一门独特的综合性的医学学科。全科医生是经过全科医学专业培训,临床技能全面、医德高尚的高素质基层医疗保健人才。其服务宗旨是立足社区,以生物-心理-社会医学模式为指导,为个人、家庭和社区人群提供高质量、方便、经济、有效的基本医疗卫生保健。

2. 全科医生的社会性特征 全科医生的社会性特征主要表现在两个方面:一是角色的社会性。全科医生不仅仅是社区卫生保健的提供者,更是沟通者、决策者、管理者和领导者。全科医生除了通过临床的形式,影响其所负责人群的健康,更突出地表现为通过社会的形式,担当社区健康问题的代言人和社区卫生工作的管理者。二是行为的社会性。全科医生的工作不同于专科医生的纯医疗工作内容,面对的不仅仅是有疾患的人,还包括广大的健康人群。工作中常常要处理个人与社会、个人与家庭、家庭与社会等因素引起的健康问题。他们必须了解人们的心态、人际交往、疾病的来龙去脉,尽可能利用社区的一切资源,如政府、民政、慈善以及企业团体、居委会等,解决患者的具体困难,全面协调医患之间的关系。

（二）社区卫生服务

1. 社区卫生服务的含义　社区卫生服务又称社区健康服务（community-based health care），不同国家对它的理解有所不同。我国卫生部等10部委在1997年7月发布的《关于发展城市社区卫生服务的若干意见》中定义为"社区卫生服务是社区建设的重要组成部分，是在政府领导、社区参与、上级卫生机构指导下，以基层卫生机构为主体，全科医师为骨干，合理使用社区资源和适宜技术，以人的健康为中心、家庭为单位，老年人、慢性病患者、残疾人等为重点，以解决社区主要卫生问题、满足基本卫生服务需求为目的，融预防、医疗、保健、康复、健康教育、计划生育技术服务等为一体的，有效、经济、方便、综合、连续的基层卫生服务。"

根据1978年世界卫生组织在阿拉木图宣言中强调的初级卫生保健应该从个人、家庭和社区开始的思想，许多国家开始发展社区卫生服务。由于社区卫生服务是一种全方位的基层医疗卫生服务和公共卫生服务，覆盖了人的整个生命周期的各阶段、各方面的健康促进与疾病防治，显然与医院专门针对危、重、急症患者的救治功能有很大区别，体现了医学的社会化趋势。

2. 加快社区卫生服务系统建设的措施　社区卫生服务系统是一种综合的、由许多相对独立的模块有机结合而成的模式，其中最主要的组织形式就是要实现一体化管理。当前加快社区卫生服务系统建设的措施主要包括：一是通过公共卫生系统建设，逐步取消现行的等级医疗，逐步向专科医疗、全科医疗和社区卫生综合医疗的模式过渡；二是修订区域卫生规划，重新设置专科医院和调整社区卫生服务布局，按社区人口、经济发展水平和居民健康消费水平以及都市发展规划配置社区卫生资源；三是建立区域专科医院和社区卫生服务机构之间分工合作、协调发展、利益与风险共担的利益共同体。

我国城市的社区卫生服务中心发展很快，目前正大力培养具有开展预防、保健、医疗、康复、健康教育、计划生育技术指导"六位一体"全面服务能力的全科医生。全科医生的配备也日趋完善包括便携式B超、便携式心电图机、便携式血糖测量仪等，再加之人员配备上的全科阵容由医生、护士、预防保健人员组成。这样，在居民家中就能完成预约门诊、预约检查、预约住院等医院门诊的部分工作，能基本解决一般的医疗服务问题。社区卫生服务中心的服务对象就是社区居民这一固定的人群，范围基本上就是前面所阐述的健康管理的内容。在我国，无论是城市，还是乡村，都非常需要案例4-4中王争艳这样有爱心、懂医术的医生开展基层医疗卫生服务工作。这样的医生如果能够大量而且长期在基层扎根落户，维护公众健康的第一道防线就能够有保障。

四、构建和谐的医社关系

著名医学史家亨利·西格里斯在《亨利·西格里斯论医学史》一书中曾经这样描述医学："当我说，与其说医学是一门自然科学，不如说它是一门社会科学的时候，我曾经不止一次地使医学听众感到震惊。医学的目的是社会的。它的目的不仅是治疗疾病，使某个机体康复。它的目的是使人调整以适应他的环境，成为一个有用的社会成员。为了做到这一点，医学经常要应用科学的方法，但是最终目的仍然是社会的。每一个医学行动始终涉及两类当事人即医生和病人，或者更广泛地说是医学团体和社会。医学无非是这两类人群之间多方面的关系。"而这两类人群之间的关系和谐与否，既关乎医院的生存与发展，又关乎每一名社会成员的生命与健康。

（一）强化医学目的与医学宗旨

热爱生命是医学的核心，救死扶伤是医学人道主义的目的，关爱生命、维护健康则是医学人文精神和医学人道主义的切实体现，是医学职业精神的精髓。作为医务工作者要具有关爱生命，关注现实，关心苦难，关怀平民的医学人文态度，把热爱生命的人文精神转化为关爱生命的现实行为的人文素质。医学目的与宗旨是防病治病，维护人类健康，实行人道主义。医学的这一根本目的，自古以来都是医务工作者的行动指南。

以15世纪自然科学为背景发展起来的现代医学，给人类带来无限的光明，尤其是医学与现代高新技术的"联姻"，使当代医学技术的发展进入到一个崭新的阶段。它使疾病得到了有效的遏制，也使人类健康跃上了一个新的水平，更使人的平均寿命显著延长。一句话，当代医学给人类带来的益处毋庸置疑。然而，任何科学技术的发展都是一把"双刃剑"，不可避免地会带来"负面效应"。技术至上，技术就是一切的技术主义思潮，已经或正在给医学带来消极的影响。如何冷静地评估和科学地认识这种消极影响，从而为保证医学沿着更理性的道路发展，是一个不容忽视的问题。在技术主义观点看来，医学只不过是一种单纯的技艺，病人只不过是一种肉体的物质，而人的精神、心理、社会因素被抹杀了，关心、照料被取消了，自我照顾、自我保健被看得无足轻重了。现代医学使用高新技术的确取得了不少业绩,达到了许多高峰,但这些并未能阻止现代"文明病"的发展和蔓延的势头,且产生了种种经济、伦理、社会问题,使得其中许多高新技术的应用处于进退两难的境地。医学不能离开技术,丝毫不能低估技术的作用,但技术并非是实现健康目标、预防和治疗疾病的唯一手段。

现代医学要把实现全民健康作为自己的宗旨,为人类健康提供全面的服务,重视生命质量,谋求生命神圣与生命质量的统一。治疗疾病,延长生命,降低死亡率,预防发病率,提高生命质量,优化生存环境,增进身心健康。医学目的追求的是广大人群的健康,而不只是减少患病人群的痛苦。医学就其社会职能与研究对象而言,必须兼顾人的生物、心理、社会及环境等诸方面因素的影响,构成大医学观,向整体医学的方向发展。因此,医学应当追求人的生理、心理、社会及环境等全方位的良好状态与舒适,而不单纯是没有病痛。

随着21世纪医学科学技术的迅速发展,现代医学对于人类生命质量全方位服务的进一步深化,医学的社会性、综合性对人类的生命和生存产生了日益重要的影响。健康的新内涵扩展至"身体上、精神上和社会上的完满状态",而不是单单没有疾病和虚弱的现象;富有个性特征的心理治疗在医疗实践领域广泛运用;多元化医学理论下的医疗方法在实践中的增长和地位得到进一步巩固。以上因素导致医学的人文属性日益显现,导致医学以人为本,为实现人的全面发展而实行的理想服务的目标日趋突出。医学是人的科学,是充满人性的科学,是至爱至仁的科学。它对百姓的健康、社会的稳定发展起着不可替代的保障作用。

（二）开展公益活动

案例 4-5

"微笑列车"是美籍华人王嘉廉先生于1999年在美国发起并正式注册的非盈利性慈善组织。这个组织的宗旨是为贫困的唇腭裂患者实施矫治手术。具体工作有三个方面:第一,出资培训当地医生;第二,为患者提供手术费用;第三,为唇腭裂研究提供一定的资金。美国"微笑列车"组织的目标是最终消灭唇腭裂。中华慈善总会与美国"微笑列车"的合作开始于1999年初。当时,双方达成协议:由美国"微笑列车"出资,中华慈善总会负责组织实施,为我国贫困儿童唇腭裂患者进行初期矫治手术。目前,此项工作已经发展成为一个集慈善、民政、医疗多部门协作的全国性慈善项目。它的手术地区已经从最初的4个省的4家医院拓展到全国30个省、市、自治区

的140多家医院。手术患者的年龄也从最初的贫困儿童扩大到40周岁的贫困成年患者,且已有8万余名贫困患者完成了唇腭裂的初期矫治。此项目涉及面广,救助人员多,操作规范,社会效益好,2005年获得国家民政部颁发的"中华慈善奖"荣誉。

问题

医疗卫生服务的公益性如何体现出来?

传统医学伦理以义务论为核心,把医生为患者服务作为绝对的义务和责任。义务论将道德目标集中在美德的动机上,很少考虑医疗行为的效果及价值。但是,现代医学已从只注重医生与患者之间关系的技术应用,发展成为社会性事业。由于医学科学的发展将医患关系置于了技术与伦理的交织网之中,器官移植、人工授精、试管婴儿、基因工程、安乐死这一系列伦理难题摆在医生与患者、医学界与社会的面前,人们逐渐认识到对于现实中医疗行为道德性的界定,无论是义务论、美德论,还是后果论、价值论都有缺憾,需要引入公益论。医生的道德水平在很大程度上取决于医疗社会性事业所执行的卫生政策。医务人员应该从社会、人类的利益出发,公正合理地解决医疗实践中出现的各种利益冲突,利用医学知识来实现社会集体利益和理想目标,使有限的费用和资源得到最合理的分配,使医疗活动不仅有利于患者,而且有利于社会。江苏省蠡口镇的女孩王丽是案例4-5中介绍的全球最大的慈善机构"微笑列车"所救助的第一例中国患者。王丽患有唇腭裂,由于家庭贫困,无力治病。容貌的缺陷使她变得越来越自闭,幸运的是在她9岁时"微笑列车"项目改变了她的容貌与命运。现已22岁的王丽说:"大多数患唇腭裂孩子的悲剧并不是因为他们出生时有唇腭裂,而是因为他们的家庭贫困而无法得到治疗。我很感激'微笑列车'帮助我和像我一样的儿童走出了黑暗。"王嘉廉先生创造的"微笑列车"工程,每年都在为全球3万多名无力就医的儿童提供免费唇腭裂手术。"微笑列车"的公益阳光已普照到全球各地。

2011年4月6日,国家发改委、卫生部发出《关于开展按病种收费方式改革试点有关问题的通知》,要求各地全面推进按病种收费方式改革试点工作。《通知》要求,现阶段要对临床路径规范、治疗效果明确的常见病和多发病领域,逐步开展按病种收费试点工作。为方便各地开展相关试点工作,国家发改委、卫生部遴选了104个病种,供各地开展按病种收费方式改革试点时参考。已经开展按病种收费试点的地区,可结合国家公布的104个病种逐步扩大试点范围;尚未开展按病种收费试点的地区,可在国家公布的104个病种范围内遴选部分病种进行试点。各地推进按

病种收费方式改革试点,要按照"有约束、有激励"的原则,制定病种收费标准,原则上不得在病种费用外另行收费。同时,要做好单病种收费和付费的衔接,建立和完善参合人员按病种报销支付制度,合理确定参合人员费用支付比例,逐步降低群众个人费用负担。要建立病种收费评价体系和监督机制,促进医疗机构提高服务质量及服务效率。推进按病种收费改革试点是2011年医改工作的重要内容之一,有利于促进医疗机构建立合理成本约束机制,有利于规范医疗机构临床诊疗行为,有利于控制医药费用不合理增长,减轻患者负担。

同时,医院要定期组织医院职工积极参加诸如敬老助残、扶贫救灾、科普宣传、义诊捐助等社会公益性、福利性活动。

随着医疗市场的进一步完善,无论何种等级的医院,都必须采取措施维护服务对象的利益,才能收到赢心、赢利的双重效果,实现真正意义上的医社关系的和谐发展。医疗市场竞争并不一定意味着你死我活的直接对抗。现代社会市场经济的发展已经使合作变得越来越重要,不仅医院要与服务对象合作,与供应商合作,甚至与竞争对手也要携起手来开展合作,实现优势互补、扬长避短、降低成本、减少风险,比如医院对基层医院或社区卫生保健机构进行业务技术指导,培养人员,输送技术骨干等。不断拓宽社会医疗保健服务领域,进一步树立医院的社会责任形象、利他信誉形象、慈善形象,拓宽医院和谐发展和长期发展的良好空间,从而建立和谐的医社关系。

思 考 题

1. 试述医患双方的权利与义务。
2. 怎样才能构建和谐的医患关系?
3. 怎样处理医际关系?
4. 如何构建和谐的医社关系?

(景汇泉　孙英梅)

第五章 临床诊疗伦理

临床诊疗伦理是医务人员在诊疗过程中处理各种关系的行为准则,是医学伦理原则、规范在临床诊疗实践中的具体运用,是衡量医务人员医学道德水平高低的重要尺度。

第一节 临床诊疗伦理原则

临床诊疗工作是临床工作的核心。医务人员对疾病的正确诊疗不仅与医学技术有关,还与其他多种因素有关。在诸多影响因素中,诊疗伦理是其中不可忽视的重要因素之一。

案例 5-1

　　一项对死亡率居前 10 位的疾病的致病因素大样本流行病学调查(1 岁以上人群,美国)结果表明,对于慢性非传染性疾病(NCD)的发生而言,人的生活方式和行为的作用远大于生物学因素。以死亡率居前三位的心脏病、癌症、脑血管病为例,包括遗传在内的人的生物学因素分别为25%、29%、21%;而生活方式和行为则占54%、25%、50%;环境因素则分别占 9%、24%、22%。90 年代 WHO 的全球调查更表明,对于人的健康和寿命来说,生活方式和行为起主导作用(60%),环境因素次之(17%),遗传因素占15%,医疗服务条件占 8%。不仅一些发达国家的有关资料是这样,发展中国家的有关资料也呈现出类似变化。同时,随着生活和工作节奏加快,竞争日趋激烈,人们的心理所承受的压力日渐加重,处于"亚健康"状态的人越来越多,以致医学界不得不把"亚健康"列为 21 世纪人类健康的头号大敌。

问题:

　　结合上述案例的有关资料,分析生物-心理-社会医学模式对临床诊疗的要求。

一、临床诊疗的特点

(一) 诊疗技术的双重性

临床医学存在局限性、不完美性,诊疗技术与措施均有双重性,即在诊断和治疗疾病的同时,有时也不可避免地对患者健康带来损害,严重的损害可造成器官功能障碍,甚至危及生命。

药物治疗是临床上最常用的治疗方法,然而其治疗作用以外的毒副作用及并发症,也颇为常见。俗话说"是药三分毒",反映了普通大众对药物毒副作用的基本认识。卫生部药物不良反应监督中心报告:近年来,中国大陆住院患者中,年均 19.2 万人死于药物不良反应。1990 年,我国有聋哑儿童 182 万,其中有近百万是因药物中毒所致,且药物中毒性耳聋以每年2 万~4 万的速度递增。医务人员应充分认识药物治疗的双重性,尽量减少或避免毒副作用及并发症。这也是临床诊疗伦理修养的内容之一。

手术治疗是切除肿瘤、清除病灶、解除梗阻、矫正畸形、修复损伤等最常用的、最有效的方法,但其具有术中出血、损伤邻近器官及术后切口感染、形态异常或功能障碍等并发症。如阑尾切除术是外科最常见的手术,它是临床医学专业学生在毕业实习期间应学会的手术之一。尽管阑尾切除手术本身并不复杂,但当其坏疽穿孔、粘连严重、解剖关系不清时,即增加了手术并发症的危险性。因此,手术医生必须对手术治疗的双重性有足够的认识,术中认真分析,仔细操作,减少不必要的副损伤,这不但是临床诊疗伦理的要求,也是避免医疗纠纷、杜绝医疗事故的需要。

随着科学技术的发展,各种诊断技术被广泛地应用于临床,有些技术不但能对疾病作出正确诊断,还能同时实施相应的治疗。但是,诊疗技术同样具有双重性。如 CT 检查,在为全身各个器官的肿瘤提供诊断依据的同时,其本身也具有致癌性。据有关统计资料分析:一个做过全身 CT 检查年龄为 45 岁的人,一生中罹患癌症死亡率约为 0.08%,即 1200 人当中,就有一人患病,而一个人 30 年内每年都做一次 CT 检查,年龄为 45 岁的人得癌症死亡率约为 1.9%,相当于 50 个人当中就有一人患病。这就告诫医务人员,在为患者选择某项诊断技术时,不但要考虑诊治疾病的需要,还应照顾到患者的全身情况,更要熟知该诊断技术可能带来的并发症和风险性。

(二) 服务对象的特殊性

首先,临床诊疗服务的对象是由生理、心理、社会等综合为一体的整体的社会人,服务质量的好坏,不仅直接关系到人的健康与生命,而且关系到人类社会的文明与进步。人的生命之所以宝贵和无价,不仅在于其只有一次,更重要的在于其能够不断地创造社会价值,推动人类社会的前进与发展。人命关天,不容诊疗者懈怠。

其次,临床诊疗的对象是罹患疾病、遭受痛苦的患者,他们具有器官病变、系统功能紊乱、心理反应复杂等特点。病情轻者,影响正常生活、工作和学习;病情重者,生活不能自理、依赖他人照顾或随时都有生命危险。因而,焦虑、恐惧、渴望康复、渴望得到及时有效的医学救助,是所有患者的共同心态;惧怕治疗痛苦、顾虑治疗花费、担心预后不良或留下后遗症,也是所有患者的心理反应。然而,不同疾病(如瘫痪、癌症、急性疾病等)、不同年龄(如小儿、青年、老人等)的患者,心理反应又会有所不同。可见,为患者服务要求高、难度大,必须做到全面考虑、细致周到、身心兼顾。

（三）疾病过程的复杂性

疾病是机体在一定病因的损害性作用下,因自我调节功能紊乱而发生的异常生命活动过程,是以致病因素及其所引起的损伤为一方面,以机体抗病能力为另一方面的矛盾斗争过程。疾病在这种矛盾的斗争中发生、发展、变化,因而也是个复杂的、动态的过程,可引起机体机能、代谢、形态结构的异常变化,导致各器官、系统之间,机体与外界环境之间的协调关系障碍。

个体差异及疾病过程的错综复杂,使患者所患疾病及患病后的表现各不相同,同一患者可能同时患有多种疾病;同一种疾病在不同的患者身上,其症状和体征又有差异,由此,给临床诊治带来了困难。据有关统计显示:即使是最好的医院,临床误诊率也在$10\%\sim15\%$,特别是疾病初期,在重要症状或特异性体征尚未出现之前,较难作出正确诊断。如急性阑尾炎是外科最常见的急腹症,其早期诊断的正确率也只有85%;关于复杂疾病、罕见疾病的诊断正确率,就可想而知了。此外,还有些疾病,如病因不明的疾病、遗传性疾病等,虽然能作出正确诊断,但是缺少有效的治疗方法,其治疗结果也不理想。

（四）医务人员的差异性

医务人员与行业外人员的主要区别在于其掌握了医学的基本知识、理论和技能,具备医学专业能力,并能为患病的人提供服务。但就每个医务人员而言,均是独立的、具有个性的人,他们之间存在差异性。这种差异性可表现在两个方面:第一,在服务理念、职业情感、事业心、伦理修养方面。有的医务人员热爱工作和患者、事业心和责任心强、乐于奉献、以患者利益为重、不怕担风险,被患者赞为"医德高尚";有的则相反,不但不被患者喜欢,还可能因为态度蛮横、玩忽职守或草菅人命,被患者及家属责难。第二,在专业知识、职业能力、技术水平等方面。有的医务人员不断学习,更新知识,开展新技术,掌握新方法,走在学科前沿,被患者誉为"妙手回春";反之,有的医务人员故步自封,不求上进,技术水平落后,诊疗效果欠佳,

甚至酿成医疗技术差错或事故。

据此,医务人员应克服自身不足,加强伦理修养,转变服务理念,刻苦钻研业务,提高诊疗技术,为患者提供优质服务,为社会创造最大价值。

二、生物-心理-社会医学模式对临床诊疗的要求

（一）医学模式的演进

医学模式反映人们对医学的总体认识,它是医学临床实践活动和医学科学研究的指导思想,它反映医学科学总的特征。在不同历史时期有不同的医学模式。历史上经历过以下几种医学模式的演进:

1. 神灵主义医学模式 神灵主义医学模式是通过将神化的权威的超自然的主宰力量引入到人类对疾病与健康等问题的认识之中所形成的思维方式。远古时代,在社会的人文文化中,原始的宗教观念占据人们意识形态的统治地位,一切自然现象都被归结为神驱鬼使;疾病被看作是妖鬼作祟、天谴神责;治病的方法就只能用请神打鬼、念咒烧符,这种原始的医学观念和治病方法的格式被称之为神灵主义医学模式,也被称之为巫医模式。神灵主义医学模式是原始的医学模式,虽然存在许多不科学的方面,但它对医学科学发展的作用是不容忽视的。

2. 自然哲学医学模式 自然哲学医学模式是在古代朴素唯物主义的基础上,通过自然现象的客观存在和发展规律的认识,对人体的生命、健康和疾病等问题进行思辨和解释的思维方式。随着社会生产力的发展、文化的进步,人们开始对自然现象逐渐理解与认识,自然哲学科学形成并逐渐取代了原始的宗教观念。自然哲学医学模式的代表说有中医"阴阳五行说"、希波克拉底的理论等。古老的中医出现了天、地、人合一的医学观念,进而创立了阴阳五行、脏腑气血、经络学说。在西方,古希腊希波克拉底则依据土、水、火、风为万物始基的"四元素说",提出了四种体液学说。自然哲学医学模式虽然对人体结构和功能、健康和疾病的认识是笼统的、模糊的,但是不能否认它给医学发展带来的推动力即充分考虑到环境等因素对疾病和健康的影响。

3. 机械论医学模式 机械论医学模式是近代西方工业革命后开始形成的,拉美特利《人是机器》一书是机械论医学模式的代表著作,由此推动了以应用物理、化学的方法认识生命、健康和疾病的过程。在19世纪,由于微生物学、病理学、有机化学的出现,医学向着更深入的方向发展,因而由机械的概念转变成生物机械的概念,机械论医学模式进步为生物医学模式。可以说,后者是前者的进一步发展,是两者的结合。

4. 生物医学模式 生物医学模式是建立在近代

实验科学和生物学基础上的医学模式,它强调生物科学对医学的决定作用。生物医学模式的最基本概念就是把人看成为一部生物机器,它认为疾病从发生、发展,到治疗、预后,都是生物学因素起作用的结果。这个模式的前提是对疾病或病理的科学研究都能寻找到生物学病因,认为消灭了病源就能预防疾病,从而保证健康。生物医学模式的产生和发展极大地推动了医学的进步,奠定了现代医学的基础。生物医学模式存在的问题是忽略人的整体和人的心理;重视微观研究,忽略宏观整体;过分依赖仪器、忽略自身感官。

5. 生物-心理-社会医学模式 1977 年,美国纽约罗切斯特大学精神病学和内科学教授恩格尔(Engle)提出了生物-心理-社会的新医学模式。他主张认识健康和疾病不应只局限于生物学领域,必须从生物的、心理的、社会的等多方面因素的结合上来综合认识人类的健康和疾病。

《辞海》中对新医学模式解释为"人类的健康与疾病取决于生物、心理和社会等各种因素,保护与促进人类健康,要从人民的生活环境、行为、精神和卫生服务等多方面努力"。

生物-心理-社会医学模式的特点体现在:

(1)强调与重视心理因素的作用。在生物医学中,除了精神病学以外,很少提及心理因素及心理学原理,新医学模式的特点之一是特别强调心理因素在医学中的地位。

(2)强调社会坏境与生活事件的作用。人生活在社会中、生活在群体中,人的生命、寿命、健康、疾病无不与社会、群体息息相关;人的欢乐、烦恼、幸福、悲痛、舒畅、焦急等等这一系列维持或破坏人体正常生理功能的情绪,无不与社会生活紧密相连。很多疾病的病因都可以从社会生活事件中找到端倪。

(3)重视患者的主动性与积极性。在心理医学中由于运用了心理学原理,所以心理咨询、心理治疗将成为重要的医疗方式和内容。由此,完全改观了原有的医疗方式,改变了过去患者求医只有医生才能主动,而患者只能被动接受的单向行为;现在改变成为医生与患者互为主体的双向实体。这种双向关系,充分调动了患者的主动性和积极性。

生物-心理-社会医学模式已经得到全世界的认可,是符合当前医学科学发展和医学实践活动的医学观和方法论,对医疗卫生事业的各个领域都产生了重大而深远的影响。

小贴士:

医学模式(Medical Model)也称医学观,是指在特定历史时期内人们关于健康与疾病的基本观点。医学模式来源于医学实践,是对医学实践的反映和概括。一定的医学模式与一定的社会发展和医学发展水平相适应。

(二)生物-心理-社会医学模式对临床诊疗的要求

生物-心理-社会医学模式的确立,不仅反映现代医学技术的进步,而且标志着医学道德的进步,对临床诊疗提出了更高的要求。根据生物-心理-社会医学模式,医务人员应以患者为中心,拓宽诊疗视野,拓展知识技能,兼顾社会公益,具有良好的沟通能力。

1. 以患者为中心 以患者为中心是新医学模式的核心思想。案例 5-1 提示,医务人员在关注疾病的同时,更要关注生病的人。医务人员应转变服务理念,把患者视为完整的人,即不仅是生物的人,还是社会的人,是一个开放体系,时刻和社会、环境保持着联系,有着社会和自然的多重属性。医务人员不仅要重视疾病的诊治,还要关注患者的精神和心理,满足其多层次的需求。在诊疗过程中,不但要发挥自己的主导性,还要调动患者参与的积极性,倾听患者的声音,为其提供个性化的诊疗服务。

2. 拓宽诊疗视野 案例 5-1 提示,医务人员应当对每一种疾病进行生物、心理、社会的多角度分析;进行生物、心理、社会学的多轴诊断;进行生物、心理、社会的综合治疗。医务人员应当熟悉每一个具体对象的生物、心理、社会三维结构中各方面的特点,并将这种关注贯彻在对患者的生、老、病、死、康复等一系列全程服务之中。

3. 拓展知识技能 案例 5-1 提示,心理社会因素在疾病发生、发展过程中起重要作用,医务人员应拓展知识技能,熟练掌握在生物-心理-社会医学模式指导下的疾病预防、诊断、治疗及康复知识技能;掌握基本行为干预技术和策略,掌握支持性心理治疗等。这有助于医生在诊治躯体疾病的同时,了解心理社会因素对疾病的影响或因疾病而产生的心理社会问题,有助于调节患者的心理状态以及疏泄患者的负面情绪,更有利于患者的身心康复。

为此,世界医学会曾指出 21 世纪的医生标准是:医生应当对社区进行全方位的医学干预;医生应当是良好医患关系的主动协调者;医生应当成为人际交流专家、社会支持者、初级卫生保健的提供者;医生应当是一个医学哲学家,有渊博的自然科学知识、人文知识的博物学家,有判断力的思想家,同时又是信息专家;医生还是一个社会学、人类学、经济学、流行学等众多学科知识的熟练运用者;医生是健康的卫士,健康和康复的管理者;医生能以高度的同情心和职业道德从事增进健康、预防疾病、治疗疾病、直到康复的系统工程。

4. 兼顾社会公益 案例 5-1 提示,在新的医学模式下,患者被作为社会的人,而不是纯粹生物的人来考虑。不能把医学行为只看做是针对某个患者的行为,而应考虑其对整个社会的影响。有些医疗行为对某一患者是需要的,但就其社会影响和社会责任来看就未必是必须的。如在卫生资源有限的情况下,什么样的患者优先;满足个别患者的需求,会不会影响多数人的利益等,都是值得考虑的问题。面对这些问题,医学伦理原则要求医务人员在关注患者的个人利益的同时,还要兼顾社会的公共利益,要把对患者的同情心和对社会的责任感结合起来,要把生命神圣与生命质量、生命价值等放在一起综合分析,作出既有利于患者,又不损害社会利益的价值判断。

5. 加强医患沟通 近年来,医疗纠纷呈不断上升的趋势,医患关系紧张也是社会公认的事实。究其原因有医务人员方面的,有患者方面的,还有其他社会方面的。新医学模式认为心理、社会因素与疾病发生、发展及正确的诊断与治疗有重要关系,加强医患沟通是发现和解决患者心理社会问题的重要途径。良好的沟通技巧是临床诊疗工作中必不可少的一项能力,也是建立和谐医患关系的重要桥梁,是保证医疗质量、维护医护人员自身形象的重要工具。医务人员应掌握良好的沟通技巧,克服语言、文化和社会地位的障碍,对患者表现出诚实、尊敬、同情、热心、信任和无偏见;及时支持和安慰患者,体谅患者的疾苦,中肯地征求患者的意见等。医疗工作强调团队协作,良好的沟通技巧不但能获得患者的信任,而且可以在与同事的工作沟通交流中应对自如,建立和谐的工作关系。

三、临床诊疗的最优化原则

在临床诊疗工作中,医务人员应遵循最优化原则。并在这一原则的指导下,规范职业行为,实现为患者提供优质服务的目的。

(一) 最优化原则的含义

最优化原则是指在临床诊疗活动中,针对患者的疾病现状、经济承受能力、治疗效果等诸多具体情况,科学的整合和利用医疗资源,以期达到以最小的代价获得最大效益的决策原则,又称最佳诊疗方案原则。

(二) 最优化原则的内容

1. 目标恰当 是指拟订的诊疗目标要能充分满足患者对健康的需求,具有科学性、合理性、可行性,是当时医学科学发展水平或当地医院的技术条件下以及患者的经济承受能力所能达到的目标。

2. 疗效最佳 是指诊断方法、治疗方案等效果从当时医学科学发展的水平、医疗条件及医务人员的医疗技术来说是最好的或在当地是最佳的。通常来说,医生在临床诊疗的过程中有多种方案可以选择,医生应该根据自己的专业知识对各种方案的效果进行评估,选择对于患者来说疗效最佳的诊疗方案。

3. 安全无害 是指在保证诊疗效果的前提下,诊疗过程中的手段或措施对患者身体安全而无伤害。实际上,绝对安全无害,几乎是不存在的。但是,在为患者拟订诊疗计划时,应分析所选措施的利和弊,确保最大限度的安全无害或损伤最少。

4. 痛苦最小 是指在保证诊疗效果的前提下,诊疗过程中使患者遭受最轻的痛苦。常见的能引起痛苦的原因有疼痛、精神挫折、体力消耗、心理压力、休息不佳、经济负担等。在选择诊疗措施时,应充分考虑到这些因素对患者身心带来的影响,最大限度地减轻其痛苦。

5. 耗费最少 是指在保证诊疗效果的前提下患者的花费最少。在选择诊疗手段或措施时,应考虑患者的经济承受能力、医疗资源的消耗等。一般诊疗手段能达到目的的,就不选择特殊手段,尤其对代价昂贵的医学新技术和新药物更应慎重选用。

> **小贴士:**
> 德国名医胡佛兰德在他所著的《医德十二箴》中写到:"应尽可能地减少患者的医疗费用。当你挽救他生命的同时,而又拿走了他维持生活的费用,那还有什么意义呢?"

第二节 临床诊断伦理

临床诊断是临床治疗的前提,对采取合理的治疗措施具有指导性意义。临床诊断的正确与否,将直接影响到治疗的正确性与治疗效果。正确的临床诊断不仅依靠医生精湛的专业技术,还有赖于良好的诊断伦理修养。

> **案例 5-2**
> A 医院内科门诊,一位 17 岁的女孩对医生说:"五个月前出现左下腹疼痛,吃了止痛药有所好转,但隐痛不断,肚子一天天大了……"。医生不假思索地说:"可能不是病,是怀孕了"。女孩反驳:"不可能,我还没有男朋友!"一会儿,妇产科医生被请来会诊,医生在女孩肚子上摸了几下,又用听诊器听了听,"肯定怀孕了,到保健站引产去!"同日下午,女孩在母亲的陪同下到 B 医院求医,B 医院的妇产科医生简单地询问了情况,检查了女孩的肚子,也说:"怀孕了"。女孩哭着请求医生再仔细检查一下,医生却漫不经心地说:"你肚子那么大了,赶快引产吧,否则会影响学习的。"其母亲申辩:"我女儿还没有对象,怎么能怀孕呢?"医生说:"你和她不可能总在一起,也不会什么事情都知道。"无奈,母亲只好同意"引产"。引产针注射后,女孩腹痛剧烈,持续高热,三天后母亲请求转院。女孩被转到 C 医院,接诊

医生耐心地听取了病情介绍,仔细地进行了体格检查,确诊为"左侧卵巢肿瘤,伴急性腹膜炎",实施了急诊手术,切除了3.2公斤的卵巢肿瘤。术后两周,女孩康复出院,绝望中的一家人,对C医院的医生充满了感激之情。

问题

1. 案例中出现两种诊断结果的原因是什么?
2. 案例中的事件给我们的经验和教训是什么?

一、问诊伦理

问诊是诊断疾病的第一步,是医生通过与患者或家属交谈,了解疾病的症状、发生发展以及以往健康、诊疗情况等,对疾病做出初步判断的过程,是系统地采集病史的过程。遵循问诊伦理,不但有利于病史的采集,也有利于建立和谐的医患关系。在问诊过程中,医生应遵循以下伦理要求:

(一) 态度热情,平等待患

态度热情,要求医生在问诊过程中应和蔼、热情接待患者,语言应温和,有亲近感和亲和力。要像对待朋友似的对待患者,表现出热忱、真诚、善良、善解人意、富有同情心等良好的职业情感修养。由于病痛的折磨,多数患者存在不同程度的恐惧心理,精神负担比较重,他们希望得到医生的理解、同情和安慰,对医生的态度、表情、眼神、言谈、举止也比较敏感。医生应理解患者的心情,问诊中要注意细节,力争创造比较轻松的对话环境,防止对患者造成不必要的伤害。通过亲切的语言,友好的态度,让患者感到亲近、温暖,消除焦虑,增加对医生的信任和治疗疾病的信心。

平等待患是指医生在问诊过程中,首先应以平等的身份去对待患者,视患者如亲人,似朋友,给予足够的尊重和充分的理解。其次应对所有患者同等看待,并能排除种族、国别、贫富、贵贱、美丑、智愚、亲疏、敌友等因素的影响,一视同仁。当候诊患者较多时,应按先后顺序逐一接待。

(二) 认真询问,语言得当

认真询问,要求医生在问诊的过程中要聚精会神,仔细询问;要使用大众化语言,简单明了,便于理解。医生面对来自四面八方有着不同方言、性格、文化素养和认知能力的患者,不仅应避免使用自己固有的方言土语或患者根本听不懂的医学术语,还应积极学习或了解常见患者的方言土语,以利于语言沟通和思想交流。

语言得当是指医生在问诊的过程中,询问的内容要与诊断有关,语言表达要准确、恰当,使患者理解无误,乐意接受,能引起患者对疾病过程的回忆和思考,且方便回答。当询问的内容涉及患者隐私时,应阐明询问的目的,争取患者的同意,如果患者不愿回答,不可强迫回答。应避免问话含糊、漫无边际,语言生硬、粗鲁、轻蔑。要避免使用惊叹、惋惜、埋怨的语言。不可借问诊之机徇私猎奇,更不可趁问诊之机夸大病情、吹嘘自己,或以各种名义向患者暗索或明取实惠。

案例 5-3

患者,男,28岁,未婚。因为尿道口流脓,疑诊为淋病性尿道炎入院。张医生查房时询问患者:"你这么年轻,怎么得这样的病,是怎么被传染的?"患者感到尴尬,不愿回答。查房后,王医生独自一人来到患者床前:"你好,想了解一下你的病情,你有过在外面过夜的情况吗?""有",患者答道。"你的病好像与这种经历有关,请说说有关情况,好吗?"王医生说。患者说出了与患病有关的病史。

案例 5-3 中两位医生询问同一患者,前者得到的是患者的尴尬与不回答,后者得到的是与疾病有关的病史。值得提醒的是,环境与措辞是后者问诊成功的条件。

(三) 耐心倾听,正确引导

耐心倾听,就是要求医生在问诊的过程中,应精力集中并富有耐心地听取患者的陈述,不随意打断患者思路。当遇到患者语言表达不清时,应耐心地帮助其思考和回忆;当病变部位特殊患者羞于启齿时,应给予引导和鼓励;对于谈话啰嗦、离题太远者,应婉转地加以阻止并引导患者陈述正题。任何情况下,都不得表现出漫不经心或烦躁情绪,更不可先入为主地进行套问或逼问。否则,可使患者产生疑虑心理或随声附和、或躲闪回避,以致病史资料不真实,给正确诊断带来困难。

问诊中还应对患者的陈述给予适当的响应,以表示正在听或听明白了,如注视患者、点头,或发出一些表示注意的声音等。这有利于鼓励患者叙述病情,也是尊重患者的表现。在案例 5-2 中,A 医院和 B 医院的医生并没有耐心倾听患者的陈述,单凭草率体检的印象,就作出"怀孕"的诊断。即使在患者否认"怀孕"和要求进一步检查的情况下,他们仍然听而不闻,这是导致诊断一错再错的根本原因。此外,医生还应站在患者的角度上看问题,以患者的身份去体会患者的感受,同情患者的遭遇,理解患者的心情,给予全面关心和照顾。

二、体检伦理

体检是医生根据问诊所获线索,运用自己的感官并辅以简便的诊断工具有目的的对患者的身体进行有关检查。包括望诊、触诊、叩诊、听诊、嗅诊、动诊、量诊等,旨在了解患者躯体在结构、功能、色泽等方面的情况,为诊断疾病提供可靠的资料。正确的体检不仅取决于医生的检查技术,还应遵守以下伦理要求:

（一）全面系统,认真细致

全面系统,认真细致,要求医生在体检时采用望、触、叩、听、嗅、动、量等的手段,对患者的身体进行全面系统的检查。但是,全面系统不等于"撒大网"而无重点的盲目检查,哪些该查,哪些不该查,哪些该粗查,哪些该细查,体检医生应心中有数。检查过程中,应认真仔细,边检查边观察患者的反应,对患者表现出痛苦表情、肢体防御动作等均应分析与体征的关系。对不合作的患者,更应注意耐心细致,必要时镇静后再检查。对一时不能肯定的体征应反复检查,前后对比,既不轻率地确定阳性体征,也不漏掉应检查的部位。要防止简单片面,马马虎虎,敷衍了事的体检作风。

案例 5-2 中,C 医院医生的做法值得大家学习。这位医生不仅详细询问了病史,耐心地听取了女孩的陈述,而且仔细地进行了体格检查,最终排除"怀孕",做出了"左侧卵巢囊肿"的诊断,使女孩得到及时有效的治疗,从根本上解除了患者心理和肉体上的痛苦。

（二）尊重患者,减少痛苦

尊重患者,要求医生在体检时严格执行操作规范,维护患者的自尊心,尊重患者的意愿和权利。对因某些原因（如年幼、羞怯、生理缺陷等）而拒绝或不配合检查的患者,应耐心做好解释和说服工作,争取患者配合,决不能呵斥患者或强行检查。对异性患者,要尊重社会习俗,不允许做与疾病诊断无关部位的检查。

此外,体检过程虽然较为简单,但其中的某些操作也会给患者带来不适或疼痛。因此,要做到既查清病情,又不增加痛苦,做到检查适度、动作轻柔、手法准确。对稍加触动即可引起剧烈疼痛或较复杂重要的部位,更应特别小心、慎重。当患者因不适或疼痛难以配合检查时,要给予鼓励。当估计检查可能给患者造成极度痛苦或可能加重病情时,应该选择放弃。

（三）礼貌自律,心正无私

礼貌自律,心正无私要求医生在体检时讲究文明礼貌,穿着得体,举止端庄;态度严肃认真,专心致志;严格自律,自尊自爱,遵守规则,心正无私。避免轻浮草率或行为越轨,做出有损于患者尊严和利益、影响医生形象的事情。对未婚女性一般不做妇科检查,若出于诊治需要,非做不可,检查前必须征得患者本人或其家长的同意,否则即为违规行为,对由此而引起的不良后果,体检医生负有责任。体检过程中还可能会涉及患者的隐私,包括私生活、先天畸形、发育缺陷等,除非病情诊治必须,可以向与患者诊疗有直接关系的医务人员透露,否则,不得向任何人泄露。

三、辅助检查伦理

辅助检查,是借助于实验室检查或大型诊断仪器、设备对患者的血液、尿液、分泌物等或身体内的器官进行检查的方法,被广泛地应用于临床。辅助检查对疾病的定性、定位具有很大帮助,对某些疾病而言,会对确诊起到决定性的作用。但是,辅助检查也有其不利的一面,如有的具有创伤性,有的能引起并发症,还有的价格昂贵等。能否合理地运用实验室检查或大型诊断仪器、设备,也是反映医务人员诊疗伦理修养水平高低的一个侧面。选择辅助检查时,有以下伦理要求:

（一）目的合理,避免盲目

目的合理是指辅助检查的选择应建立在问诊和体检的基础上,并要根据患者的诊疗需要、耐受性以及经济承受能力等进行综合分析,合理选择确定。要明确所行检查项目是患者必需的而且是能承受的项目。凡是简单检查能够解决的问题,就不要做复杂而危险的检查。少数几项检查能说明的问题,就不要做更多的检查。

避免盲目是指医生在选择辅助检查时应思路清晰,目的明确,针对性强。切忌片面主观,不计代价。因怕麻烦、图省事,需要的检查项目不做,是一种失职行为;而受经济利益驱动,进行"大撒网"式的检查,或为了满足其他需要进行与疾病无关的检查,也是不道德的。实施特殊检查时,必须征得患者本人或家属的同意。所谓特殊检查,依据《中华人民共和国医疗机构管理条例》第 88 条规定,是指下列情形之一的诊断活动:①一定危险性,可能产生不良后果的诊断活动;②由于患者体质特殊或者病情危重,可能对患者产生不良后果和危险的检查;③临床试验性检查;④收费可能对患者造成较大经济负担的检查。

（二）认真操作,及时正确

认真操作要求医生在进行辅助检查时,要以对患者高度负责的工作态度,严肃认真,一丝不苟,集中精力,精益求精,不能有半点粗心大意。临床上,在很多情况下,治疗方案的拟定是以辅助检查结果为依据的,如细菌培养和药物敏感试验能指导医生选择抗生素,病理诊断结果可指导医生拟定手术方案。因而,辅助检查结果的正确性十分重要。检查结束后,应及时准确地填报检查结果报告单,并将诊断结果报告单尽早地提供给治疗医生。防止因为迟发报告而影响患者的治疗计划,杜绝由于错发报告而给患者带来不应有的利益损害。

(三) 安全规范，知情同意

安全规范，就是要求医生在为患者进行检查时，应言谈、举止文明，作风严谨、正派，着装规范、整洁，严格执行操作程序。检查前，应对患者作好有关的解释和说明，指导其配合检查工作。对具有一定的风险性的检查，应事先征得患者本人或亲属的同意，并做好急救物品准备，以确保检查顺利和患者的生命安全。此外，检查时既要尊重、爱护患者，也要自尊自爱，尽职尽责。需要在暗室内进行的检查，应采取自我保护措施，以免招惹嫌疑。这些要求不仅有利于保护患者，也有利于保护在检医生。

四、急诊伦理

急诊的突出特点是一个"急"字。常用"时间就是生命"来描述急诊患者紧急状况。其实，时间对急诊患者而言不仅关系到生命的安危，还关系到生命生存的质量。在临床急诊工作中，应遵循以下伦理要求：

(一) 主动迅速，不失时机

急诊患者一般都是发病急骤，变化迅速，需要医生尽快地作出诊治方案。因此，急诊医生在接诊时必须牢固树立时间观念，积极主动地接触患者，急患者之所急，分秒必争，在最短的时间里，完成有关检查，作出准确判断，采取有效措施。对于病情复杂，涉及其他科室，难以处置的患者，更应该抢时间，查重点，并迅速请求紧急会诊。急诊患者容不得医生犹豫不定、消极怠慢、盲目观察等，这样会延误抢救时机，殃及患者生命。

> **案例 5-4**
>
> 患者，男，31岁。因腹痛、黄疸、高热4天入院。入院后检查发现患者高热、黄疸、意识模糊，B超显示胆总管明显扩张。诊断为"急性梗阻性化脓性急性胆管炎"。医生决定立即手术，可患者家属说此时已是凌晨2点半，能否等到天明他单位领导到了再手术。医生告知家属对于这个患者时间就是生命，如不马上手术就会发生感染性休克，威胁患者的生命。家属接受了医生的意见。患者被送入手术室后，出现了昏迷，血压下降。此时，医生立即决定边抗休克、边手术。术后2周患者恢复了健康。

案例5-4中，正是由于当时值班医生主动迅速地作出紧急手术决策，不失时机地边抗休克边手术，才把一个生命垂危的患者从死亡线上抢救了过来

(二) 冷静果断，敢担风险

急性疾病，使患者和家属均感到紧张、恐慌，甚至使整个家庭惊慌失措，难以拿出有效的应对方案，患者急需他人的支持和帮助。急诊医生在接诊时，必须保持冷静的态度，以患者的利益为重，勇于对患者的生命负责，敢于为患者的安危担当风险。案例5-4中，正是医生果断地提出自己的意见，并向家属详细说明患者的病情和自己的意见，争取家属的理解和配合，从而挽救了患者的生命。若因患者及其家属的犹豫或举棋不定而盲目等待，延误抢救时间；若接受家属或单位代表人作出的有损于患者利益的意见等，都是违反伦理要求的。

(三) 团结协作，奋力抢救

团结协作，奋力抢救就是要求急诊医生以及参加抢救的所有医务人员，应具有团队意识，目标一致，齐心协力，密切配合，为抢救患者的生命而竭尽全力。急诊医学是一个多专业的综合学科，急诊患者的抢救工作常常不是一个人甚至一个科室所能完成的，而是要靠多个医务人员甚至多科室的共同努力。任何相互拆台，互不负责，推诿、扯皮丧失抢救良机，危害患者生命的做法，都是医学伦理道德所不能容许的。

五、医院会诊伦理

医院会诊是指在诊疗中，鉴于某些疑难病症或涉及多科疾病，为求得正确的诊断治疗，减少误诊、误治而由相关专业医生聚集一起，共同研讨诊治的一种诊疗方法。它是集思广益、群策群力的诊治过程，也是医务人员之间交流经验，取长补短，相互学习的良好机会。

(一) 会诊前的伦理要求

医院会诊有院内会诊、院外会诊等形式。组织会诊的前提，必须是经过积极努力仍然诊断不明或治疗无效或病情涉及其他科室，非本专业所能诊治的疾病。确实需要会诊时，主管医生应该认真分析病史资料及有关检查治疗情况，明确会诊的要求和目的，填好会诊单，送有关科室或医院。被请医生应随请随到，如有特殊情况不能到场，应派相应医生前往，被请医院也应按邀请医院要求，积极派遣能胜任的医生前往会诊。会诊如救火，不允许任何个人或医院采取冷漠、消极、推诿、拖延、躲避等态度和行为。会诊必须以为患者获取利益为目的，若把会诊当成减轻负担、推卸责任的途径，或把会诊作为谋私利的机会，都是诊疗道德所不容许的。

(二) 会诊中的伦理要求

主管医生必须如实地介绍病情，不可出自不良动机夸大或缩小病情，还应陪同协助会诊医生查看患者，并做好会诊记录。凡参加会诊的医生都要尊重主管医生的劳动，诚恳地听取病情介绍。分析病情应从实际出发，不可一味炫耀自己，提出一些脱离实际的

见解,转移视线,影响会诊的正确性。提出的具体诊疗措施,要考虑患者的实际需要以及经济负担等。会诊中,应各抒己见,特别是下级医生或实习医生对上级医生的意见不能盲从,有不同看法,不应回避,而应以患者利益为重,直言不讳。同行之间要相互尊重,虚心求教,互相探讨,积极采纳正确意见,勇于修正错误观点,不能因维护个人面子而损害患者的利益。

（三）会诊后的道德要求

主管医生应该尊重会诊意见,认真落实各项诊治措施,使会诊起到应有的作用。不可会诊后仍我行我素,置患者的利益于不顾,使会诊流于形式。更不能因为会过诊,不再进行主观努力,也不可借会诊以推卸自己对患者所担当的责任。

六、医院转诊伦理

医院转诊是根据诊疗需要或患者的要求而更换主管医生的做法。在诊疗工作中,常会遇到转诊问题。不管是由医方安排的还是患者要求的转诊,都涉及医患、医医之间的利益关系。如果处理不当,既有损于患者的利益,又影响到医患、医医之间的关系。

（一）合理安排转诊

在诊疗过程中,为了有利于对患者的连贯性观察和治疗,医方一般不轻易安排转诊;如确遇困难,尽可能采取会诊的方法解决。对出于诊疗需要必须的转诊,应以患者的利益为重,及时安排转诊。对患者或家属提出的转诊,要了解原委,讲明利弊,根据实际情况有针对性地做好工作,如果患者或家属坚决要求转诊,则应尊重患者的合法权利,及时安排转诊。

（二）原诊疗医生的伦理要求

原诊疗医生要通情达理,对转诊表示理解,尊重患者选择诊疗的权利,服从院方安排。还要对患者和同事负责,主动向新接诊医生介绍患者的病情和诊疗过程,以便新接治医生了解情况,更好地进行诊疗。不允许对患者存不满或怨恨,对其进行刁难或实行报复。也不允许对新诊疗医生采取抵触、消极、嫉妒、不配合等态度或行为。

（三）新诊疗医生的伦理要求

新诊疗医生应尊重原诊疗医生的劳动,对原诊疗医生采用的正确诊疗措施,应充分肯定,继续施行;如发现原诊疗医生的诊疗措施有不妥之处,应及时纠正。但不能在患者面前有意宣扬原诊疗医生的缺点和错误,要注意维护原诊疗医生的威信,更不能对原诊疗医生一味吹毛求疵,对所有诊疗方案,哪怕是正确的也予以全盘否定。任何贬低别人,提高自己的做法都是不道德的。

> **小贴士:**
> 临床诊断是指医生给患者检查疾病,并对患者疾病的病因、发病机制作出分类鉴别,以此为基础制定治疗方案的过程。

第三节　临床治疗伦理

临床治疗方法繁多,各种方法均有其特长和不足,就是同一种方法也不一定适用于同一种疾病的所有患者,因此,对疾病的治疗不单纯是技术问题,还蕴含着深刻的伦理学思考。

一、药物治疗伦理

药物治疗在临床上是应用最广泛的治疗方法。药物的疗效与患者的体质、病原微生物的种类、药物的质量、剂量、疗程及医生的治疗技术等密切相关。

> **案例 5-5**
> 上海市曾对聋哑儿童进行聋哑原因调查,结果显示:被调查的 1168 名儿童中,因用药不当造成聋哑的有 948 名（占 81%）,其中 3 岁以前被致聋的占 70%。致聋药物分析显示:首位是链霉素,其次为庆大霉素,再次为新霉素、卡那霉素,以及同时合用导致的后果,这些儿童均表现为不可逆性的听力完全丧失。北京临床药学研究所也做过类似调查:该市耳鼻喉科研究所康复室聋哑儿童门诊部的 1039 例聋哑患者中,因应用氨基糖武类抗生素致聋哑者有 618 人,占调查总人数的 59.5%。
> **问题**
> 1. 对以上调查结果,你有何感想?
> 2. 药物治疗安全吗? 如何保障用药安全?

（一）药物治疗的特点

1. 作用的双重性　药理研究证明,任何药物都有治疗作用,能控制疾病的发生、发展,减轻痛苦,调整机体的功能,加速健康的恢复;同时药物也有毒副作用,如果应用不当,可引起药源性疾病,造成不良后果。案例 5-5,用调查的数据结果,向人们提出了警示。

2. 用途的多样性　药物可以通过口服、注射、外敷、敷贴、灌肠等多种途径用于人体,使其发挥治疗作用。一种药物可能适用于多种疾病,如甲硝唑适用于滴虫病,也适用于厌氧菌感染。多种药物可能对一种疾病都适用,如链霉素、利福平、异烟肼、乙胺丁醇、对氨基水杨酸钠等对结核病都适用。

（二）药物治疗伦理

药物治疗的双重性、用途的多样性,对医生选择用药的途径、药物的种类提出了较高的要求,要求医生不但要具有扎实的药理学知识,而且要具有良好的用药伦理修养。

1. 对症下药,剂量安全 医生如同法官,用药如同用刑,草率从事,可以"杀人"。药物作用的双重性及临床滥用药物带来的不良后果告诫医务人员,用药必须选准适应证,有的放矢,对症下药。首先,用药前应熟知病症,掌握药性,弄清患者是否需要用药。其次,要搞清楚患者需要用什么药,需要用哪种药或哪几种药。最后,考虑用多大剂量、多长疗程及采用哪种途径给药。若盲目用药、不必要的预防性用药、不合理的联合用药或为了经济效益而开大处方,都是与药物治疗伦理相悖的。

医生用药应掌握好剂量和疗程,特别是一些药效高、毒性大、安全范围窄、排泄慢的药物更应小心谨慎,以防引起治疗不足、治疗过度或毒副作用。良药和毒药有时只是剂量之别,瑞士医师巴基尔萨斯说过,"药物都是毒物,仅有剂量使其毒性不显"。中医有"细辛不过钱,过钱命相连"的说法,生动地说明了用药的剂量与患者的生命息息相关。如抗生素应用剂量不足或疗程过长,可使细菌产生耐药性或发生二重感染;洋地黄制剂纠正心衰用药过量,可引起心律失常等中毒反应;麻醉性镇痛药应用过多,可致成瘾性等。剂量和疗程不当造成的不良后果,不仅可使疾病转为难治,还会严重影响患者的身心健康。

2. 把握差异,仔细观察 医生用药应把握个体差异。用药应根据患者的性别、年龄、体质强弱、病情轻重以及有无重要脏器病变等情况具体分析,灵活选择药物和剂量。如对小儿患者,用药剂量应按体重准确计算;对年老体弱患者或有肝、肾功能障碍者,应酌情减量;特异质的患者,选择药物更应审慎。即便是同一个机体,在疾病过程中的各个阶段病情也有差异,药物剂量和种类也应酌情调整。注意个体差异,实行因人施治,避免千篇一律,是医生用药时必须考虑的技术问题,也是伦理学问题。用药前还要对患者进行药理常识教育,自用药者应进行用药方法指导,用药期间需仔细观察有无不良反应的表现,一旦发现异常情况,及时采取有效的处理措施。

3. 合理配伍,避免滥用药物 药物不良反应是指在使用药物过程中或使用药物以后出现的药物治疗作用以外的有害反应,轻者给患者带来身体不适,如恶心、呕吐、头昏等,重者可对患者的生活、生命造成影响,如依赖、成瘾、中毒、过敏等。要减少药物不良反应,就要求医生在用药时,选择正规生产厂家的合格产品,掌握药理性能,控制剂量、疗程和给药方法,注意配伍禁忌。坚持单种药能治好,就不联合用药;必须联合用药,应合理配伍,扬长避短,使药效相加而不良反应不增加或减少;毒性相同的药物,不联合应用,以防增加毒性;有可能发生过敏反应的药物,必须先做过敏试验,并备好抢救药品,以保证安全。

世界卫生组织药物依赖性委员会给"滥用药物"下的定义是:"跟通常的医疗实践不一致或长期或偶然的超量使用与疾病无关的药物",即违背医学原理或不符合患者病情与生理状况下的用药,又叫不合理用药。滥用药物原因很多,有医疗单位的责任,有社会的责任,有医生的责任,也有患者个人的责任,其中医生是药物治疗方案的拟定者,负有主要责任。滥用药物是一种危害人类健康的行为,它使患者产生一种虚假的安全感或依赖药物效应,甚至产生药源性疾病。国内外均认为:"滥用抗生素已在世界范围内构成一种致命的威胁,如果这种趋势不加制止,我们不久就会面临一代不死的病菌"。这绝不是危言耸听。为此,1999年美国成立了包括美国疾病预防控制中心、食品和药物管理局、国家卫生研究院、健康照顾财务管理局等重要单位在内的抗微生物耐药性工作小组,借以整合所有资源来解决这个日益严重的威胁。避免滥用药,要从医生做起,这就要求医生加强用药伦理修养,树立对患者、对社会高度的责任感,养成科学用药、合理用药、安全用药的思维习惯。

4. 摸清患者心态,解除用药顾虑 临床实践证明:患者的心理状态,可直接影响到药物的选用与治疗效果,尤其是一些慢性疾病患者,心态多种多样。第一,盲从心理。表现为易轻信或盲从别人的暗示,偏信道听途说的偏方、验方。这种情况大多是因为所患疾病严重、长期医治无效或对医生失去信心所致。医生应对其抱以同情心,教育患者要相信科学,并通过过硬的治疗技术取信于患者,使其接受规范的药物治疗。第二,试探心理。表现为患者对与自己疾病有关的药物有好奇心,经常向医生提出希望试一试的要求。医生应耐心向其介绍这些药物的药理作用、适应证,以及同一种药物的不同剂型、包装、价位等基本常识,告知不可轻信宣传的效果,并说明随意更换药物的弊端,使其遵医嘱用药。第三,拒药心理。虽然"有病吃药"已成共识,但实际上患者接受一种药物并不那么容易,有的对用药疑虑重重,怀疑疗效、担心毒副作用等。主要表现为只求医看病,不接受用药。医生不可对患者进行批评或指责,更不可恫吓或强令其接受治疗,要分析其拒药原因,做好说服工作,使其解除疑虑,主动接受药物治疗。

5. 节约费用,公正无私 医生在给患者用药时,要具有对患者终生负责的精神。不仅要想到眼前利益,近期效果,还要考虑长远利益,远期影响。不仅要想到治病的需要,还要考虑患者的经济条件。廉价药物和贵重药物同效时,用廉价药,常用药物和新开发药物疗效相仿时,不选新开发药物,以减轻患者的经济负担,节约贵重药品资源。决不可为图"药到病除、医术高明"的虚名,而迎合患者的心理,开一些近期有显著效果,而远期有不良影响的药物,使患者蒙受不易觉察的损失。

处方权是医务人员用来施行药物治疗的权利,是以维护患者健康与生命利益为前提的权利。处方权生命所系,责任重大,医务人员应慎重执掌,公正无私。绝不可利用处方权谋取私利。要依病开药,不开大处方,不开"搭车药",不随便开贵重药、滋补药以及与治疗无关的药物,以免增加患者及国家的经济负担,造成药源浪费。对紧俏药物,更应做到药以致用,使有限的药物资源,发挥最大的治疗作用。

二、手术治疗伦理

手术治疗是通过切除病变组织、器官的部分或全部,以及修复受损的组织或器官而达到治疗目的的治疗方法,是外科疾病的主要治疗方法。手术治疗,不管手术大小,手术简单还是复杂,都有一定的损伤性和风险性。因此,外科医生所面临的道德约束比一般的医生更严格。

(一) 手术治疗的特点

1. 损伤的必然性 手术治疗是以创伤性和破坏性为前提的,涉及人体的各个器官、组织和部位,可导致功能受损,器官缺损,形态改变等。这些损伤有些是暂时的、可逆的,有些则是永久的、不可逆的。损伤的程度和范围,一方面取决于病变的性质、部位以及患者的身体状况,另一方面取决于手术医生的技术水平、责任心和手术条件等因素。

2. 技术的复杂性 手术治疗,技术性强,复杂程度高,不是手术者一个人所能完成的工作,需要包括麻醉师、手术助手、手术护士、巡回护士、患者,甚至是其他科室如血库、病理科、影像科、内科等医生在内的所有人的密切配合与团结协作。对于切除性手术而言,既要对病变组织或器官进行显露、分离、切割、止血、缝合等操作,还要保护正常组织和邻近器官不受伤害。若病变发生在身体浅表或不重要的部位,做到这点没有多大困难。但若病变位置深、周围解剖关系复杂(如胰头癌),或病变发生在重要器官的重要位置(如肝癌),手术操作技术就相当复杂。而对于修复或再造性手术,则要求既要保证被修复或再造器官的形态,还要保证被修复或再造器官的功能,如用脚趾再造拇指,技术要求高,操作也比较复杂。

3. 过程的风险性 手术治疗的风险性包括麻醉风险和手术风险。麻醉是通过麻醉药物或其他方法,抑制中枢或周围神经系统的某些功能,使机体全部或部分暂时失去感觉、或伴肌肉松弛,反射活动减弱或消失的一种技术。麻醉可引起多种并发症,如呼吸抑制或呼吸停止、血压下降、心率缓慢或心跳停搏等,因而具有一定的风险性。手术的风险性与病情的严重程度、患者的身体状况及手术的复杂性等密切相关,病情越重、患者身体状况越差、手术越复杂,风险性就越大。

最主要风险是大出血、重要器官损伤、术中死亡等。

4. 患者的焦虑性 手术不论大小,作为患者因为缺乏医学知识,会对手术怎么做,痛不痛,效果好不好,危险不危险等产生一定程度焦虑或带来心理上的压力。病情较轻或年龄较小者,往往害怕手术带来的疼痛;病情较重或手术较大者,则担心手术效果或手术风险等。焦虑和恐惧几乎是所有面临手术患者共同的心理反应。

(二) 手术治疗的伦理要求

手术治疗是一把"双刃剑",要做到以最小的代价,换取最大的治疗效益,手术医生不仅应具有高超的手术技术,还必须具备良好的医学伦理修养。

1. 手术前的伦理要求

(1) 严格掌握适应证:患者是否需要手术治疗,必须结合具体情况进行全面的、系统的分析。无论从医疗技术和伦理意义层面,还是从疾病本身和患者耐受能力层面,都要求医生动机正确,确保手术是确实需要的,是当时条件下最理想、最现实、最有希望的治疗方法。凡是可做可不做的手术、没有把握的手术、结果不明确的手术、有可能促使病情恶化或加速患者死亡的手术、需要手术但不具备手术条件的手术等,均列为不应实施或延缓实施的手术。某些特殊手术,如截肢、绝育、损坏容貌、严重致残等手术,除严格适应证外,还必须经上级医务部门批准。否则,就是滥施手术。

(2) 拟定最佳手术方案:最佳手术方案是指最适合患者病情、最能满足治疗目的、损伤最小而疗效最好的手术方案。医生在拟定手术方案时,要从患者的切身利益出发,把手术治疗的目的、近期效益和远期效益、治疗作用与副作用(包括并发症)、全部治愈与部分治愈、患者的经济承受能力、患者和家属对手术治疗的期待和特殊要求等,进行全面的比较和分析,反复推敲,权衡利弊,周密细致,审慎考虑。切不可为了个人或小集体的利益,如经济指标、技术指标、设备利用或过分保护自己,怕担风险、怕出事故等,而放弃对最佳术式的选择。

案例 5-6

患者,女,17 岁,因甲状腺癌伴颈淋巴结转移入院。医生告诉家属,甲状腺癌根治术是治疗该病的唯一有效方法,但是手术创伤较大,术后可能出现颈部变形。家属听到这些后,断然拒绝手术治疗,要求出院。医生经过详细了解得知家属拒绝手术的原因后,在全科进行病例讨论,并邀请病理科医生参加,经过反复讨论和研究,决定给患者实施改良根治术,这样既能彻底切除肿瘤,清除转移的淋巴结,又能最大限度地保持颈部的外观和功能。家属对医生能为患者着想,认真组织病例讨论,拟定适合自己孩子的治疗方案,感激不已,爽快地签署了手术协议书。手术后,患者恢复顺利,颈部外观和功能无严重影响。出院时，家属给手术小组送上了锦旗，上面写着：医德高尚，妙手回春。术后随访10年，患者正常工作，生活幸福美满。

案例5-6，甲状腺癌实施改良根治手术取得满意疗效的案例，就是对拟定最佳式式过程的诠释。

（3）安排能胜任的手术医生：手术成功与否不仅取决于手术医生的技术水平，还取决于手术医生的伦理水平。手术方案确定后，应根据患者的具体情况和手术的难易程度，组建手术小组，选择手术医生。每位医生应以患者的利益为重，对自己的技术能力有充分地估计，不可为了个人目的或熟练技术，去争抢承担超越自己能力和水平的手术，也不可推诿本有能力承担，却有一定难度或风险的手术。

（4）充分准备，及时手术

1）心理准备：包括手术医生的心理准备和患者的心理准备。手术医生对所承担的手术应高度重视，从心理上做好充分准备，特别是较大、较复杂、患者耐受力较差的手术，更要对手术中可能遇到的困难、危险等情况有充分的估计，拟定应急预案，以防万一。切不可麻痹大意、仓促上阵。鉴于患者的不同心理上的压力，医生应根据具体情况，主动地、有针对性地给予解释、指导、安慰、鼓励等，必要时给予药物治疗，以缓解患者的紧张情绪，提高对手术的耐受能力。经验证明：为患者提供手术治疗的必要信息是缓解患者焦虑和恐惧的方法之一，包括介绍手术的目的和方法、历时、可能发生的并发症及预防方法、预期的治疗效果和预后等，这样可减轻患者对手术的神秘感和恐惧心理，做到心中有数、情绪安定、配合手术。

2）无菌技术及抢救物品的准备：无菌技术是防止术后感染性并发症的重要措施。因此，手术物品、手术室环境、患者手术区皮肤、手术者的手和前臂等，均应按照无菌要求严格准备，容不得半点马虎和懈怠。抢救物品是患者术中安全的重要保障，在手术和麻醉过程中，随时可能发生意外情况，因此抢救物品如氧气、吸引器、气管插管装置、麻醉机、监护仪等，应准备齐全，一旦需要，随手可得。

3）履行知情同意手续：医务人员应尊重患者的知情同意权，为使患者或家属知情同意，医生必须负责任地与患者或家属进行有效地沟通，向其客观地介绍病情、手术根据、手术方法、手术中和手术后可能发生的并发症、手术结果和预后等，使患者或亲属在理解的前提下，明明白白地签署手术治疗协议书。手术协议书只能说明患者或家属懂得了协议书中所描述的内容，不能作为手术医生推卸责任的依据，应把其作为患者或家属对医生信任的契约，医生应对这份契约负责，不辜负患者和家属的信任与重托。

4）及时手术：手术治疗分为急症手术、限期手术和择期手术三种。对急症手术（如内脏破裂大出血）而言，时间就是生命，医生应在最短的时间内作出决策，及时手术，否则，可能影响治疗效果或错失救治时机。对限期手术（如胃癌），应抓紧准备，在限定的时间内完成手术。对择期手术（如腹股沟斜疝），应根据患者和家庭情况，选择在适当的时机安排手术。无论哪类手术，都应以病情需要为出发点，不得以任何借口推迟、推诿或延误手术。

2. 手术中伦理要求

（1）严密观察，处理得当：手术治疗不同于一般的技术活动，手术本身具有一定创伤性、危险性，稍有疏忽就可能危及患者的生命。手术中每个细小的操作都是整个手术成功不可缺少的组成部分，与患者的生命息息相关，要求手术医生应精力集中、严密观察，处理得当。

（2）认真操作，一丝不苟：手术中，医务人员应全神贯注、小心谨慎、一丝不苟、精益求精，认真对待一针一线、一刀一剪，不得有半点草率、马虎和鲁莽，要竭尽全力发挥出最高的技术水平。术中一旦发现异常情况，应及时采取措施或请上级医生协助处理，避免发生医疗差错和技术事故，杜绝责任事故。

（3）团结合作、密切配合：手术治疗需要手术医生、助手、麻醉师、护士等人员的密切配合。每一台手术的成功，都是集体劳动的结果。任何环节的欠缺、时间上的延误，都会增加患者的痛苦，影响手术的治疗效果。因此，全体有关人员都应以患者的利益为重，服从手术治疗需要，同舟共济，密切配合，齐心协力，确保手术的顺利和成功。

3. 手术后伦理要求

（1）认真观察，勤于护理：手术后，医务人员应认真观察病情，注意并发症发生，以利及时扑救，切不可有松口气的思想，更不可麻痹人意。要勤于护理，按操作常规护理，努力解除患者的不适，努力防止并发症发生，促进患者早日康复。

（2）重视患者心理治疗，正确对待差错事故：有些手术如截肢、生殖器切除等，都会给患者未来的生活、生育等带来不可弥补的欠缺和困难，患者有失落感，心理沮丧，情绪忧郁。有些患者可能因手术后效果不好或愈后不良，而悲观失望。医生应有针对性地做好耐心细致的疏导解释工作，安慰患者，以减轻和解除患者的心理痛苦，帮助树立创造美好生活的信心。手术治疗的特点告诉我们，手术中稍有不慎就有可能出现差错事故。一旦发生差错事故，手术医生应正确面对，及时采取补救措施，主动向上级医生汇报，如实填写差错事故报告，敢于承担责任，并从中吸取经验教训。

三、心理治疗伦理

心理治疗是指由经过专业训练的治疗者运用心理学的有关理论和技术，对当事人进行帮助的过程，以消除和缓解当事人的较严重心理问题或心理障碍，促进其人格健康协调发展，恢复其心理健康。心理治疗作为治疗心因性疾病的主要手段和躯体性疾病的辅助手段，已广泛应用于临床。

（一）心理治疗的特点

1. 治疗方法的特点 对心理问题的处理，可采用心理治疗、心理咨询和心理辅导三种方法，其共同目标都是帮助人们改善或建立健康的心理及行为。在实际的心理健康实践中，三种方法常交叉和重叠使用。心理治疗是以心理健康水平较低、心理机能失调、心理有障碍的患者为对象，关注患者的过去。心理干预的重点是矫治，根本目标是矫正与治疗患者的心理和行为失常，恢复心理健康。心理咨询是以遇到心理困惑或有强烈心理冲突与矛盾的正常人为对象，关注对象的现在，心理干预的重点是发展，根本目标是改善个体的心理机能，提高心理健康水平。心理辅导是以处在转变或转折时期的普通人员为对象，关注对象的未来，心理干预的重点是预防，根本目标是为防止未来问题的发生提供知识性服务。

2. 治疗对象的特点 心理治疗的对象是已经发生心理问题的患者，如性变态者，他们的心理反应、行为方式、思维模式、处世态度等都表现出一种病态。这些人依从性不好，短时间内不易被矫正，需要反复治疗。心理咨询的对象是遇到心理困惑或有强烈内心冲突与矛盾的正常人，如夫妻或人际关系障碍者，他们感到苦恼、烦闷，心中有解不开的"结"，自己没有很好的办法解决，希望得到帮助和指导。这些人依从性较好，但从困惑或矛盾中解脱出来需要一定的时间，常需多次咨询服务。心理辅导的对象是处在转变或转折时期的普通人员，如青春期少年，他们没有心理问题。这些人对心理问题的认识较淡漠，应进行预防性教育和预见性的辅导。

3. 治疗手段的特点 心理问题的干预和预防方法，不同于药物治疗和手术治疗，它是运用心理学的有关理论和技术，以语言沟通和行为指导为主，辅以文字、图片、声音等辅助手段，强调治疗者与当事人之间的沟通与合作，强调治疗者与当事人之间民主、平等、和谐关系的建立；强调治疗者与当事人之间的相互信任与承诺。

（二）心理治疗伦理

1. 真诚相待，取信患者 心理治疗最重要的条件就是患者对治疗者的充分信任，并且相信治疗方法是有效的。这就要求治疗者必须对患者真诚相待，态度友好，并承诺为其保守秘密。在患者述说积怨、愤懑和痛苦时，要耐心倾听，并表示同情和理解，对其提出的问题，应深思熟虑，审慎解答，也可委婉地提醒患者再认真思考一下提出的问题，不可信口开河，使患者产生疑虑。言谈中要表现出自信和对患者治疗充满信心和决心，在神态表情、言谈举止、穿戴仪表、姿势行为等方面要掌握好分寸，给患者以可信赖的形象，并尽可能做到与他们所要求的形象相吻合。只有这样才能取得患者的信任，使其自觉地参与治疗，真正依照治疗者设计的程序进行必要的心理操作，取得预期的治疗效果。

2. 全面了解，统筹治疗 心理疾患是比躯体性疾患更复杂的现象，表现出来的症状也多种多样，包括躯体上的不适及情绪、行为障碍。致病因素既有患者本身的因素，如心理素质、行为模式等，也有社会方面的因素，如工作压力、人际关系等。这就要求治疗者把患者放到一个广阔的背景下去考察，不仅要了解患者心理疾患的情况，还应了解患者的工作环境、社会地位、人际关系、生活习惯、职业特点、性格特征等。对了解到的情况进行分析、推理、判断，找出可能的致病因素，再根据具体情况拟定包括对患者本人及其周围环境的统筹治疗，如对患者进行心理和行为指导，对周围人进行教育，教育他们对患者要关爱、包容和尊重。

3. 把握差异，灵活施治 心理治疗方法繁多，心理疾患患者表现迥异。针对某一具体患者，应首先掌握患者的个性特征和病情特点，找出可能的病因，然后灵活地应用一种或几种心理治疗方法。即使使用同一种治疗方法，对不同的患者实施起来也应灵活掌握。以躯体疾病患者的心理支持为例：一般患者可对其进行解释和作出保证，使其充满信心；对愈后差的患者，应以成功的病例给予鼓励，使其意志坚强起来。

4. 注意"慎独"，保守医密 因心理治疗的需要，治疗者常单独与患者相处，并常触及到患者的心灵深处，涉及患者的私密问题，甚至深入到患者的情感世界。治疗者应加强职业素养和伦理修养，特别是"慎独"的修养，在与患者单独相处时，无论患者表现出怎样的情感变化，都要始终严格要求自己，并做到态度冷静、头脑清醒、洁身自好，保证不出现失当的职业行为，保证不做出违反伦理道德的事情。还必须做到严格保守患者的私密信息，维护患者的合法权益。

> **小贴士：**
> 临床治疗是通过采取药物、手术、针灸、按摩、医学工程技术等方法或手段，以使疾病痊愈或缓解、患者完全康复或痛苦减轻、机能恢复或部分改善等为目标的综合处理过程。

思 考 题

1. 简述生物-心理-社会医学模式对医务人员的伦理要求。
2. 如何理解临床诊疗的最优化原则？
3. 简述临床诊断的基本伦理要求。
4. 简述临床治疗的基本伦理要求。

（张庆明）

第六章 护理伦理

临床医学实践主要包括医疗实践和护理实践,护理实践是临床医学实践中不可缺少的、不可替代的重要组成部分。护理人员不仅担负着护理诊断、护理治疗的责任,同时还担负着配合医生使患者处于最佳的健康状态和延长生命等重任。因此,护理人员需要在护理伦理理论和护理道德原则指导下,掌握护理伦理的基本要求,掌握现代医学模式框架下的整体护理、心理护理新知识,扎扎实实地做好护理工作。

第一节 护理伦理概述

随着医学的发展和医学模式的转变,对护理伦理提出了更高的要求。护理人员要加强自身职业素质修养,提高思想道德素质、科学文化素质、职业技能素质以及身心健康素质,以适应现代医学模式转变对护理工作的要求。

> **案例 6-1**
>
> 某院儿科主管医生给一误服 5ml 炉甘石洗剂的患儿开硫酸镁导泻,但误将 25% 硫酸镁液 20ml 口服写成了静脉注射。值班护士心想:25% 硫酸镁液能直接注射吗?似乎不能,但是又拿不准。转念又想既然这是医嘱,执行医嘱是护士的职责,于是将硫酸镁液静脉注射,最终导致该患儿死于高血镁引起的呼吸麻痹。
>
> **问题**
>
> 试对案例中护理人员的行为进行伦理分析。

一、护理伦理的含义

护理伦理作为一般社会道德在护理学科中的体现,是在一般社会道德基础上,根据护理专业的性质、任务,以及护理岗位对人类健康所承担的社会义务和责任,对护理工作者提出的护理职业道德标准和护士行为规范。

护理伦理是医学伦理学的重要组成部分,是调整和解决护理实践中人与人之间关系的行动指南。

护理工作面临的伦理问题主要包括:如何建立融洽的护患关系,在对患者的护理过程中如何保护患者的自主权,如何和其他医护人员打交道,如何公正分配护理保健资源等。

二、护理伦理的实质和作用

(一) 护理伦理的实质

护理伦理作为一种社会意识形态既可成为护理人员的规范,又可作为评价护理行为的标准。随着医学科学的发展和医学模式的转变,护理事业已由附属专业向独立学科发展,护理工作的作用与范围也进一步扩大。护理工作的对象由单纯疾病护理转向以人为中心的全面护理,护理工作的任务不仅仅是帮助患者解除病痛,还要帮助人们增进和维护健康。护理学的地位已不只属于治疗学的一部分,而是从健康学的要求出发,对人的生命从胎儿到衰老的全过程不同阶段的健康问题给予包括心理护理在内的全面的关怀和照顾。因此,护理伦理的实质表现为:

1. 对人的尊重 《日内瓦协议法》庄重宣告"我庄严地宣誓把我的一生献给为人道主义服务"。护理从本质上说就是尊重人的生命、尊重人的尊严和尊重人的权利。1999 年 11 月在北京举行的国际护理学大会上建议:护士尊重个人的生命、尊严和权利,改善生命质量;护士服务于所有人,不考虑种族、民族、信仰、肤色、年龄、性别、政治和社会地位的区别;护士提供健康服务给个人、家庭和社会。可见,护理工作面对的是"社会的人",要为个人、家庭、公众提供高质量的关怀、照顾等健康服务。所以,护士理应以珍视生命、尊重人的健康权利和尊严为天职。

2. 以预防为中心 以预防为中心是贯彻我国"预防为主"卫生工作方针的重要内容,它既体现了疾病的防治,又符合人类长远的根本的利益,同时也体现了护理道德的崇高目标。1953 年《护士伦理国际法》中规定护士的基本职责是"保存生命、减轻病痛和促进康复"。20 年后的《国际护理学会护士守则》中修订为"增进健康、预防疾病、恢复健康、减轻痛苦",修订的关键是突出了护理在增进健康、预防疾病中的重要职能。

3. 社会化服务 传统的医学目的已经不完善,现在世界人口已突破 70 亿,中国人口就已多达近 14 亿。截至 2006 年 4 月 1 日,中国各类残疾人总数达 8296 万人,残疾人占全国总人口的比例为 6.34%。在此情况下,医学目的不仅要恢复人类健康、延长寿命、降低死亡率,而且更重要的是提高人口的生命质量,使之具有生命价值。因此,这就决定了护理工作的社会性和广泛性,要求护理人员在护理患者的同时,还将同医生一起担负起治疗任务,并将承担着大量的保健康复工作,不仅面向医院的患者,还要面向社会不同层次、各种年龄、不同文化程度、不同职业、不同健康状况等各类人群。就是说,护理工作既关系到医院患者的安危,又关系到千家万户百姓的健康和社会人群的生命质量及生命价值。这充分说明了护理道德的社会化服务实质。

(二)护理伦理的作用

1. 有利于促进医疗质量的提高 虽说医疗质量受多种因素的影响,但主要取决于医务工作者的两个因素:一是医术水平;二是医德水准。二者相互作用,互为条件,其中医德是提高医疗质量的动力和保证。在医疗工作中,护理工作集中在对患者的护理、关怀和照顾,护士与患者的接触比医生更为直接、更为连续、更为密切、更为了解患者的心愿和利益所在。护士担负着医疗第一线的工作,掌握着第一手资料,其工作量大、面广;内容繁杂、具体;技术性强、责任重大。患者健康的恢复对护士的依赖有时甚至高于对医生的依赖,这充分说明护理工作在医疗工作中的地位和作用,护理工作是医疗工作各个环节不可缺少的重要组成部分,没有良好的护理水平,医疗质量难以提高。

2. 有利于建立新型的医疗关系 医疗关系包括医患关系和医际关系。在医疗过程中,护理工作的范围很广,经常与医生、医技人员、后勤人员、行政管理人员交往接触。由于护理工作的广泛性和直接性,使护士与患者直接的接触最多,医生的治疗方案要通过护理人员实施,患者的病情变化,身心状态要通过护理人员的细心观察传递给医生。可见,护理人员是医生与患者、医技人员与患者的中介,其道德水平直接关系到医、护、患三者能否协调一致、配合默契;能否形成平等、尊重、支持和合作的新型的医疗关系。案例6-1中提到的值班护士,开始对药物的用途产生怀疑,但不询问、不核实,不与其他医护人员商量或提醒医生,只是"真实"地执行医嘱,违背了认真负责、尊重患者生命价值、精益求精的道德规范。同时,把医护关系理解成主从型关系,而不是协作和监督关系,这也是造成医疗事故的主要原因之一。

3. 有利于提高医院管理水平 护理人员在从事技术工作的同时,还肩负着具体的管理工作。无论是门诊、病房、手术室、急诊室或供应室的护理人员,都对物资、器械、设备和药品承担着管理责任,这是医疗、护理的物质基础。此外,护理人员还要管理医院环境,负责调整病房的温度、湿度和照明等任务。这是促进患者身心健康的重要条件。护理人员具有良好的护理道德,就能自觉遵守各项管理制度,积极参与管理,有利于医疗护理工作的正常进行和医疗质量的提高,从而

最大限度地发挥医疗卫生机构的系统功能和整体效应。因此,护理道德是提高医院管理水平的重要保证。

三、护理人员的职业素质

人们常常把护士视为"白衣天使",这说明了护士的职业形象是心灵美和仪表美的统一,是生命的守护神。护士的职业形象和品格应当是仪表高雅大方、衣着整齐美观、待人和蔼可亲、举止端庄稳重、技术精益求精、遇事果断镇定、反应敏捷聪颖、精力充沛饱满、做事善始善终、意志坚忍不拔。而护士的职业形象是由其职业素质决定的,是职业素质的外在表现。

护理人员的职业素质包括:

(一)思想道德素质

具有爱祖国、爱人民、热爱护理事业、为人类健康服务的奉献精神;具有高度的责任心、同情心和爱心,坚持救死扶伤,预防疾病,实行社会主义的医学人道主义,全心全意为人民服务的护理道德基本素质;具有忠诚体贴、慎言守密和慎独负责的高尚的情操,具有良好的人际关系、团结友爱、合作共事的互助精神。

(二)科学文化素质

具有职业必须的文化素质和必要的自然科学、社会科学知识,包括生物医学、医护科学、医学人文以及护理人文知识等综合科学知识。

(三)专业技术素质

具有敏锐的观察能力、分析能力和操作能力,能用护理程序和科学工作方法,解决患者存在或潜在的身心问题和健康问题;具有较强的护理操作技能和精准的护理技艺;能参与医护科研任务以及不断学习创新,超越自我,接受新的挑战。

(四)身心健康素质

具有健康的体魄和健康的心理,具有良好的社会适应能力。拥有热情、博爱、豁达、开朗、严谨、勤奋、刚毅、果断、求是、自尊、自重以及自爱的美好人格。

随着经济和社会事业的发展,国民生活水平的提高,人民对医疗卫生保健的需求日益增长,提高护理工作者职业素质已经成为现代社会的迫切需要。

小贴士:
南丁格尔强调护士应由品德优良,有献身精神和高尚的人担任,要求护士做到"服从、节制、整洁、恪守信用"。她不但重视护理教育,而且重视护士的品德教育,每年从1000～2000名入学申请中挑选15～30名学生入学。大多数学员由她亲自挑选。条件是有教养、进取心、思维敏捷、灵巧、判断力强并有一定的教育水平和宗教信仰。她认为,具有这些品质和条件才适合成为护士。

第二节 基础护理、整体护理与心理护理伦理

随着医学模式的转变,护理工作的中心转向"以病人为中心"及"以人的健康为中心"。在疾病的发生、发展中,患者心理、社会因素起了重要作用。基础护理工作面对的是整体的人,因而要对患者提供全方位的护理、关怀和照顾,从认识社会环境中的各种有害因素,来了解患者的各种个性特征和心理状态,从整体的、负责任的角度去完成护理工作,使护理工作的领域不断扩展和深化。

案例 6-2

患者,男,27岁,因阑尾炎、麻痹性肠梗阻在某医院施行阑尾切除术,手术顺利。术后给予禁食、补液、胃肠减压等措施。患者手术后第3天上午经X线检查,见腹部有3个液平面,肠管部分充气,考虑不全肠梗阻,继续胃肠减压、补液等。后患者因腹胀缓解,自行拔除了胃管。当班护士巡视病房时发现该情况,报告了值班医生。下午5时,医生上班未查看患者,也未吩咐护士做任何处理,反而于下午6时到门诊下棋。6时40分,医生边下棋边开口头医嘱:"某护士,你去取50ml液状石蜡给患者从胃管推进去。"当班护士用50ml注射器抽取液状石蜡50ml,与正在输液针头相接从静脉内将液状石蜡注入,结果患者抢救无效死亡。

一、基础护理的伦理要求

基础护理伦理是护理人员在进行基础护理过程中,应遵循的行为准则和规范。

(一)基础护理的特点

基础护理主要包括生活护理、精神护理和技术操作,此外,还包括填写有关患者情况的各种护理表格。基础护理学是护理学的一门基础课程,它包括护理基本理论、基本知识和基本技能,它是各专科护理的基础与保障。基础护理的宗旨是为患者提供最佳的护理工作。其特点表现如下:

1. 工作的经常性 基础护理是为不同科室的各种患者提供安全和适合于治疗及康复的环境,提供基本的个人卫生护理,解除疼痛、不适和避免伤害,保证足够睡眠,维护合理的营养与正常的排泄,作好辅助检查和采集标本,给予心理护理和咨询,执行药物及其他治疗,观察病情,监测生命体征及做好各种护理记录等。各项工作都带有经常性和周期性的特点。

2. 工作的协调性 基础护理在为患者提供医疗、休养环境的同时,还承担着为基本的医疗诊断工作提供必要物质条件和技术协作的任务。如医生需要使用的一般器械、辅料、仪器设备等,大都由护理人员支领、保管、消毒备用。同时医疗计划与医嘱的落实,有的是医生操作护士配合,但多数时候则是护士单独执行。因此,医护彼此间必须相互配合,协调一致,彼此监督方能完成医疗任务。另外,基础护理工作还对护士之间、护士和患者之间、护士和各科室医护人员间的关系起着协调作用。

3. 工作的科学性 基础护理工作的内容既平凡、琐碎,又有很强的科学性。患者在患病过程中,由于不同的致病因素和疾病本身的特性,使病体的功能活动、生化代谢、形态结构等方面都可能发生某种程度的变化,这些变化又会导致生理需要和生活上的变化。因此,在护理上特别要求护士必须运用所学的医学理论和护理学知识来精心护理患者,以保证患者生命健康和促使患者早日康复。

(二)基础护理的伦理要求

1. 热爱专业,安心本职 护理专业在现今的中国还是一个高尚而欠稳定、光荣而不太受护士热爱的专业,由于社会上一些消极因素的影响,加之个别护理人员对基础护理的意义认识不足,以致不安心本职工作,影响基础护理工作的质量。通过护理伦理教育,要求护理人员摒弃对护理工作的种种偏见,充分认识到基础护理工作是实现自己人生价值的一项有意义的、人道的、科学性的工作,从而逐步增强对护理事业的热心与安心。

2. 认真负责,一丝不苟 基础护理工作的质量,直接影响着患者的生命和健康。因此,护理人员必须经常深入病房巡视患者,密切观察病情变化,仔细周密、审慎地对待每个工作环节,防止出现差错。严格执行"三查七对"制度(三查:摆药后查、服药注射处置前查、服药注射处置后查;七对:对床号、姓名、药名、剂量、浓度、时间、用法)和各项操作规程。不放过患者的任何病情变化,时刻把患者的身心健康放在心上。

3. 团结协作,彼此监督 为了治病救人的共同目的,护士与其他医务人员尤其是与医生之间必须团结合作,协同一致地完成各项医疗护理任务。护士同其他医务人员之间的协作是相互的、互利的,不能以自我为中心,要采取积极主动的态度,这样才能达到实质性、持久性的合作。医护人员在彼此协作过程中,要互相监督和批评。对待别人的忠告和批评,要抱着虚心的态度认真对待,不能置若罔闻。

4. 刻苦学习,精通业务 护理学是一门理论性和实践性都很强的学科,同时又是一门自然科学和社会科学相结合的综合性应用学科。护理人员只有刻苦学习才能掌握为人民健康服务的过硬本领。随着

医学高新科技的发展,护理学和其他学科一样也在突飞猛进地发展。例如电子计算机、激光、同位素、显微外科在临床上的应用;人工心脏起搏、心脏电击复律、心功能测定等监护系统的应用,以及大面积烧伤的治疗、康复医学的兴起和各种先进医疗设备的使用,均使护理学的内容和范围不断扩大,这就需要护理人员具有多层次的知识结构,加强学习,使自己的知识不断更新,以适应护理工作的发展和需要。事实证明,只有掌握了丰富的护理知识、护理操作技术和医学人文科学知识,才能胜任或出色地完成各项护理工作。

5. 严密观察,谨慎处置 “审慎”即严密观察,谨慎处置,是护理人员履行自己道德责任的重要手段。严密观察患者细微变化对诊断、治疗、康复都很有益处,这就要求护士必须具备丰富的护理知识与临床实践经验。以往的教训说明,许多医疗差错和事故的发生,除部分是技术原因外,大多数是医护人员缺乏应有的责任心和审慎的医疗作风造成的。如发错药、打错针、输错液、开错刀等;医护人员良好审慎的作风,又往往可以使垂危的患者转危为安。因此,护理人员必须养成审慎的医疗作风,加强责任感,避免因疏忽大意、敷衍塞责而酿成医疗差错和事故。

二、整体护理的伦理要求

（一）整体护理的概念

整体护理是以患者为中心,以现代护理观为指导,以护理程序为核心,并且把护理程序系统化地用于临床护理和护理管理中的一种工作模式。它是美国乔治梅森大学护理与健康学院袁剑云博士,在国外总结近20年来的护理经验,根据中国的护理现状和需要所提出的一种临床护理模式。整体护理的宗旨是根据生物-心理-社会医学模式的要求,深层次地去了解疾病和健康,帮助患者改善和适应各种环境,从而达到最佳的身心健康状态。

（二）整体护理的特点

1. 护理过程的整体性 护理过程的整体性,一方面表现在护理工作中应把患者视为生物的、心理的、社会的、发展的人,应达到身心的统一、与社会环境的统一。在重视人的共性时必须注重每个患者的个体差异。整体护理强调以患者为中心,根据患者实际需要主动安排护理工作内容,解决患者的整体健康问题。另一方面,整体护理的开展是护理管理、护理制度、护理科研、护理教育等各环节的整体配合,共同保证护理整体水平的全面提高。

2. 护理手段的科学性 整体护理强调以护理程序为框架,对患者进行身心整体护理。这种护理程序提供了“动态的”、“连续的”、“有反馈的”科学工作方法,是护理工作中“以病人为中心”思想的具体体现。“动态的”是指把静态的关系引入动态的运行中,根据患者整个病程的各个阶段,因患者需求的变化采用不同的护理手段;“连续的”是指护理程序虽然分评估、计划、实施、评价和修定计划等阶段,但整个护理过程围绕患者进行工作,使护理工作有根有据、有条不紊、环环相扣、密不可分,有始有终地进行;“有反馈的”是指这一过程是通过采用护理措施后经过评价来决定下一步护理决策和措施,不仅是对患者提供更高质量的服务,也是护理工作本身的提高。这实际上就是PDCA工作循环(PDCA即计划、执行、检查、处理),这个工作循环是一个螺旋式上升的过程,每一次循环,工作都上升到一个新的平台。

3. 护理对象的参与性 整体护理变革了过去单纯的疾病护理,强调身心的整体性。在整体护理中,只有调动护理对象的主观能动性,患者有了达到身心健康和适应环境的要求,树立对自己健康负责的意识,认识到自己在战胜疾病中的主体地位,才能主动积极地配合医护人员为个体的健康恢复而共同努力。护理人员为调动患者的主观能动性,需指导患者掌握必要的医疗卫生知识和自我护理方法,正确认识疾病,消除顾虑,自觉纠正不良的卫生习惯;同时护理人员要激励患者树立信心和勇气同危害健康的因素作顽强斗争,促使整体护理取得良好效果。

（三）整体护理的伦理要求

整体护理是随着现代社会的文明进步及护理学科的发展而出现的一种以护理程序为基础的现代护理工作模式。其主要伦理要求如下:

1. 整体意识,协调统一 整体意识指护理管理、护理服务质量和护理队伍的建设要有整体观念。它要求护理人员树立整体护理观,视护理对象为生物的、心理的、社会的人,从患者身心、社会文化的需要出发,去考虑患者的健康问题及护理措施,去解决患者的实际需要。在整体护理中要求护理表格的书写及护理品质的评价与保证等均要以护理程序为框架,环环相扣,协调一致。护理工作的特性决定了要解决任何一个护理问题都需要多种专门知识、技能及多科室的相互合作,所以,护理人员必须要有协调统一的整体意识,才能产生最佳的护理效果。

2. 勇挑重担,积极主动 整体护理以护理程序为基础,这就使护理工作摆脱了过去多年来被动的医嘱加常规的工作局面。护理人员的主动性、积极性和潜能都将得到充分发挥。整体护理的实施,医院新业务、新技术的开展(如ICU、CCU、器官移植等),使护理职能不断扩展和延伸,护理的任务越来越重。因此,护士要真正地为服务对象解决健康问题,就必须积极主动、勇挑重担。

3. 周密分析,体现差异 现代医学模式指导下的医学研究成果表明,心理、社会因素能够引起疾病并影响疾病的转归,"心因性疾病"的增多,要求护理人员要对影响患者健康的诸因素进行认真的、具体的比较分析,然后,对患者健康问题做出评估,找出体现患者病因、病情、病态、护理等方面的差异,制定出相应解决健康问题的护理计划并及时对患者实施身心整体护理。在这一过程中,要求护理人员认真分析调查收集来的资料,抓住主要矛盾,有的放矢地进行护理工作,认真分析患者的不同情况及各自的基本需要,制定并实施有利于每个患者康复的合理需求的护理计划,使整体护理更具有针对性和可行性。

4. 拓展技能,不断进取 整体护理的宗旨就是以服务对象和人的健康为中心,不断提高人们的健康水平。开展整体护理是我国临床护理改革的"突破口",是与国际先进护理模式接轨的正确途径。系统地贯彻护理程序,是我国护理现代化发展的基础,也是护理学理论的新发展,它不仅扩大了护理学的范围,也丰富了护理学的内容。在整体护理过程中,始终贯彻着"以护理对象为中心,以满足护理对象需要为基础"的理念。因此,要求护士必须不断充实和扩大自己的知识领域,变平面型的知识结构为立体型的知识结构,必须以锲而不舍的钻研精神和坚忍不拔的毅力,刻苦学习护理专业及相关学科的知识和技能,在注重知识的积累和更新的同时,不断加强护理伦理知识的学习,全方位塑造自我。案例6-2中的护理人员缺乏医学知识,不懂操作规程,错误地、盲目地执行口头医嘱,从反面告诉我们护士学习、掌握医学知识、技能的重要性。

三、心理护理的伦理要求

心理护理是指在护理过程中,通过护理人员的语言、行为、态度、表情和姿势等,改变患者的心理状态和行为,使之有利于疾病的转归与康复。患病后,由于社会角色的转变,住院后的环境改变,会使患者产生特有的心理需要和反应,所以,心理护理在护理实践中起着极其重要的作用。

(一)患者的心理需要

护理的服务对象不仅是一个病人,同时还是有感情、有主见的人。心理护理的特点就是全面满足患者的正常需要。尽管患者往往产生许多心理需要,但是基本的心理需要主要有以下几点:

1. 需要得到尊重 健康人一旦患病,心境会发生改变,情绪容易激动,产生抑郁和自卑的心理。因此护理人员要了解患者的心理状态,帮助患者认识自己,感到自己仍然是被重视的,是受人尊敬的。如护士主动关心患者,礼貌地称呼患者,倾听患者的意见,详细回答患者的问题等,当患者需要帮助时,积极主动为他们排忧解难。同时要保守患者提供的各种隐私,尊重患者的个性和正常的生活习惯,从而增加患者的自尊感和被尊感,振作精神,积极配合护理工作。

2. 需要得到理解 患者就诊时,倾诉自己的病痛、心情、顾虑和治愈疾病的强烈愿望,非常希望得到医护人员的理解和支持,特别是在病情发生变化或处于紧急抢救中,更希望得到更多的关心和理解。护士的一句话,一个动作,常常能使患者情绪稳定。因此,理解患者的心情,主动与他们交流,进行深入的心理沟通,就能使患者感到医护人员是理解和关心自己的,从而以一种良好的心理状态接受护理,积极参与疾病的诊治过程。

3. 需要得到信息 患者往往因疾病侵害已经影响了正常的工作和学习,因而非常渴望了解疾病的相关知识,以便能达到早日痊愈的目的。特别是对那些临床诊断有困难,或者虽已诊断明确但对疾病预后等情况不甚了解的住院患者,由于进入到一个特殊环境,他们既担心疾病对健康的影响,又对周围环境感到陌生,因此会产生焦虑和不安,这类患者迫切需要得到有关疾病诊治和如何尽快痊愈的信息。当患者能及时了解情况,满足信息上的需要时,就会增强与疾病作斗争的信心和勇气。因而,护理人员应向患者介绍、传达必要的信息,并在医生的允许下,恰当解释一些有关问题,同时鼓励和安慰患者,以取得良好的护理效果。

4. 需要得到安全 马斯洛心理需求理论告诉我们,当人的基本生理需要得到满足后,就需要得到安全的满足。患者到医院就诊,不仅需要医院环境舒适、和谐安静,而且需要医护人员仪容整洁、态度和蔼、技术精湛、医院管理规范以及医护人员操作有序等等,这样患者才会感到安全,从而对疾病痊愈充满信心。尤其是一些住院患者离开家庭、亲人、熟悉的环境后,常常感到寂寞、空虚、不安和恐惧,护理人员应经常接触患者,进行谈心,随时排除对患者健康造成危害的各种因素,认真负责地完成各项护理工作,就会增强患者的安全感,消除患者的烦恼,从而保持良好的精神状态,达到早日康复的目的。

(二)心理护理的伦理要求

1. 要求护理人员是具有广博人文知识、健康身心素质,拥有"三心"的"天使"

(1)护理人员除具有医学、护理学的专业知识外,还必须掌握人文医学知识,如心理学、社会学、美学、伦理学等知识,才能适应护理工作的需要,真正做好心理护理工作。同时,护理人员自身应具有健康的身心素质,才能用健康、稳定的心态来影响、帮助患者。

（2）护理人员是拥有"三心"的"天使"。①事业心:护理事业是国家和人民需要的事业,从事这个专业的护士应该热爱事业,有高尚的道德情操,忠诚人民卫生事业,一心扑在工作中,刻苦钻研护理科学,把自己的全部精力献给护理事业。②责任心:高度的责任心是做好心理护理的关键。护理科学要求护士辛勤付出,尽到责任,审慎、准确、理性等,护士要全面了解每一位患者的心理特点,满足患者的心理需求,充分认识心理护理在治疗和康复中的重要地位,帮助患者克服各种心理疾患,达到早日康复的目的。③共情心:在各项临床护理中,护士都要以真诚的同情心对待每一位患者,关注患者的心理需求,耐心、细心、轻柔、体贴,一视同仁,尊重患者的人格,尊重患者的隐私,培养"共情心"。"共情(empathy)"是指一种能设身处地从别人的角度去体会并理解别人的感觉、需要与情绪的一种人格特质和能力。这里说的"共情"是指医务人员能感受到疾病给患者带来的痛苦以及所带来的各种压力,体会到患者在就医过程中的情绪和需求,并以恰当的方式表达自己对患者情绪与意图的感受、理解与尊重。

2. 要求护理人员深入了解和满足患者心理,做好目标性心理护理　患者的心理需要是多种多样的,因病情、年龄、性别、地位、经济等各种社会角色不同,心理状态和心理问题也不同,护理人员要针对性地做好目标性心理护理。

（1）病情不同,心理状态和需要不同:恶性肿瘤患者的心理过程大体上经过疑虑期、惊恐期、悲观期、认可期、失望期或乐观期,需要护士保密、开导、关心、鼓励和优化护理措施,给予患者情感指导。

瘫痪患者一般要经过痛苦期、悲观期、达观期,需要护士尊重、诱导、耐心、关心等,尽量使患者减轻痛苦,平稳心态,早日康复。

急性患者病势猛,常因无思想准备和身心痛苦而急躁,需要护士理解、同情、尽快配合医生诊治。

慢性患者往往缺乏信心、悲观、低沉,需要护士针对性安抚,给患者介绍疾病当今研究进展的信息,并鼓励患者与医生配合争取最佳的疗效。

对于发热、休克、垂危、手术后患者,应根据不同的心理特点,理解、体贴、换位思考,善意地对待每一位患者,将患者不良心理因素转化为积极心理因素,以利于病情向良性态势转化。

（2）年龄不同,心理状态和需要不同:老年人有自尊心强、行动不便、顾虑多和孤独等心理生理特点,需要护士给予尊敬、体谅、多关照以及耐心诚恳地解释,细致、精心地护理等服务。

青年患者常有焦虑、悲观、苦恼和自卑心理,患者需要护士同情、安慰和鼓励,护士要理解患者角色转

换困难的特点,细心、耐心,做好心理护理。

少儿患者易产生孤独、恐惧等心理特点,他们往往行为退化,对疼痛的耐受力也差,需要护士和蔼可亲、爱护体贴,建立起感情和信任,使孩子配合治疗和护理。

（3）性别不同,心理状态和需要不同:女性较男性的性羞怯心理较重,护士需要在同室病友或男医生面前进行技术操作时,必须要遮盖好其乳房、臀部、腹部等;同时女性患者对痛苦的忍耐力较男性差,娇气、依赖、恐惧心重,喜欢夸大病情引起其家人关注,这就需要护士更多的理解和开导。

（4）经济条件、地位不同,心理状态和需要不同:有些患者收入少、经济负担重、生活困难,既想尽快治好病而又担心花费太多,导致心理负担加重,需要护士与医生配合,尽量节约费用而又不影响疾病的诊治。有些患者家庭富裕,需求苛刻,护士要尽量满足需求,无法满足时要耐心解释,避免患者投诉。有些患者社会地位高,对疾病的认知和健康知识需求多,就要求护士提高自身素质,增加科学护理知识,加强与患者沟通,使患者积极配合达到良性互动的目的。

3. 要求护理人员努力创造有利于患者康复的环境　创造一个有利于患者康复的安全、安静的环境,是医疗保障的重要内容,也是心理护理的要求。环境主要指病房环境,包括病房色调、空间以及病房安全布置等。护理人员要努力保持病房的清洁和安静,防止交叉感染和噪音,保持病房空气清新,温度、湿度适宜等。清洁卫生的病房可给患者带来心理上的安全感;安静的病房可保证患者休息和睡眠;空气新鲜的病房常保持通风,随时消除患者带来的"恶性刺激"气味,使患者处于一种洁净、舒适和美好的环境中。总之,安全、安静的就医环境,能促使患者建立良好的心理效应,有助于患者的治疗和康复。

4. 要求护理人员尽力促使患者角色转换　患者从社会角色转换为患者角色时,会出现适应不良状况,如角色行为冲突、角色行为减退、角色行为强化等。这些适应不良,均会影响患者的康复。因此,护理人员应探究患者的心理状态,找出原因,积极创造条件,配合家属做好促进患者角色转换的工作,以利于疾病的诊治和康复。

第三节　特殊患者护理伦理

贯彻"以病人为中心"及"以人的健康为中心"的现代医学模式理念,就要分析和研究临床各特殊科室的护士在护理过程中遇到的伦理学问题,分析与特殊科室和特殊患者关系密切的伦理难题,归纳出这些特殊科室的护理伦理基本要求。

案例 6-3

某医院儿科收治了一名高热患儿,经医生初诊"发热待查,脑炎可能"。急诊值班护士凭多年经验,对患儿仔细观察,发现精神越来越差,末梢循环不良,但患儿颈部不强直。于是,护士又详细询问家长,怀疑是中毒性菌痢。经肛门指诊大便化验,证实为菌痢,值班护士便及时报告医生,经医护密切配合抢救,患儿得救。

问题

试对本案例护士的做法提出赞同意见。

一、妇产科患者护理伦理

妇产科是直接为妇女健康服务的专科医学,除常规工作外,随着我国计划生育工作的开展和人类辅助生殖技术的应用,工作内容和范围越来越扩大,护士的工作不仅繁重,而且政策性极强。

(一)妇产科患者护理工作的特点

1. 服务对象特殊 妇产科护理的对象既要面向患者(妇女、孕妇、产妇或母亲),又要兼顾到现在或将来对胎儿、新生儿的影响,注射和发药等不但要考虑对母亲的治疗作用和副作用,而且还要考虑到对胎儿和婴儿的利害关系。因为涉及两代人,关系到千家万户的幸福和民族的繁衍,更说明了其工作的重要。

2. 护理与咨询并重 对妇产科患者,既要重视疾病诊治和护理,也要重视生理性的护理。在搞好日常护理工作时,还要和医生一起积极开展妇女的保健咨询工作,帮助妇女正确认识对待自身的生理性和病理性问题。对正常妇女、孕妇的护理主要是做好咨询和各期保健,使她们在月经期、更年期、老年期不致诱发疾病,使正常孕妇在妊娠期不发生并发症,一旦发生病理情况能及时就医,得到恰当的诊治和及时护理。

3. 服务对象身心护理任务繁重 妇产科患者,常因内分泌变化的影响,加之疾病、妊娠、手术等,会出现某些特有的心理变化。同时,妇产科患者的躯体护理也很特殊,观察项目繁多,如:性征发育异常、不孕症、胎儿畸形、胎位异常、早产、难产等等。

4. 高新技术广泛应用于妇产科临床 妇产科内镜的广泛应用对妇产科的诊断、治疗和优生、优育起着重要作用。目前,腹腔镜、宫腔镜、羊膜镜等已作为诊断与治疗不可缺少的工具。胎儿监护仪、超声多普勒听诊仪在产科已成为不可缺少的仪器。高新技术应用要求妇产科护士必须学习掌握新知识、新技术,才能胜任工作。

(二)妇产科患者护理的伦理要求

1. 产科护理中要求护士细致观察,为母婴双方利益着想 在产科诊疗和护理中,要观察的项目比较多,既要严密观察阴道出血及排出物,又要观察呼吸、血压、脉搏等生命体征;既要观察孕妇的胎心、胎动、羊水、宫缩、产程进展,又要观察新生儿情况和产妇的恶露、出血、子宫恢复等情况。产程时间长、变化快,要求护士反应敏捷,严格执行医嘱,不怕麻烦,观察仔细、审慎大胆,充分为母婴双方利益着想。

2. 计划生育护理中要求护士充分尊重妇女的隐私 妇女(尤其是未婚妇女)对月经不正常、未婚先孕、性功能障碍、性传播疾病等会产生害羞心理,特别是未婚先孕女性多以自责、羞愧、尴尬的心情来到医院做人工流产手术,害怕遇见熟人,害怕医护人员的训斥和嘲笑,有时出于羞耻心理常出现掩饰行为,暗自忍受,对手术中出现的各种不适不敢吭声。护士应换位思考,尊重患者的人格,注意观察其表情、面色、脉搏的变化,同情她们,做好心理护理,严格执行保密原则,最大限度地保护她们的隐私。

3. 妇产科护理中要求护士开展心理护理,加强语言修养 妇科患者,患病部位均为生殖系统,容易对自己病情产生种种不正常心理,常因害羞不去就诊,因而延误诊断、治疗,导致病情加重;产科妇女在分娩时精神紧张,顾虑重重,常导致意外发生。因而,护士要做好妇产科患者的心理护理工作,针对不同的心理反应,恰当地运用语言魅力,安慰鼓励患者,消除恐惧,破除紧张。护士要加强语言修养,讲究语言的科学性、艺术性和针对性,耐心劝导,以情动人,善言安慰。

4. 妇产科全程护理中要求护士培养高度的工作责任感 妇产科护理中,产科分娩时间没有规律性,妇科急诊较多,导致护士工作任务不仅繁重,而且人命关天责任重大。产妇分娩时羊水、鲜血、粪便及产后恶露的清理,以及新生儿窒息时口对口呼吸抢救等工作,确实又脏又累,要求护士付出更多的代价,这就要求培养护士高度的责任感和工作的荣誉感才能胜任高强度的脏累工作环境。

5. 妇产科护理中要求训练护士冷静和果断的工作作风 妇产科病情变化比较快,特别是产科疾病常常起病急、发病危,妊娠合并心脏病会突然发生心力衰竭,先兆子痫可能会突然产生抽搐,分娩时会突然发生羊水栓塞,正常胎心突然改变,可能会发生胎儿窘迫等等,妇产科疾病这些变化急剧的特点,任何疏忽大意,犹豫拖延和处理不当,都会给母婴、家庭以及社会带来不良影响。因此护士应具有冷静果断的作风,自觉地意识到自己的工作对患者、家庭和社会的责任,以高度负责的敬业精神对待每一个患者,兢兢业业地做好护理工作,一旦出现紧急情况能冷静果断地配合医生积极救助。

二、儿科患者护理伦理

（一）儿科患者的特点

1. 抵抗能力低 儿童由于免疫能力比成人低，容易感染传染性疾病。急性感染发生时，还容易引起暴发性疾病，甚至猝死。因此，儿科门诊应严格执行预诊和分诊制度；儿科病房应该严格执行探视、陪住、消毒隔离制度。

2. 表达能力弱 婴儿、儿童语言表达、理解感知能力差，得病后，除了哭闹不会主诉病情，就要求护士透过孩子的哭闹，仔细、耐心、细致地观察孩子的病情变化，有效地帮助患儿，做好护理工作。

3. 承受能力差 患儿离开了自己熟悉的家庭，来到陌生的医院，加上疾病带来的痛苦，常常紧张、恐惧、不适和缺乏安全感，有的患儿大声哭闹，要求离开；有的害怕，不敢说话；有的东张西望，过度兴奋；有的耍脾气，拒绝和护士合作，这就要求儿科护士拥有过人的耐心和爱心，才能胜任护理患儿的重任。

（二）儿科患者护理的伦理要求

1. 密切观察，医护配合 儿童处于生长发育的阶段，其免疫力比成人差，较易感染疾病，而且发病急、病情变化快，更由于自身还不善于表达病情的变化。因此，造成儿科工作的紧迫性，护士需要配合医生尽快做出诊断，迅速采取安全、有效的治疗和护理措施，以促进患儿的康复和防止并发症的发生。儿科护士要善于观察患儿的病情变化，特别是夜间值班护士更不能麻痹大意。通过观察患儿的精神状态、体温、脉搏、呼吸以及吸吮能力、大小便性状、啼哭的声音等变化，了解病情变化的先兆和征兆，并对观察结果认真分析、做出判断，及时给医生提供病情变化的第一手资料并共同采取处理措施，避免病情加重或因发现不及时而贻误救治。

2. 真心同情，关爱孩子 患儿来到医院，大都焦虑不安，经常哭闹、逆反不合作。如果可能，尽量安排父母亲陪护。心理学家认为，人体间的接触和抚摸是婴儿天生的需求，有人把这种需求称为"皮肤饥饿"。儿童的皮肤饥饿需求，在家庭中可由父母的搂抱等方式满足，在医院里，护士如对其轻拍、搂抱及抚摸，可使孩子大脑的兴奋和抑制变得自然协调，产生如在母亲怀中的安全感。不同年龄的儿童个性差异极大，其心理特点也很不相同，但是无论婴儿还是幼儿，都能够分辨善意的微笑和恶意的恐吓。护士只有爱孩子，才能自然而然地给予孩子抚摸、搂抱和亲吻，而这样的关爱行为正是孩子所需要的。

3. 尊重患儿，言传身教 俗话说：好孩子都是夸出来的。儿科护士对患儿要多加鼓励，不要训斥，要保护患儿的自尊心。善言好语，夸奖赞美，就会赢得孩子的真心喜欢和积极配合。护士一定要注意言传身教，做到"言而有信"，切忌为了患儿一时的配合如打针、服药而哄骗孩子，要以高度的责任感在对患儿认真观察、耐心护理的过程中，为孩子提供力所能及的教育，并注意自己的一言一行对患儿道德品质形成的影响，如不哄骗、恐吓患儿，以免使其染上说谎、不诚实的习惯。总之，护士既要努力尽早使患儿痊愈，又要培养患儿良好的道德品质。

4. 注重协调，理顺关系 目前我国城市中患儿大都是独生子女，一旦生病，其父母家人过分照顾，夸大病情，格外紧张、焦虑。家长往往对医护人员提出过高要求，给护士工作造成很大的心理压力。所以，儿科的护患关系便显得更加复杂，护士要运用有效的沟通技巧，不断地与患儿及家长交流信息，全面了解患儿的生理、心理和生活环境情况。现代儿科护理，不仅要挽救患儿的生命，同时还必须考虑到疾病的过程对儿童生理、心理及社会等方面发展的影响。所以护士对儿童的心理护理，实际上在很大程度上是对家属的心理支持。同样，家属的心理状态对患儿也有着直接影响。例如，父母对护士不满意可以变成患儿对护士的愤怒；父母亲的倾向性可以变为患儿的倾向性。儿科护患关系在很大程度上是护士与患儿家属之间的关系，所以要求护士注重协调，理顺关系。

三、老年患者护理伦理

随着社会经济的发展和医学的进步，人类的寿命逐渐延长，老年人在人口中的比例也愈来愈大。一般来说，60岁以上的老年人口占总人口的10%或者65岁以上的老年人口占总人口的7%，就称为"老年型"国家或地区，我国已进入老龄化社会。对老年患者护理的重要性，不仅在于他们年龄的特殊，而且在于社会在向老龄化进展，所有的生命都会衰老。所以，关注老年患者的护理，就是关注社会自身，更是关注我们自己不远的将来。

（一）老年患者生理、心理的变化特点

1. 生理变化 首先是脏器变化。随着年龄增大，心脏贮备力降低，老年人的每搏输出量比青年人低了10%～20%；冠状动脉硬化随年龄增加逐渐加重；脑部的改变主要为脑萎缩、脑硬化、脑沟变宽，性格、人格多变等等；老年人支气管壁纤维化、细支气管、肺泡囊扩张、胸廓改变，导致肺功能下降；老年人肾功能随年龄的增长而降低，尿道系统出现障碍如前列腺肥大症、膀胱颈部痉挛、膀胱括约肌硬化等，会出现排尿困难、尿频、夜尿增多、残尿感等；老年人由于胃液、胰液及胆汁等消化液分泌减少，胃肠蠕动减弱，使消化功能降低，以致经常出现便秘。其次是视听障碍。老年人水晶体的调节能力随年龄的增加而减弱，

常见的视力障碍有老年性白内障、糖尿病性白内障、视网膜动脉硬化、青光眼等等;听觉障碍出现在60岁以上的老年人群中,由于中音部和高音部的阈值同时上升,以致影响日常谈话,造成老年性耳聋。再次是骨关节变化。人到老年,骨小梁减少,骨皮质也相应变薄,力学强度下降因而易患骨质疏松症。

2. 心理变化 首先表现为固执己见。老年人缺乏客观冷静地听取他人意见的宽容性,喜欢家人和周围熟人恭敬他、顺从他,固执多疑,偏听偏信。其次是恐惧担忧。老年人患病时,常对疾病产生恐惧,过度担忧。害怕听到熟人亡故,容易联想到自身,形成不必要的精神负担。再次是控制力差。老年人容易受情绪支配,易急易气,明知道自己不对,偏偏执拗,像"老顽童"一样富于孩子气、自我控制力差。

(二)老年患者护理的伦理要求

1. 要求高标准护理 老年人患高血压、冠心病、糖尿病等慢性非传染性疾病较多,患脑出血、脑动脉血栓、心肌梗死、肺心病、恶性肿瘤等危重疾病也较常见,而且多数老年人同时患几种疾病。并且,老年患者病后恢复缓慢,常易留有各种后遗症,因此老年患者的护理任务极重,对医护人员在技术和业务上要求很高,在护理伦理上要求更高。

2. 要求注重心理护理 老年人一般都有慢性或老化性疾病,所以当某种疾病较重而就医时,往往对病情估计多为悲观,心理上也突出表现为无价值感和孤独感。老年患者来院就诊或住院治疗,常常表现出精神过度紧张、瞻前顾后、忧郁、焦虑、惊恐不安等心理变化。从某种意义上说,对老年患者的心理护理比躯体护理更重要。

要做好心理护理,必须要切实了解老年患者的需求。通过对老年患者的需求调查得知,按老年患者的需求程度,排在前面的需求主要有:安静舒适的病房环境、解除疼痛、疾病有关信息、良好的护患关系等。排在后面的需求为:减少探视、提供更多的生活护理、使用先进的药物和设备等。老人和护士观念上差异非常大,老人要求及时告知疾病的诊断、告诉并解释所做检查的结果、及时告知病情的变化或治疗的效果等,而护士主要从保护性医疗出发,担心不良的诊断和信息对患者造成打击。因此,要完成高质量的护理,仅从自己的理解出发是不够的,要根据实际情况切实针对老人的需求予以心理护理。

3. 要求关爱尊重 老年人面临健康状况的减退等状况,特别需要亲戚和朋友的支持。他们总怕别人嫌弃,即使在医院也总怕家人、医务人员嫌弃。因而,要理解老年患者,切忌显出匆忙、不耐烦的样子,这样会加重他们的思想负担。如果可能,要放慢节奏,常和她(他)们聊聊,表达出自己的关爱、同情和理解,这样对老年患者是最大的心理安慰。

老年患者对尊重的要求非常高。老年人阅历深,知识和生活经验丰富,自尊心较强,同时情感也变得较为丰富,有的老年患者情感幼稚起来,甚至和小孩一样,为不顺心的小事而哭泣,为某处照顾不周而生气。老年患者突出的要求是被重视、受尊敬。因此,对他(她)们的称呼必须有尊敬之意,谈话要不怕麻烦,回答询问要慢,声音要大些。除了日常意义的尊重,还要尊重老年患者的自主性,在其力所能及的范围内,任其充分展示自我,而不是约束、管制,要让老年患者体会到自己是被其家人和社会需要的,只有发自内心的耐心体贴,细致照护,才能赢得老人的信任和支持。

四、精神科患者护理伦理

过去,由于人们对精神科患者的偏见,精神科患者社会地位低下,其合法权益经常受到侵害。精神科患者是弱势群体,但也是患者,与正常、神智清醒的患者拥有同样的权利。精神科患者因为其疾病的特殊性,更加需要人们尊重其权利,相应地要求医护人员必须维护其各项权利。

(一)精神科患者作为患者享有的权利

1. 生命权 是以自然人的性命维持和安全利益为内容的人格权。我国《民法通则》第98条规定:"公民享有生命健康权",这里的生命健康权,实际上是生命权、健康权与身体权的总称,可见我国的立法是将生命权规定为一项独立的人格权而加以保护的。精神疾病发作期间,患者可能丧失理智,可能会拒绝就医,但其生命权依然不容剥夺,生命权是患者最基本的权利。

2. 知情权 精神科患者的"知情同意"越来越受到各个国家的重视,其原则是在不妨碍他人安全的情况下,以患者的利益为最大利益,尽最大努力促使患者对自己疾病的全面认识和对治疗的同意。多数精神患者由于自知力受损而丧失辨认、控制能力,不可能对自身疾病有清晰认识,其知情同意权可能会受到限制,即使这样,也要让其监护人"知情同意"。

3. 要求保密权 患者对个人隐私有要求保密的权利,由于精神科患者的一些症状是违反社会习俗和道德规范的,极易受到社会歧视,因此精神科患者的隐私及病情要求严格保密。

4. 自主权 对无危害的精神科患者,应该以患者自主要求住院治疗和自主决定出院为主要形式;但对那些发病期丧失理智的精神科患者,自主权并不一定由其享受而要由监护人代为决定。

(二)精神科患者的护理特点

1. 精神科患者的特殊性 精神病以患者精神活动的失调或紊乱为主要表现,而最大的特点就是人格分裂、丧失或缺乏自知力和自控力,表现在对待护理方面则是诉说病情不准、不全,不配合诊疗、护理。

2. 护理管理的难度大 精神患者在发病期间,其思想、感情和行为常常超出一般人的行为习惯和规范,言行怪癖,举止异常,有时出现伤人、自伤、毁物,甚至发生殴打医护人员的情况;有的患者生活不能自理,有的没有自我保护意识,这些都给护理和管理工作增加了难度。

3. 治疗效果的反复性 精神科患者在发病期间主要施以药物治疗,用以控制病情的发展,待症状缓解、稳定后逐渐减量并辅以心理治疗和护理,逐步使疾病痊愈。但由于精神病发病机制尚不清楚,复发率仍比较高,有的甚至终身不愈。这就造成了治疗和护理的难度加大。

(三)精神科患者护理的伦理要求

1. 尊重患者的人格和权利 这对于护理精神科患者具有特别重要的意义。1977 年,第六届世界精神病学大会通过的《夏威夷宣言》指出:"把精神错乱的人作为一个人来尊重,是我们最高的道德责任和医疗义务"。一个人因精神伤残带来的后果,要比躯体伤残更为悲惨,患者不仅无法工作,其病态可致人格丧失。因此,护理人员应理解患者,不能对其有任何歧视、耻笑,要像对待其他患者一样尊重其人格。

2. 保守秘密 由于诊疗护理的需要,常常需要详细地了解精神科患者所处的社会环境、家族状况、个人生活经历、兴趣爱好、婚姻现状及患病后的各种病态观念和行为。护理人员对患者的以上资料,特别是病史、病情、家族史、个人生活经历等均要保密,不能对外人谈论或随意提供,也不能作为谈话的笑料,否则会侵犯患者的隐私权,损害家属的自尊心,引发或激化护患矛盾。

3. 恪守慎独 由于精神科患者思维和情感紊乱,精神活动失常,不能正确地反映客观事物,有些患者甚至不能对自己的行为负责,更不能对医护人员的护理给予配合,还有些患者生活不能自理,温饱不知,冷暖不觉。鉴于此,护理人员必须做到恪守慎独,自觉主动、准确按时完成护理任务。那种以为精神科患者"好糊弄",在护理中少做点或做错了也没关系的想法,是极为错误的,是缺乏道德责任感的表现。

4. 正直无私 有一些精神科患者由于精神失常,易产生情感混乱。因而,护理人员在接触异性患者时,态度要自然、端正、稳重、亲疏适度,不可过分殷勤或有轻浮表现,要时刻保持自重、自尊和正直无私。对来院就诊患者的财物要认真清查、保管,并向其家属交代清楚,不能利用患者在价值观念上的紊乱倒错,向患者索取财物,获取不当利益。

5. 保证患者安全 加强病房巡视,保证患者安全是精神科护理的重要内容之一。特别是对于那些

有自伤、自杀企图及伤人毁物行为的患者,要加强监护,严格病房的安全制度管理,定期做好巡视、巡回护理,凡刀、剪、绳、带以及玻璃制品等危险品不得放在病房里,以免造成不安全后果。护士要了解每个患者的病情、心理活动和情绪的变化,注意观察,加强防范,要多做心理护理,开导、鼓励患者树立战胜疾病的信心。

五、肿瘤患者护理伦理

肿瘤发病率从有癌症记录以来,一直呈上升的趋势,特别是过去二三十年以来,肿瘤发病以每年在 3%～5% 的速度在提高,而且在这其中 80% 新发肿瘤发生在中国、印度、巴西等这样的发展中国家。以 2002 年为例,这年世界新发肿瘤是 1100 万,当年死亡病例达到 700 万。肿瘤的死亡率已经成为世界第一,每年肿瘤死亡人数相当于因艾滋病、结核病和疟疾死亡人数的总和。肿瘤正在引起世界,特别是 UICC(国际抗癌联盟)和世界卫生组织(WHO)的重视。从 2000 年开始,国际抗癌联盟(UICC)确定每年 2 月 4 号为世界抗癌日。

(一)肿瘤患者心理特点

肿瘤患者的心理表现程度主要与社会背景、种族和文化教育程度密切相关。

1. 恐惧 表现为与人交往时发生强烈的恐惧感,并采取主动回避的方式。恶性肿瘤——癌症是最令人恐惧的疾病,往往与死亡等同;再加上癌症的治愈率低,化疗、放疗副作用较大,给患者带来极度恐惧。

2. 愤怒 表现为情绪不稳定,易激动,甚至与亲属、病友、医护人员冲突。患者不能忍受癌症带来的痛苦和压力,担心本人对家庭、工作、前途和经济收入带来严重的影响,因此常感到周围一切都不顺心、偏见、固执,不理解周围的人或事。

3. 焦虑 是患者对疾病造成的危害所产生的情绪反应。受疾病本身、家庭、社会和经济条件影响,往往对困难估计过度,过分关注病情变化,对自己本身和环境变化过于敏感,对挫折容易自我责备,情绪起伏特别强烈,增强了自身心理和生理上的痛苦。

4. 孤独 恶性肿瘤患者因不能参加正常社会活动,使生活质量下降。表现为心事重重,敏感多疑,自卑,情绪低落或焦虑紧张,极盼亲人陪伴,很容易产生孤独感,表情淡漠,对诸事都漠不关心。

5. 抑郁 临床特点是情绪低落,对工作、学习、生活及前途丧失信心。常伴有自责,悲哀意念,甚至有自杀企图。研究表明,癌症患者并发抑郁症明显高于普通人群。

(二)肿瘤患者护理的伦理要求

1. 要支持和帮助肿瘤患者及其家属 癌症不仅

影响患者个人,也影响其家庭成员,破坏了家庭的正常秩序。一个人患癌症后,其家属同样要经历一个精神应激和适应期,同样需要护士的关心和帮助。现代护理学已将护理对象由病转为患者、患者家庭和家属。因此护士应走向社会,关心患者及其家属,一方面帮助出院患者适应家庭生活;另一方面在照料患者的同时注意照顾家属情绪,帮助家属在面临失去亲人、遭遇家庭变故时候的心理调节,给予恰当的心理安慰。

2. 要帮助患者发挥潜能促进肌体康复　关于健康和疾病的新概念,近年来已经应用于癌症。传统医学认为,健康和疾病是两个互相依赖的统一体,有病就失去健康,没有病才是健康的;而现代新医学概念认为健康和疾病是两个可以分离的统一体,即使一个人患了癌症,如能充分发挥自我潜能,就是在接受治疗阶段也可以是健康的。护士应帮助患者建立有益促进健康的行为活动,将其作为医疗辅助手段使其在治疗和恢复中发挥作用,充分调动患者积极性,不应使患者过分依赖医护人员和家属。同时,建立健康的生活方式,可以减轻放疗和化疗的副作用,从而提高生活质量。

3. 要做好肿瘤患者的心理护理　肿瘤患者的护理由两方面组成,一是帮助患者完成具体诊治,使之恢复健康;另一方面是从精神方面对患者进行安慰、支持和鼓励,增强患者与疾病作斗争的信心和决心。护理人员除了要有专门医学知识、护理知识外,还要有坚定的职业道德感及良好的素质,要富有同情心,以语言、行为去感化患者,丰富其内心活动,给予患者热情关怀和疏导,树立起战胜疾病的信心,由消极心理状态转化为积极心理状态,从而维持各器官、系统的正常功能,达到心理平衡,增强应激能力,提高免疫功能,从而延长生存期并提高生存质量。

近年来,随着医学模式的转变,护理模式也在由功能制护理向整体护理转变;护理的范围和对象不断地扩大,由医院扩大到社区,由以疾病为中心的护理向以人的健康为中心的全面护理转变。现代医护科技的发展呈现快变之势,新的医疗监护技术和设备不断涌现,都要求尽快提高护理人员的职业素质。目前我国护理人员的职业素质总体是好的,她们中的大多数人已经意识到形势发展的严峻性和尽快提高自身素质的迫切性,且正在努力学习国内外先进的护理经验和技术,不断地创造条件,争取尽快地与国际护理教育和临床实践接轨。但也还有小部分护士对形势认识不清,不能适应现代护理的要求,这就需要我们加强护理伦理教育,尽快地提高护理人员的职业素质,以适应现代护理发展的要求。

小贴士:

　　南丁格尔建立了护士巡视制度,每天夜晚她总是提着风灯巡视病房。夜幕降临时,她提着一盏小小的油灯,沿着崎岖的小路,在4英里之遥的营区里,逐床查看伤病员。士兵们亲切地称她为"提灯女士"、"克里米亚的天使"。伤病员写道:"灯光摇曳着飘过来了,寒夜似乎也充满了温暖……我们几百个伤员躺在那,当她来临时,我们挣扎着去亲吻她那浮动在墙壁上的修长身影,然后再满足地躺回枕头上。"这就是所谓的"壁影之吻"。

思　考　题

1. 护理道德的实质是什么?
2. 护士的职业素质有哪些?
3. 整体护理、心理护理和基础护理的伦理要求是什么?

（徐萍凤）

第七章 预防、保健、康复伦理

医学教育的目的是培养促进人民健康的医生。随着人类的发展进步，医学越来越具有丰富的内涵，从治疗疾病到预防疾病，从保护人群健康发展到更为主动地促进健康、延长生命。保护和促进健康，不仅是卫生事业的根本任务，也是医学伦理学的本质要求。

第一节　环境与健康

环境是人类赖以生存和发展的基本条件，与人们的生老病死关系极为密切。人们赖以生存和发展的环境不断受到威胁，环境的污染、自然生态系统的破坏，不仅危害着当代人的健康和发展，而且必将危及人类子孙后代的繁衍和发展。因此，增强环境保护意识，维护生态平衡，既是医学伦理学研究的重要课题，也是医务工作者义不容辞的责任。

> **案例 7-1**
> **墨西哥湾原油平台泄漏事件**
> 2010 年 4 月 20 日夜间，位于墨西哥湾的"深水地平线"钻井平台发生爆炸并引发大火，大约 36 小时后沉入墨西哥湾，11 名工作人员死亡。事件发生近 3 个月后，英国石油公司 9 月 18 日宣布，新的控油装置已成功罩住水下漏油点，"再无原油流入墨西哥湾"，封堵成功。事件中，沉没的钻井平台每天的漏油量在 12 000 桶到 19 000 桶之间，并且造成海上浮油面积达到一万平方公里以上。此次漏油事件造成了巨大的经济和环境损失，有专家预计，救灾的花费在 10 亿美元左右。墨西哥湾沿岸生态环境正在遭遇"灭顶之灾"，相关专家指出，污染可能导致墨西哥湾沿岸 1000 英里长的湿地和海滩被毁，渔业受损，脆弱的物种灭绝。
> **问题**
> 基于能源需求的开发，人类应承担哪些环境责任？

一、人类的环境及其构成因素

（一）环境及环境因素

环境是围绕着人群的空间及其中可以直接、间接影响人类生活和发展的各种自然因素和社会因素的总和。环境作为一个非常复杂的体系，尚未形成统一的分类方法。其概念随着分类方法不同而异。按环境要素的属性，可分为自然环境和社会环境；按着环境是否受过人类活动的影响，可分为原生环境和次生环境。自然环境是指围绕着人群的空间及其中可以直接或间接影响到人类生活、生产的一切自然形成的物质、能量和自然现象的总体。社会环境由政治、经济和文化等社会因素构成。生活环境是与人类生活关系密切的各种自然的和人工的环境条件，如居住、工作、娱乐和社会活动环境。生态环境是与人类生存和发展有关的生态系统所构成的自然环境。生活环境与生态环境难以用一条明确的界限划分开来。从广义上讲，生态环境可以包括生活环境。

人类赖以生存的自然环境和社会环境中的各种因素，按其属性可分为物理性、化学性、生物性和社会心理性因素。

1. 物理因素　主要包括微小气候、噪声、振动、非电离辐射、电离辐射等。微小气候是指生活环境中空气的温度、湿度、风速和热辐射等因素，对于机体热平衡产生明显影响。环境噪声不仅可妨碍正常的工作、学习及睡眠，而且对听觉等许多功能产生明显影响。非电离辐射按波长分为紫外线、可见光、红外线及由微波、广播通信等设备产生的射频电磁辐射。微波辐射可对神经、心血管、生殖等多个系统产生影响。环境中的电离辐射除某些地区的放射性本底较高外，主要是由于人为活动排放的放射性废弃物造成的。

2. 化学因素　环境中的化学因素成分复杂、种类繁多。大气、水、土壤中含有各种无机和有机化学物质，其中许多成分的含量适宜时是人类生存和维持身体健康必不可少的。但是，在人类的生产和生活活动中将大量的化学物质排放到环境中可造成严重的环境污染。目前，仅美国登记的化学物质就达 700 多万种，每年大约有 1000 种新化学物质投放市场，常用的化学物质为 7 万种。每年约有 3 亿吨有机化学物质排放到环境中，其种类已超过 10 万种。在已经被科学家研究评价的 834 种化学物质中，75 种被确定为人类致癌物，758 种为可疑致癌物。另发现 30 种人类致畸物，1000 多种神经毒物。近年来，陆续发现许多环境化学物质对机体的内分泌功能可造成严重的影响，被称为内分泌干扰物，其对人类健康的危害已愈来愈受到重视。

3. 生物因素　主要包括环境中的细菌、真菌、病毒、寄生虫和生物性变应原(如植物花粉、真菌孢子、尘螨和动物皮屑等)。在正常情况下,空气、水、土壤中均存在着大量微生物,对维持生态平衡具有重要作用。但当环境中的生物种群发生异常变化或环境中有生物性污染时,可对人体健康产生直接、间接或潜在的有害影响。

4. 社会心理因素 人类生活在社会中,社会的经济、政治、文化、教育、科学技术、家庭、生活方式、风俗习惯、卫生服务、人口等因素不仅与人类生活和健康有直接关系,而且各因素之间又互相影响,如社会的政治制度、经济水平及文化传统不仅直接影响人们的文化教育水平、生活方式和卫生服务质量,而且决定了对上述自然环境的保护、利用、改造的政策和措施。社会因素对人类健康的影响不是孤立的,往往通过影响人们的生活生产环境而影响人类的健康,更重要的是通过影响人们的心理状态而影响人类的健康。社会因素与心理因素对人类健康的影响是相辅相成的,关系十分密切,作用紧密结合。随着人们健康观念和医学模式的改变,社会心理因素对人类健康的影响正日益受到人们的重视。

小贴士:

近年来,陆续发现许多环境化学物质(如有机氯化合物、二噁英、毒杀酚等)对机体的内分泌功能可造成严重影响,被称为内分泌干扰物(endocrine disruptors/endocrine disrupting chemicals)。

(二) 人与环境的辩证统一关系

案例 7-2

"生物圈2号"

为了考察人类离开了地球(称为"生物圈1号")能否生存,美国科学家花费近2亿美元和9年时间,在亚利桑那州人工建造了一个占地 $13\ 000\ m^2$ 的模拟地球生态环境的全封闭实验场——"生物圈2号"。它是个有海洋、平原、沼泽、雨林、沙漠、农业区和人类居住区的小生态系统。而且,有电缆与外界连接,保持供电和信息交流。1993年1月,8名科学家入住"生物圈2号",计划在里面生活两年。然而,一年以后,"生物圈2号"的生态状况急转直下,氧气含量从21%下降到14%,二氧化碳和二氧化氮含量直线上升,大气和海水变酸,很多物种死去,而用来吸收二氧化碳的牵牛花却疯长。大部分脊椎动物死亡,所有传粉昆虫的死亡造成靠花粉传播繁殖的植物也全部死亡。其空气质量的恶化直接危及健康,科学家们被迫提前撤出。

问题

导致环境整体的变化以致某一功能的消失的因素可能有哪些?人类的活动能否带来超过环境承受能力的物质、能量的消耗?

1. 人类的生存发展与环境密切相关 人类在生存和发展的历史进程中,长期与环境形成了一种互相联系、相互作用和制约的关系。由于客观环境的多样性和复杂性以及人类特有的改造和利用环境的主观能动性,使环境和人体关系极其复杂,但人类总是和自然环境的各个组成部分处在一个辩证统一的整体中。

人是环境的产物,组成人体的物质都来自其环境。人体内从细胞、原生质、酶到骨骼、肌肉和皮肤等的组织都是由自然环境中水、氧、氢、蛋白质、脂肪、碳水化合物、无机盐类等物质构成。在人生命活动中,机体通过新陈代谢作用不停地与周围环境进行物质交换,以维持机体内环境的稳定和生命活动的正常进行。有研究表明人类的血液和地壳的化学成分及其含量呈现明显的相关性,这充分反映了环境和人体的关系及其在物质上的统一性。

环境与人体密切联系的另一体现,是环境与人的相互依存性。从生物圈这样一个大的生态系统看,人类只是其中的一个组成部分,与其他生物之间互为环境,相互依存,相互受益。如植物的光合作用需要的二氧化碳是人和动物呼出的废气,光合作用释放出的氧气正是人和动物呼吸所需要的。人类不仅从环境得到生存的空间,获得维持生命必需的食物、空气和水,而且接受生态环境提供的全方位、多种多样的生态系统服务,如:对大气化学成分的调节和气候调节,废弃物的净化处理,作物病虫害的生物防治,自然能源,天然药材、木材、燃料、饲料等生产原材料,基因资源,休闲游乐环境,具有美学、艺术、教育、精神及科学价值的文化资源等。这些物质的和精神的、有形的和无形的服务,是难以用经济价值衡量的,往往是人类的力量无法替代的。案例7-2中,20世纪90年代美国耗资巨大的"生物圈二号"实验的失败就是一个例证。因此,人类没有理由不善待地球,与环境和谐相处。

2. 环境与人体的相互作用 包括人对环境和环境对人的双向作用。人的生活和生产活动以各种方式不断地对环境施加影响,环境通过自净或自调控等作用对其影响具有一定的缓冲能力,如对环境污染物具有一定的环境容量,生态系统对其干扰表现出一定的抵抗力和恢复力。但是,这种缓冲能力是有限的,当人类对环境的不良影响在强度上超过其环境容量或抵抗力和恢复力时,则会导致环境恶化、生态破坏。

3. 环境的构成及状态的改变对人体的生理功能产生不同程度的影响　此时，机体会动员其生理调节机能对其变化加以适应。如初次进入高原地区，大气中氧含量稀少，人体则通过增加呼吸空气量、加快血液循环、增加红细胞数量或血红蛋白含量以提高机体携氧能力等机制，适应缺氧环境，维持机体正常生理活动。机体的适应性是人类在长期发展的进程中与环境相互作用而形成的遗传特征。因此，长期生活在不同地区的人群，对各种异常的外环境有着不同的适应性。同时，机体的适应能力还与起作用的环境因素的强度、性质等有关，若某种环境因素作用强度太大，或环境中出现大量新的污染物，超出机体自身的调节能力，则不能适应而出现有害的健康效应，如功能异常、组织结构损伤等病理改变。

二、环境污染及其对健康的影响

18世纪末，随着工业革命的扩展，环境污染与生态破坏日趋严重，引起了社会的重视。许多传统科学开始从不同的角度和层次研究保护环境、消除污染的技术以及人与环境的关系。许多防治污染的工程技术迅速发展起来。随着社会生产力和科学技术的突飞猛进，人口数量激增，人类活动对环境的冲击力大大增强，全球范围内的环境污染与生态破坏日益严重。20世纪70年代，环境问题作为世界性重大问题之一被列入各国政治家、科学家们的议事日程。许多国家动用大量的人力、物力、财力防治环境污染与生态破坏。现代工业迅猛发展，城市人口急剧增长，工业废水、废气、废渣的污染形成的公害，夺去了成千上万人的生命，同时威胁人类生命的癌症、脑血管和心脏病以及畸胎和一些非特异性疾病的发病率增高，引起人们对环境的广泛重视，研究环境对健康的影响涉及医学中的许多学科。

案例7-3

博帕尔事件

1984年12月3日凌晨，设在印度博帕尔的美国联合碳化物公司的一家农药厂发生异氰酸甲酯毒气泄漏事件。到12月底，该地区已死亡2万多人，5万多人失明，近20万人致残。数千头牲畜也被毒死，渐渐地满街遍布死狗、死畜，发出阵阵恶臭，印度政府不得不派军队用起重机运走这些畜尸。受这起事件影响的人口多达150余万，约占博帕尔市总人口的一半。1989年2月14日，美国这家公司表示同意印度最高法院对博帕尔惨案作出的判决，赔偿4.7亿美元。

问题

环境有害物质的来源有哪些？能否避免博帕尔事件的发生？

（一）环境污染物的来源

进入环境并能引起环境污染的物质叫做环境污染物。环境污染物分生物性、物理性和化学性污染物。目前，环境污染以化学性污染物为主。各种污染物主要来源如下：

1. 生产性污染　生产过程中形成的"废气、废水、废渣"，称为工业"三废"。"三废"中含有大量对人体健康有害的物质，如未经处理或处理不当，就大量排放到环境中，就可能造成空气、水、土壤等环境的污染。农业生产过程中长期、广泛使用各类农药（如杀虫剂、杀菌剂、除草剂、植物生长调节剂等），可造成农作物、畜产品及野生生物中的农药残留，空气、水、土壤也可能受到不同程度的污染。生产性污染一般是有组织排放，污染物量大，污染物成分复杂、毒性大，但较易于治理。

2. 生活性污染　随着人口的不断增长和消费水平的提高，生活性"三废"的产量在不断地上升。特别是在一些大中城市，随着污染严重的一些工厂外迁，生活性污染已成为城市污染的主要来源。日常生活中产生的污水、垃圾、粪便等废弃物若处理不当，不仅可污染空气、水、土壤，还是滋生蚊蝇的重要原因。随着工业的发展，生活性"三废"的性质和成分也发生了很大变化，如生活垃圾中塑料及其他高分子化合物大量增加，给无害化处理增加了难度。

3. 医源性污染　医院作为防病治病的重要场所，其自身环境极易受到污染。如果医院的排污不符合国家标准、固体废弃物未按要求进行处理就容易成为周围环境的污染源。一般来说，医院的污染主要来自医疗活动中产生的污水、污物，尤以病原微生物的污染最为重要，是消毒处理的主要对象。但是化学污染及放射性物质污染也不容忽视，防护不慎对社会、对环境危害很大。

4. 其他污染　随着经济的发展，汽车数量迅速增加，交通运输工具产生的噪声、振动和废气污染物随之快速增多；电磁波通讯设备可产生的微波和其他电磁辐射波；原子能和放射性核素设备所排放的各类放射性废弃物和飘尘；火山爆发、森林大火、地震等自然灾害所释放的大量烟尘、废气等，都可使自然环境受到不同程度的污染，并造成不良后果。

（二）环境污染对人类健康的影响

1. 特异性损害 由环境致病因素引起的特异性损害主要表现为以下几方面：

（1）急性作用：当工厂发生事故性泄漏或一次性排放大量有毒物质，或在环境污染很严重的情况下出现特殊的气象条件，就可引起急性或亚急性中毒。历史上发生在英国伦敦、美国洛杉矶等地的各种烟雾事件，案例7-3中1984年发生在印度博帕尔市的"异氰酸甲酯泄漏事件"等均为急性损害。

（2）慢性作用：环境污染物造成的慢性损害，主要表现为慢性中毒。20世纪50年代到60年代在日本发生的水俣病，就是由于环境污染造成的慢性中毒。在生产环境中，由各种生产性毒物引起的慢性职业中毒更为常见。

（3）影响免疫功能：环境化学物对免疫系统的影响包括三种方式。一是环境毒物对免疫功能的抑制，如某些环境污染物可使机体的免疫反应过程的某一个或多个环节发生障碍而出现免疫抑制作用，包括对体液免疫功能、细胞免疫功能、单核-吞噬细胞系统及对自然杀伤细胞的影响。环境中具有免疫抑制作用的主要有多卤代芳香烃类及多环芳烃类化合物、金属类毒物、某些农药、某些药物、电离辐射等。二是化学物作为致敏原引起机体变态反应，如这些化学物进入体内可与组织蛋白结合，形成具有免疫原性的物质，即抗原，然后刺激机体产生相应的致敏淋巴细胞或抗体，在机体第二次接触到致敏原时，则发生变态反应。环境化学物可以引起Ⅰ—Ⅳ型变态反应。三是有少数环境化学物可引起自身免疫反应，如氯乙烯、某些药品、食品添加剂等。

（4）致癌作用：有学者研究认为，人类癌症80%～90%与环境因素有关。研究表明，受污染的外界环境中存在着各种致癌因素，包括生物因素、物理因素和化学因素，其中最主要的是化学致癌因素（约占90%）。20世纪后半叶，人类对大量化学物质进行了致癌性的筛选、鉴定和评价，目前已对2 000多种化学物质或接触环境进行了致癌性研究。

（5）致畸作用：致畸作用是指在妊娠期接触外界环境因素而引起后代结构畸形的作用。致畸作用是发育毒性的一种表现。20世纪60年代初，震惊世界的反应停（沙利度胺）事件造成28个国家地区出生8000多个短肢畸形儿。环境中的放射线照射、某些药物和化学毒及风疹病毒等，均可干扰胚胎的正常发育，造成胎儿畸形。尽管引起先天性畸形的原因除与母体/胚胎接触化学毒物和药物有关外，还受遗传因素、孕妇的健康状况、胎儿本身的疾病情况等因素影响，但环境因素所致的畸形越来越受到人们的重视。

（6）致突变作用：突变是指遗传机制本身的变化及引起的变异，实际上是遗传物质的一种可遗传的变异。致突变作用有基因突变和染色体畸变两种表现形式。基因突变，又称点突变，是指DNA的碱基组成或排列顺序发生了改变。染色体畸变，即染色体结构和数目的改变，染色体畸变大多数伴有基因数量和结构的改变。环境致突变物对遗传机制的损伤如果发生在生殖细胞，可能导致不孕、早产、死胎或畸形及遗传性疾病；如果发生在体细胞，可导致一些疾病发生，最严重的是恶性肿瘤形成。环境中一些化学性毒物、物理因素（如X射线、紫外线等）及生物因素有致突变作用。

2. 非特异性损害 环境污染物对人类健康的损害除表现为上述特异性作用外，还可出现一系列非特异性损害，一般表现为常见病、多发病的患病率增加，人体抵抗力下降，劳动能力降低等。一些流行病学调查资料表明，受二氧化硫严重污染地区的居民上呼吸道感染患病率上升，接触含二氧化硅粉尘的人群肺结核患病率增高等。

由于各种人为的或自然的因素，使环境的构成或状态发生了变化，环境质量恶化，扰乱和破坏了生态系统的平衡和人类正常的生活与生产环境，对人类健康造成直接、间接或潜在的有害影响，称为环境污染。因严重的环境污染引起环境破坏，给人类生活和健康造成危害者，称为公害，如案例7-3所述发生在印度博帕尔邦的化工厂爆炸事件，为世界著名的公害事件之一。由于严重环境污染而引起的某种地区性疾病称之为公害病。

三、新的健康观念下人类的道德责任

（一）确立人与自然和谐相处的核心价值

人类与环境的辩证关系越来越让人们认识到人类并不是自然的主宰，而是大自然的一个成员。人与自然共生共存共荣的思想应该是人类的价值中心，追求人类的活动与大自然的协调是人类最高尚的境界。人类必须要改变在人和自然的关系上的长期的"人类中心论"的观念，树立起保护自然环境就是保护我们人类自己的新观念，努力做到人类生存和发展与自然环境的保护和保持相一致，以达到人和自然的和谐发展。

（二）研究人类所处的内外环境对健康的影响

新的健康观念和人人健康的目标要求医务人员做到不仅要关心疾病本身，还要关心人类所处的内外环境，必须研究人类生活和劳动所处的内外环境对健康的影响。个体内部环境包括遗传、体质等，外界环境指自然和社会环境。研究环境中各种因素对机体作用的规律,就是为改善环境条件、利用环境中有利的因素以促进健康,消除有害因素,为防治疾病提供对策,为国家医疗卫生事业的宏观政策提供依据。运用一切必要手段,调节和保护生态平衡,为人类的生存发展创造良好的外部环境,协调和监督其他部门做好卫生保健工作。

（三）落实环境保护的各项措施

要采取切实措施治理工业、农业和生活中环境污染的来源。应在工业企业设计和生产过程中采取有效措施,如合理布局工业企业,改革工艺、综合利用,力求做到不排放或少排放"三废"。对于不得不排放的"三废",在排放前要采取经济、有效的方法加以净化。要加强农药的管理,选用在环境中容易分解,且不易在生物体内富集的高效低毒的新农药,以替代毒性大、残留期长的农药,推广生物治虫。通过合理使用农药、减少农药残留,加强污水灌溉农田的卫生管理。防止噪声污染,减少垃圾、粪便、污水等生活污染。

（四）保持生态环境的可持续发展

人类对自然资源的开发和利用,不仅要对当代人负责,而且要对子孙后代负责。人类应合理节制自己的需要,珍惜每一份自然资源,每一种野生生物,保护好生态环境,处理好生态平衡、经济发展和社会发展三者关系,促进社会采用正确的决策,创造有利于健康的自然环境、社会环境。把一个完好的地球和健全的生态环境传递给后代,是人类所应该具有的道德责任和义务。

第二节　预防伦理

随着社会的发展和医学模式的转变,人们的健康观念也发生了相应的改变,由消极地治疗疾病保持健康,到积极地预防疾病促进健康。健康的范围也由个体健康扩大到群体健康。健康的要求也由生理健康发展到心理健康。健康的内涵已经逐步由生物健康的领域扩展到社会健康的领域。目前,健康被视为人们的基本需求,人类健康也成为衡量一个国家社会进步和综合国力的重要标志之一。因此,疾病预防将成为人类发展所不可缺少的重要部分和终极目标。

> **案例 7-4**
> **传染病依然严重威胁着人民的健康**
> 　目前,严重的传染病仍然在全球一些地区流行。1990 年以来,鼠疫疫源地鼠间鼠疫活跃,人间鼠疫明显增加。我国 2004 年鼠疫全年报告发病数 22 例,死亡 9 人,病死率高达 40.91%。霍乱自 1961 年传入我国以后,一直呈周期性流行,形势依然十分严峻,2004 年全国共报告发病数 244 例,死亡 1 人。病毒性肝炎、结核病出现高流

> 行率。甲型肝炎在世界范围曾多次爆发流行,乙型肝炎已是全球瞩目的世界性灾难,丙型肝炎及戊型肝炎发病也在增加。在我国乙型肝炎病毒感染的流行率达 10%,有的地区高达 20%。结核病尚未得到控制,目前结核病是我国发病人数最多的传染病,患者数位居世界第二,每年因结核病死亡的达 15 万人。卫生部 2004 年全国法定报告传染病疫情显示:我国 2004 年甲、乙类传染病发病总数为 318 万多例,死亡 7151 人。全年除脊髓灰质炎无发病、死亡外,其余传染病均有报告。发病数居前五位的病种为:肺结核、乙型肝炎、痢疾、淋病、甲型肝炎,占发病总数的 85.01%。死亡数居前五位的病种依次为:狂犬病、肺结核、乙型肝炎、艾滋病、新生儿破伤风,占死亡总数的 82.65%。除此之外,我国每年饱受流感之苦的人数达 1 亿之多。
> **问题**
> 　在治疗手段不断进步的时代,为什么传染病的威胁依然存在?

一、预防医学及其特点

（一）预防医学的含义和作用

预防医学是在预防为主的思想指导下,以人群为主要研究对象,运用基础科学、临床医学、医学统计学、流行病学、环境卫生科学、社会和行为科学以及宏观和微观相结合的方法,研究如何通过采取适当的干预措施达到防止疾病发生、控制疾病发展、尽可能维持和恢复机体功能、最终达到预防疾病、促进个体和群体健康,提高生命质量为目的医学科学。如案例 7-3,目前传染病的死因顺位虽然后移,但其仍然是发病率很高的一组疾病。除计划免疫范围内的传染病控制较好以外,其他传染病均未得到有效控制,疫情不稳定,造成传染病流行的基本条件并没有彻底根除。传染病控制工作仍然是一项具有长期性、艰巨性和复杂性的工作,在预防策略和具体措施上稍一松懈,就会使全球传染病发病率大幅度回升,对人类健康造成严重威胁。因此,今后很长一段时期内,对传染病的防治工作仍将是预防医学的一项重要任务。

预防医学是从临床医学、基础医学发展分化而来的,它探查自然和社会环境因素对人群健康和疾病作用的规律,分析环境中主要致病因素对人群健康的影响,制定防治对策,并通过公共卫生措施达到促进健康和预防疾病的目的。预防医学能够以其特有的方式解决临床医学所不能解决的问题,在某些情况下,预防更有利于保护人们的健康,例如大部分职业病、癌症、艾滋病等疾病只能采用预防的措施才能使人们

摆脱其危害,而临床治疗远远达不到这种效果。随着现代医学的飞速发展,人们对提高健康水平和生活质量的要求不断增长,国内外学者又提出了预防、医疗、康复、保健一体化的大医学、大预防的观点。WHO宪章中对健康下的定义为:"健康不仅是没有疾病或虚弱,而是要有一种健全的身心状态和适应能力。"一切医学工作者都应该拥有很强的预防医学观念,全面掌握疾病预防的知识和技能,运用预防的手段来提高人们的健康水平,才能肩负起预防疾病维护健康的历史重任。

(二) 预防医学的特点

与疾病的诊断、治疗、康复、保健相比,疾病的预防有以下特点:

1. 着眼于群体,着眼于健康与亚健康人群 疾病的预防控制包括个体和群体,但因疾病的群体预防效果评价优于个体预防,所以预防工作的主要内容和对象更多是群体。预防控制疾病的策略更侧重保护群体健康的利益。常常使用群众运动和法律手段来达到目的,如《职业病防治法》《生活饮用水标准》等法律法规都是以整个人群为卫生服务策略,因此具有群体性和宽泛性。

2. 防控措施具有前瞻性和全程性 疾病预防的着眼点起始于疾病发生之前,并贯穿于疾病发生发展的全过程。以某种形式防止和延缓疾病所采取的措施,其功效应全面覆盖于疾病之前、疾病之中和疾病之末,这是疾病三级预防全程化的真谛所在,而不像临床医学那样,在疾病发生之后再采取治疗手段。预防医学是从病因的源头开始防止疾病的发生,针对影响健康的主要因素和造成疾病流行的诸多潜在因素,采取有效措施,治理、改善和优化人类的自然和社会环境。

3. 思维方式的宏观性 疾病预防的作用并非局限于疾病、个人本身,而将人类放到自然环境、社会环境、心理环境等大背景中加以考察,这既是预防医学的特定的思维模式,也是疾病预防的主要工作途径和工作方法。基础医学侧重于研究细胞核分子水平的结构及其功能与代谢变化,临床医学侧重器官、系统、个体疾病的诊断与治疗,而预防医学则侧重于研究人群、社区、生物界、地球、环境等宏观领域对健康的影响,其知识领域更加宽泛和边缘化。

4. 预防工作具有较强的行政性和社会性 在健康促进、卫生资源提供、卫生政策制定、全球性流行性疾病的控制等方面,都需要社会各部门和全体人民的大力协调和参与,经常需要以各国合作的方式开展联合行动。健康问题是社会群体问题,也是全球性国际问题。政府机构和国际社会都有责任从可持续性发展的角度,以公平有效的原则,来提供充分完善的医疗卫生服务,从而提高全人类预防疾病、维护健康的

水平。强制性地在社会上和国际上采取某些预防措施,是保证实现全体居民根本利益的行政行为,是疾病预防具有普遍社会价值的重要体现,也是疾病预防工作行政性和社会性职能的反映。

小贴士:

危险度评价(risk assessment):对环境中有害物质可能引起的健康效应及其危害程度进行定性和定量评价,并预测环境有害物质对暴露人群可能产生的有害效应的概率。进行危险度评价必须借助于毒理学、流行病学、统计学及监测学等多学科的研究成果。

二、预防医学工作的道德价值

案例7-5

我国卫生工作取得的成绩

我国新中国成立前属于瘟疫和饥荒时期。新中国成立以后,几十年来由于认真贯彻了卫生工作方针,使我国卫生工作有了很大的发展,取得了举世瞩目的成就。在20世纪60年代初期,我国是第一个宣布消灭天花的国家,比世界范围的天花绝灭提前了10年,并陆续消灭和基本消灭了占典生物型霍乱、鼠疫、回归热、黑热病、斑疹伤寒等严重危害人民健康的传染病。很多地方病,如血吸虫病、疟疾、丝虫病已基本控制。全国传染病发病率已从1963年的3200/10万,下降到1989年的466/10万,死亡率从20/10万,下降到1.49/10万。由于贯彻执行了一系列法规条例、卫生标准和管理办法,如食品卫生法、传染病防治法、母婴保健法、学校卫生工作条例等,使工、矿劳动条件逐步得到改善,中小学生体质得到了提高,进一步保障了人群的健康。人口平均寿命在建国前为35岁,到2000年人均期望寿命已达71.4岁。我国经济尚不发达,属发展中国家,而居民的一些重要健康指标如出生率、死亡率、期望寿命等,已超过其他发展中国家,高于世界平均水平,有些指标已接近发达国家的水平。

问题

从人群健康效益的角度比较一下临床医学和预防医学所采取的对策有何不同?

预防医学是医学体系中相对独立的一个方面,它是在临床医学、基础医学和社会学的基础上,为了更好体现医学的目的和价值而发展起来的。预防医学与临床医学同属于应用医学,它们与基础医学共同组成现代医学。

预防医学与临床医学有联系也有区别。两者共

同点是,它们的根本目的是一致的,即都是为人民的身心健康服务。不同的是,临床医学的工作对象主要是个体患者,其主要任务在于治疗疾病,促进康复;而预防医学的工作对象是社会人群,主要任务是预防疾病在人群中的流行,针对造成疾病流行的诸多潜在因素,采取有效措施,治理、改善和优化人类的自然和社会环境,消除导致疾病发生和流行的直接和间接根源,从而发挥出巨大的社会和经济效益。由于预防医学的服务对象具有广泛的群众性,由此决定了预防医学工作中的道德特殊性,主要表现有以下四个方面:

(一) 价值导向具有超前性

人类很早就产生了有关预防的思想,如《易经》中有"君子以思患而预防之"的说法,《黄帝内经》中提出"圣人不治已病治未病",这些都是预防医学的思想基础。不过在 19 世纪中叶之前的预防仅限于以个体为对象的预防。直到 19 世纪后半叶,法国科学家巴斯德实验证实传染病是由病原微生物引起,病原微生物在致病的同时能诱发免疫性,并亲自研制疫苗,开创了科学的预防接种方法。由此,生物医学的基本框架和积极预防的医学思想正式确立。也就在这一时期(19 世纪末到 20 世纪初)出现了第一次卫生革命,主要任务是防止传染病和寄生虫病,也是个体预防向群体预防发展的标志。20 世纪中期以后,随着疾病谱和死因顺位发生的变化,疾病预防的重点从急性传染病转向慢性疾病、老年退行性疾病及生活方式病,这就是 20 世纪 60 年代开始的第二次卫生革命。

预防医学的思想和成就体现了一种超前的价值导向,这就是可以通过某些措施和手段,使人们减少或免遭疾病之苦。这种价值导向超前性的道德特点始于对生物医学的深刻理解,但又远远超出生物医学的领域。特别是当生物—心理—社会医学模式取代生物医学模式的统治地位而成为一种公认的医学模式之后,预防医学超前的价值导向特征更为突出:新的医学模式揭示了我们更多面对的主要是各种慢性病、老年病、非感染性疾病,生成这些疾病的根源不仅有生物方面的原因,而且更多地来自社会、环境、行为、习惯、心理等方面的因素。显然,单纯生物学的办法是制服不了这些疾病的。要获得第二次卫生革命的胜利,不仅要发展生物医学,采用生物学手段,更需要从社会、心理等多方面努力,必然要从人与其生存环境的关系之中寻找和确定更高、更加超前的价值导向。这就是说,必须转换医学观点,按照生物—心理—社会医学的要求,防治结合,以预防为主,综合防治疾病与维护健康。

(二) 价值实现具有社会性

预防医学价值的实现体现在增加了全社会和每个人的利益总量。例如,为了预防传染病和控制地方病的流行,国家投入人力、财力、物力,在控制和消灭疫源,切断传播途径,保护易感人群,改善人们的工作和生活条件,保护环境等方面,制定诸多政策并予以实施。作为预防医学工作者,要牢固树立对人民的健康负责、对社会负责的观念,一切工作以大多数人民群众为出发点。要从特定环境下特定社会人群的实际出发,研究和探索引起疾病流行的可能情况和潜在因素,并采取相应的措施,就可以有效地避免那些有害因素对健康的危害,充分地发挥人的生命潜能,延长生命期限和改善生活质量。由于预防避免或延迟了疾病的发生,中止或减缓了可预防疾病的医疗费用的支出,同时也提高了社会生产力,所以,预防无论是对个人还是社会,都具有明显的社会和经济效益,即"一盎司的预防胜于一英镑的治疗"。

为了有效预防传染病和控制地方病的流行,除了国家的投入、预防工作者认真履行职责以外,还必须争取全社会的支持。特别是预防工作者的工作对象主要是健康的社会人群,而工作内容又与人们的工作生活环境紧密相关,其工作价值常常不易被人们所深刻理解。如水源,生活区居住条件,粪便、垃圾等集中、规范管理,可能会使一些人感到不便。在进行这类工作时,不仅要服从工作任务的要求,也要充分考虑涉及工作关系和人际关系等方面的道德要求。这是预防医学价值实现的社会性所决定的。

(三) 价值评估具有滞后性

预防医学工作能带来巨大的社会效益和经济效益,但这种效益往往不能马上得以体现,需要经过一段较长的时间才能显现。而且这种效益往往不是有形的、能够让人直接感知的,而是无形的、效益巨大又不容易估量的。例如,世界卫生组织 1979 年 10 月 26 日正式宣布消灭了天花以后,各国政府节省了每年用于种痘、检疫等方面的开支达数十亿美元。现在,预防接种方面瞄准的下一个目标是消灭脊髓灰质炎。在我国,这方面的工作已获得相当大的进展。而在 20 世纪 70、80 年代,我国也曾因工作的不到位而蒙受过巨大损失。如 1982 年初,辽宁某地暴发流行性脊髓灰质炎,仅 1～10 月统计,该地区发病人数竟高达全省同期发病总数的 88%,小儿麻痹致残达 93%,病死率近 8%。究其原因,是因为多年来该地区没有很好落实口服糖丸的免疫规划,致使少儿中疫苗漏服率过高,没有形成有效的人群免疫屏障,给人民的生命和健康以及国家的经济带来不应有的损失。又如,儿童计划免疫接种、食盐加碘防治碘缺乏病、预防性卫生监督等工作的价值评估都是滞后和无形的。也正是因为预防医学价值评估的滞后性和无形性,也往往造成一些政府官员、群众,甚至医务工作者忽视预防医学工作的重要性和所带来的潜在价值。特别是像涉及改造自然环境和社会环境这类复杂巨大的系统工程,其见效更是缓慢。但一旦见效后,其意义和价值常常不可估量。因此,我们必须充分认识预防医学工作价值评估滞后性的特点,用长远的眼光看待分析问题,指导工作,避免急功近利的短期行为。

(四) 价值目标具有社会公益性

社会公益性原则是指医疗卫生事业应以公众的利益为出发点,应使大多数人受益。预防医学工作从根本上体现了公益性,这是预防医学道德最主要的特点。因为患者在人群中是少数,如果卫生政策以"治疗为主",一方面不能有效防治疾病,另一方面卫生经费受益者是少数患者。而以预防为主,则可使大多数人(也包括患者在内)受益,并可有效地减少疾病,提高广大人民群众的健康水平,案例 7-5 用我国卫生工作取得的成绩雄辩地说明了这一点。

1977 年,第 30 届世界卫生大会通过了举世闻名的"2000 年人人享有卫生保健"的决议,指出世界卫生组织和各国政府在未来数十年中的主要社会目标应该是:到 2000 年使世界上所有的人都达到在社会和经济生活两方面富有成效的那种健康水平。这一决议的内容是面向基层,面向社会,为每个家庭、每个人服务,代表了人民群众的切身利益,是社会健康道德观的体现,其实施步骤贯穿了预防为主的思想,并最终实现社会效益的最大化——人人享有健康保健。

三、预防医学工作者的道德责任

预防医学工作者的道德责任,本质上是职业责任的道德化。预防医学工作者有别于临床医学工作者的道德责任,归纳起来主要有五个方面。

(一) 宣传大卫生观,贯彻预防为主的方针,增强预防医学道德责任感

无论临床医学工作者还是预防医学工作者,都应牢固树立"预防为主,防治结合"的观念,把它作为一项最基本的道德要求。但作为预防医学工作者,深入贯彻预防为主的方针,宣传和普及大卫生观念,相对而言是更为直接的道德责任。因为防病较之治病对人体保持健康具有更重要的意义,说明预防工作的重要性。预防医学工作者要热爱自己从事的事业,要把这个专业当做自己为之终身奉献的事业,全心全意为人民的健康服务。

所谓大卫生观,是相对于人们常常把卫生局限于自然环境(主要指土壤、植被、水质、空气等)的净化和美化而言的,大卫生概念考虑到了更广泛的影响健康的因素。人们的身心健康并不仅仅与自然环境意义上的卫生相联系,在新的医学模式中,它还直接与社会环境(包括社会的政治制度、经济状况、文化教育、婚恋家庭、哲学信仰、伦理道德等诸多方面)相关联。大卫生观包括了自然环境和社会环境两个方面改善和优化的内容,同时要求人们树立卫生是生产力的重要组成部分;是全社会的事业,必须人人参与;始终坚持疾病的生物预防和社会预防相结合等观念。大卫生观的基本思想是:着眼于卫生系统的动态性与开放性及其与整个社会大系统的密切联系;强调政府及全社会的共同参与和科学的协调管理;以"健康为人人,人人为健康"和实现初级卫生保健,重点在农村为主要内容,为人民提供良好的生活质量和环境质量,最终实现人人享有健康的目标。

(二) 坚持对社会人群整体负责,突出健康教育,促进健康的生活方式

现代社会,无论西方发达国家还是我国,主要死因已不再是传染病和营养不良,而是冠心病、肿瘤、中风等慢性病以及意外伤害等。这些疾病主要是行为因素造成的,如吸烟、酗酒、不良饮食习惯以及缺少锻炼等。西方发达国家较早认识到不良生活方式对人体健康的危害,美国卫生总署 1979 年在一份报告中声称:"1976 年美国死亡率中有一半是由于不健康的行为或生活方式所致,另有 20% 由于环境因素,20% 由于生物因素,只有 10% 是由于不适当的健康服务所致"。而 1974 年加拿大政府出版的《加拿大人民健康的新前景》一书中,明确指出了个人生活方式及环境的改善是降低死亡率及患病率最有效的途径。许多发达国家通过健康教育,改变了人们的生活方式,从而大大降低了冠心病和中风的发病率和死亡率。如芬兰的北卡里亚,1972 年开始推行以预防冠心病为主的健康教育项目,15 年后,人群总吸烟率从 52% 下降到 35%,吸烟量下降 28%,而中年男性冠心病死亡率下降 38%。大量事实表明,人类许多重大健康问题和过早死亡可以通过改变人类的行为及生活方式而预防。

我国将健康教育作为预防医学的重要思想和内容提出是在 80 年代后期。虽然起步较晚,但历史赋予了她强大的生命力。1989 年第 42 届世界卫生大会上,中国等十一个国家代表团联合提出《健康教育决议草案》,紧急呼吁会员国,保证将健康教育和健康促进作为初级卫生保健的基本内容,列入卫生发展战略;对卫生及有关人员进行健康教育原则及实践方面的培训;积极促使宣传机构参与公众的健康教育和健康促进,支持人人享有卫生保健的国家战略等。全国爱国卫生运动委员会和卫生部也都明确要求,各级爱委会和卫生行政部门要认真规划和领导,把进一步加强健康教育工作作为搞好爱国卫生、深化改革的一项重要内容和发展卫生事业的重要项目长期抓下去,做出显著成绩。我国执业医师法第二十二条第五款要求医师宣传卫生保健知识,对患者进行健康教育。作为预防医学工作者的道德责任,更是首当其冲,责无旁贷。

（三）普及与维护公共卫生，推动社会文明与进步

在我国，普及与维护公共卫生最常用和有效的手段是大力开展全民的爱国卫生运动。但它作为社会的职能分工，则属于预防医学范畴。普及与维护公共卫生是预防医学工作者的天职，也是社会文明与进步的需要和标志。普及与维护公共卫生，主要是治理各种工业的和生活的污染，净化和美化人类的自然生存环境。

预防医学工作很大程度上是一种卫生示范活动，即通过一系列的示范手段，让人们懂得怎样做才是卫生的，才是对健康有益的。因此，预防医学工作者自身的榜样作用显得格外重要。宣传吸烟有害健康，不仅危害自己，而且殃及他人，自己首先不要吸烟；教育别人酗酒、暴饮暴食以及随地吐痰等是不健康不文明的行为，自己就应当避免酗酒、暴饮暴食和随地吐痰；号召大家要重视个人卫生和环境卫生，自己就要居家整洁、穿着得体卫生，不乱倒垃圾污水，注意公共场所卫生保护。总之，要求别人做到的，只有自己首先模范地做到才有说服力；要求别人不做的，自己就首先保证绝对不做。

（四）全心全意为人民群众健康服务，控制人群疾病发生

疾病预防工作是社会性和群众性的事业，维护全社会人群的健康利益，全心全意为人民群众防病治病，是预防医学道德的出发点和归宿。卫生预防工作必须从多方面，通过各种途径来保护人民群众的健康，保障社会生产和生活的正常进行。如防疫工作、保健工作、卫生监督工作、环境保护工作，"三废"的综合整治和利用等，都直接与广大人民群众的健康利益密切相关，都是卫生预防工作的基本内容。在全社会人群整体的利益与个体、局部利益的关系问题上，应当始终把全社会人群整体的利益放在首位。开展各种检疫和对传染病、地方病、流行病的调查与实施隔离，以及对健康人群进行免疫接种等。对传染病、地方病、流行病进行及时的调查与实施隔离，可以有效阻断疫情的发展，并及时分析找出原因，采取针对性措施，使疫情得以控制直至消灭。对健康人群实行免疫接种，可以用最小的投入确保人们免于罹患形形色色的烈性传染病。在这些预防工作中，可能会对某些个人、单位或局部地区的利益有所妨碍，但只要对社会人群整体的利益是有利的，就必须使个体、局部的利益服从整体利益。

（五）严格执行法律法规，秉公执法，清正廉洁

预防工作中许多要求与规定是以国家卫生法规的形式体现的。这些法规以广大人民群众的根本利益为出发点，不但反映了人民群众的近期利益，更反映了长期利益。预防工作的有关法规不但在卫生工作中数量最多，而且范围广，条款细，执行难度大。预防医学工作者在执行公务的时候，许多情况下以执法者的面貌出现，应当热情地宣传卫生法规，使群众知法、懂法、守法。执法必须严明，严格照章办事，才能保证工作顺利进行和取得应有成效。秉公执法的前提是自己必须清正廉洁。不能出于一己之利而置有关法规于不顾，徇私情而贻害社会。执法的过程中，要廉洁奉公，不凭借手中的权力徇私舞弊，不得利用卫生监督活动的某些环节，向被监督者索要财物，谋取私利。更要注意执法的准确性，杜绝滥施处罚或产生渎职、失职行为，建立内部制约机制，加强卫生监督机构的廉政建设，对卫生行政执法行为实行有效的监督。如果卫生执法者缺乏道德观念和法制观念，玩忽职守甚至滥用职权，应受到上级主管部门给予直接责任人员的行政处分。构成犯罪的，应由司法机关依法追究直接责任人员的刑事责任。因此，作为预防医学工作者，必须加强自身道德修养，秉公执法，以自己的实际行动维护卫生法规的严肃性。

小贴士：

健康决定因素（determinants of health）指决定个体和人群健康状态的因素。1974 年，加拿大卫生与福利部前部长 Marc Lalonde 发表一篇题为"A New Perspective on the Health of Canadians"的著名报告，把影响健康的众多因素归纳为 4 大类：人类生物学、生活方式、环境以及卫生服务的可得性。

第三节　保健伦理

保健医学适应新的医学模式的变化，在进行医学干预的同时，将人置身于自然和社会中，综合地开展健康服务。它以促进人们的健康，提升人们的健康质量，增强人们的健康能力为目标，因而涉及人的基本权利的实现，政府的责任、适当的策略与措施等社会多领域活动，具有十分重要的道德意义。

案例 7-6

减少风险，促进健康

2002 年，世界卫生组织发表了年度世界卫生报告《减少风险，促进健康》。报告定量地介绍了当今世界最重要的人类健康风险所造成的疾病、残疾和死亡。报告根据这一系列危险因素造成的疾病负担提出了全球和地区两级的十大危险因素。在全球级别上，十大危险因素是：低出生体重、不安全性行为、高血压、吸烟、饮酒、不安全的饮用水和不安全的卫生设施及卫生习惯、缺

铁、固体燃料释放的室内烟气、高胆固醇、肥胖。这些因素导致的死亡合计占世界范围全部死亡的1/3以上。报告表明,相对少数的几种危险因素造成大量过早死亡,造成的疾病负担在全球疾病负担中所占的比例很大。例如,在撒哈拉以南非洲地区和东南亚许多发展中国家,全部疾病负担中至少有30%可归因于上述十大危险因素中的不到五种。在发展中国家,单是低出生体重一项每年就造成将近600万名儿童死亡。美洲、欧洲和亚太地区工业化程度最高的国家,全部疾病负担中有1/3归因于烟草使用、饮酒、高血压、高胆固醇和肥胖。更有甚者,作为世界最大死因的心血管疾病有3/4以上归因于吸烟、高血压或胆固醇,有的则是3种因素并存。报告从多方面表明人们正生活在危险之中,各种危险因素大多与生活方式、特别是与消费方式存在着很强的联系。报告警告说,如要进一步提高全球健康水平和降低疾病负担,各国现在起就需要采取控制政策,否则不安全的性行为和烟草消费等风险可在今后几十年内造成全球死亡人数大量增加,有些国家人口的预期寿命可减少20年。

问题

根据你的观察,死亡顺位的改变带来的疾病负担增加给我们的生活带来了什么启示? 从保健的角度怎么减轻不良的生活方式和行为因素对健康的影响?

一、健康的现代概念和卫生保健

(一) 健康概念的变迁

长期以来,人们对健康的理解在不同时期有不同的含义。中国传统医学对健康的认识是:"阴平阳秘,精神乃治;阴阳离决,精气乃绝;正气内存,邪不可干;邪之所凑,其气必虚"。他们用阴阳、正邪来解释人体健康问题,强调人体内部、机体与心理、人与自然的和谐统一。古希腊医生希波克拉底创立了"四体液"学说,认为人体存在血液、黏液、黄胆汁和黑胆汁。当四体液比例适当,处于平衡状态时,则健康存焉,反之健康则损。

传统的生物学健康观产生于19世纪中叶"细胞学说"确立之后。该健康观认为"健康就是生物学上的适应,机体处于内稳定状态"。世界卫生组织(WHO)宪章中对健康的解释是:健康不仅仅是没有疾病、虚弱或缺陷,而且是在整个生理上、心理上和社会适应上的完好状态。该定义把健康解释为一种"状态"(state),人的健康状况往往波动于健康与疾病之间的过程中。这是最初的三位一体的健康概念。到

了1984~1989年,世界卫生组织两次对健康概念作了修订,形成了四位一体的健康概念:健康不仅仅是没有疾病和虚弱,而是在心理、生理、社会适应能力和道德上的完满状态。这种健康新概念更全面地考虑到人们的生物、心理与社会因素对健康和疾病的作用。

健康新概念的特点是:纠正了健康仅仅是人体生理机能正常的偏颇,避免了把身体同心理、社会分离的错误,指出一个人只有躯体健康、心理健康、社会适应良好,才是完全的健康人。它把健康置于人类生活的广阔背景之中,指出健康是身体、心理和社会适应的总和。因而,健康不仅是医务人员的工作目标,而且也是国家、社会和个人的责任。

(二) 卫生保健

世界卫生组织提出:"健康是基本人权,达到尽可能的健康水平,是世界范围内的一项最重要的社会性目标"。无论人们在健康内涵认识上有多少不同,健康是社会进步的标志之一,也是社会发展的潜在动力,这是毫无疑问的。临床医学是通过治愈疾病来恢复健康,而预防医学则是直接以提高社会人群健康水平为目标。在促进健康水平提高的过程中,保健是最有效、最经济的途径。

健康是卫生保健的目标,卫生保健的领域取决于健康的要求。健康的标准有什么需要,以维护健康为己任的卫生保健就应当提供相应的服务。健康的概念延伸了,卫生保健的领域便随之扩展。卫生保健范围的扩展具体表现在:由单纯医疗服务扩展到预防服务;由单纯生理服务扩展到心理服务;由单纯专业人员服务扩展到自我保健;由单纯技术服务扩展到社会综合服务四个方面。具体来说,卫生保健至少(这里主要指初级卫生保健)包括下面几层含义:

1. 人民群众最基本的、必不可少的卫生保健 初级卫生保健是指最基层、最基本的卫生保健。它并不局限于农村,而是面向全体居民,是把卫生资源投向解决大多数人基本的卫生问题的卫生保健。

2. 居民团体、家庭、个人均能获得的卫生保健 初级卫生保健将各种卫生资源合理分配,使每个居民团体、每个家庭、每个居民都能从中受益,人人都享有平等的接受卫生服务的权利。

3. 费用低廉、群众能够负担的卫生保健 开展初级卫生保健,要从国家的实际情况出发,同国家的经济发展情况相适应,所需的费用由国家和个人共同承担。卫生资源的分配要向农村和边远地区倾斜,以增强这些地区的卫生保健费用的承受能力。

4. 应用切实可行、学术上可靠的方法和卫生技术 开展初级卫生保健应用的卫生技术和方法应该是切实可行、效果可靠的,是可以为最基层的卫生技术人员所掌握和使用的。同时这些卫生技术又要适

应当时社会的经济水平,能被广大人民群众接受。

5. 以大卫生观念为基础,工作领域更宽,内容上更加广泛 初级卫生保健涉及的内容广泛,不仅仅包括传染病的防治,还有更重要的内容。

> **小贴士:**
> 　　亚健康(Sub-health):一种处于健康与疾病之间的状态,即个体在明确诊断未患有生理、心理等方面疾病的情况下,在生理、心理及社会人际交往方面出现的一种健康低质量状态及体验,这种状态在生理上主要表现为身体功能、器官功能、运动功能、活力与精力等功能下降与不适;心理上表现为认知、情感、心理症状等方面低质状态;社会功能上表现为社会适应能力、社会交往、社会支持、社会资源等方面的减少或下降。

二、卫生保健策略与措施

(一) 初级卫生保健

　　1978年,世界卫生组织和联合国儿童基金会联合在前苏联阿拉木图召开了国际初级卫生保健会议(简称阿拉木图会议)。会议对"初级卫生保健"作了如下定义:"初级卫生保健是一种基本的卫生保健,它依靠切实可行、学术上可靠又受社会欢迎的方法和技术,是通过个人和家庭积极参与普遍能够接受的,其费用也是国家和社区依靠自力更生精神在各个发展阶段能够负担的。初级卫生保健是国家卫生系统和社会经济发展的组成部分,是国家卫生系统的中心职能和关注焦点,是个人、家庭和社会与国家卫生系统保持接触,是卫生保健深入人民生产和生活的第一步,也是整个卫生保健工作的第一要素。"概括地说:初级卫生保健,从需要上来说是人们不可缺少的;从受益来说是人人都能得到的;从方法上来说是大家能够接受的;从学术上来说是科学可靠的;从经济上来说是人人能负担得起的;从国家来说是政府的职责;从群众来说既是权利,又是义务;从卫生机构来说是要提供最基本的卫生服务。

　　初级卫生保健是在总结过去各种卫生服务方式,并吸收了一些新的经验而逐渐形成的。早在20世纪50年代初,许多发展中国家通过群众运动来消灭疾病,经过大规模的防治活动,一些传染病的流行得到了有效的控制。但正如世界卫生组织总干事所指出的,在这些运动以后,必须建立经常从事控制和预防疾病、促进健康的卫生服务机构。否则,只能取得暂时效果。20世纪70年代,世界卫生组织的一项关于医疗服务发展的研究表明,人们对医疗保健普遍感到不满。有一些发展中国家已经开始摒弃传统的西方保健模式,并用新的方法来满足人民对卫生保健的需

求。卫生保健列入了政府的总体发展计划,卫生决策有了原则性的改变,卫生服务的重点从单纯治病转为防病治病,从面向城市人口转向农村人口,从面向特权阶层转向平民阶层,从开展分散的群众运动转向一个完整的服务系统,成为全社会经济发展的一个组成部分。案例7-6揭示的几种危险因素造成大量过早死亡的现象可以通过保健减少其影响。为此,1977年5月,第30届世界卫生大会通过决议:在全世界范围内推广和普及初级卫生保健。1979年11月,联合国大会通过了关于卫生是社会发展的一个组成部分的决议,决议赞同《阿拉木图宣言》,要求世界卫生组织和联合国有关机构在各自的职权范围内支持世界卫生组织的工作。这样,初级卫生保健得到了联合国的承诺,成为到20世纪末全球社会经济发展新策略的组成部分。

　　1990年,我国卫生部、国家计划委员会、农业部、国家环境保护局、全国爱国卫生运动委员会联合颁布的《我国农村实现"2000年人人享有卫生保健"的规划目标》中,根据《阿拉木图宣言》所阐述的初级卫生保健的精神实质,对初级卫生保健的定义作了如下表述:"初级卫生保健是指最基本的、人人都能得到的、体现社会平等权利的、人民群众和政府都能负担得起的卫生保健服务。"并深刻指出:"我国农村实现人人享有卫生保健的基本途径和基本策略是在全体农村居民中实施初级卫生保健……实施初级卫生保健是全社会的事业,是体现为人民服务宗旨的重要方面"。

(二) 卫生保健措施

　　具体而言,卫生保健包含农村初级卫生保健、社区卫生服务、家庭卫生保健、自我保健和健康教育及促进等措施。

　　1. 农村初级卫生保健 主要是预防控制传染病、寄生虫病、地方病、职业病和其他重大疾病,提高乡、村卫生机构常见病、多发病的诊疗水平,加强对孕产妇和儿童的管理,提高妇女儿童健康水平,加大农村改水、改厕力度,提高农村自来水及农村卫生厕所的普及率,完善和发展农村合作医疗,探索实行区域性大病统筹,逐步建立贫困家庭医疗救助制度,积极实行多种形式的农村医疗保障制度等。

　　2. 社区卫生保健 是由社区内卫生机构及相关部门在政府的统一领导下,根据社区内经济和人口特征,针对社区内存在的主要卫生问题,依靠社区本身的力量所进行的一系列卫生活动。包括各级卫生机构和社会相关部门为提高社区居民的健康状况开展的预防、保健、医疗、康复等一切活动。如建立居民健康档案、计划免疫、计划生育、妇幼保健、老年保健、健康检查、健康指导与健康教育、精神卫生服务、临终关怀、社区康复、常见病的诊断和治疗等。

　　3. 家庭卫生保健 是指以家庭为单位,以促进

家庭及其成员达到最高水平的健康为目的所开展的各种卫生保健活动。包括家庭环境卫生、饮用水卫生、厕所卫生、家庭精神卫生、家庭卫生保健习惯、饮食营养卫生等。

4. 自我保健 强调个人应为自己的健康负责，强调个人在自己的健康中的主导地位。个体应积极参与有关的活动，减少对医生的依赖，最大限度地提高个体乃至人群的健康水平。包括增强自我保健意识，培养良好的心理调节能力，保持健康的生活行为方式，提高自我预防、诊断和治疗的能力，积极参与社区的各种保健活动等。

5. 健康教育 是运用教与学的理论，增进人们的健康知识，从而使人们自愿采取健康的生活行为，有效地利用现有的卫生保健资源，最终达到改善人们健康状况，提高生活质量的目的。

三、保健医学的道德意义与道德要求

（一）发展保健医学具有重要现实意义

保健医学具有医学社会化、社会健康化的两大特征。保健医学对疾病的研究着重在"防患于未然"的基础上，通过对人体生理、心理方面的医学干预，主动积极地给予调整其内部机制、达到防病强身之目的。同时保健医学将人置身于"人、自然、社会"结构中，积极地对"生物的人"、"心理的人"、"社会的人"进行健康促进，疾病防治、咨询、服务、综合管理的健康服务。它是以促进人们的健康，扩展、丰富人们的健康质量与人们的健康能力，而获得健康保为目标的，因而它涉及到全社会各个领域以及人类的一切行为活动。为了要维护全人类的健康利益，发展保健医学有着十分重要的道德意义。

1. 保健医学是实现人人健康的基本保证 健康是人类最宝贵的财富，维护健康是人们的第一需要。影响人类健康的除了自然因素与生物因素，还涉及全部社会领域及人类一切行为活动。保健医学作为一项社会工程，对于调节全社会行为，维护人类健康利益是十分重要的。一切维护健康的行为，都是在为人类造福，应受到肯定和赞扬；一切不利于健康的行为，都是在损害人类健康，应受到谴责和批评。以此来规范人们的行为，有效地维护人类的健康。所以履行初级卫生保健指标是对政府的道德义务，落实初级卫生保健内容是政府的道德责任，也是对预防保健医学工作者的道德要求。

2. 保健医学是社会精神文明建设的重要内容 人的健康是人类在求得自身的生存和发展中的基本需要。人的健康权利是其他权利的前提和基础，也是社会发展和进步的重要标志。一个健康水平低下的社会是不能称之为现代社会的。现代社会的进步，既需要物质文明建设，也需要精神文明建设。保健医学不仅是实现人人健康和促进社会经济发展的重要思想基础和前提条件，而且是社会主义精神文明建设的需要。

保健医学渗透到社会的各个领域，对社会道德、政治、法律、文化等意识形态领域产生不可忽视的影响。可以预料，随着保健医学研究的深入和观念的普及，在增强人们的健康意识，规范人们的健康行为和培养人们的健康生活方式，促进社会主义精神文明建设方面，将起到愈来愈重要的作用。

3. 保健医学是现代社会的协调力量 健康是人的基本权利，而且是人平等拥有的普遍权利。健康是人类每个个体都必须具有的，每个人都拥有同等的、公平的健康权利。它不受地区、自然条件、生产力水平高低、人口密度等因素的影响。只要有人的地方，只要有涉及人的健康的活动，就有人的健康权利。要实现人人健康，就要维护人类的健康利益，也就是一切社会行为、个人行为要符合健康道德的标准和原则，从而保证社会经济向有利于人类健康的方向发展，保证有限的资源充分地为人类健康服务，增进预防和保健工作，创造良好的社会环境、心理环境，以实现身心健康。社会主义社会消灭了人剥削人、人压迫人的制度，为全体社会成员享有平等的健康权利提供了客观的社会基础并展现了广阔的前景。

（二）落实初级卫生保健各项内容是政府的道德责任

落实初级卫生保健以最终实现人人健康，政府的责任极为重大。因为初级卫生保健是一项十分巨大的社会系统工程，除了依靠卫生部门和动员全社会的力量以外，各级政府是否重视及能否提供相应的保障条件，直接影响初级卫生保健的开展及其效果。政府的道德责任集中体现为：

1. 加强健康教育，从价值取向上确定健康的地位是健康道德的准则 健康是人的基本属性，是人的权利，是人类幸福生活的载体。忽视健康是对个人和人类社会的不负责任。必须加强教育，使人人明白健康的重要意义，将它视为社会经济发展的最终价值取向之一。换言之，健康是衡量社会经济发展的重要价值尺度。对人的现实和潜在健康价值带来损害的单纯经济效益是不完备的和不足取的。坚决反对和阻止那些只顾个人或局部的眼前经济利益而不顾社会公众健康利益的不道德行为，要用健康作为价值取向取代经济效益至上的短期价值观。

2. 创造和提供有利于公众健康的生存环境是健康道德的责任 要通过政府的投入和动员社会的力量，为公众创造和提供清洁卫生的自然环境。要预防和治理水污染和大气污染，使人们能够饮用洁净水和呼吸新鲜空气。要保护和维护自然生态环境，保护生物种类之间的生态平衡。要在人们的工作、生活、休息、娱乐等各个层面逐步改善和创造有利于健康的社会环境，形成健康向上的良好社会风尚。

3. 公正、合理地分配卫生资源是健康道德的义务　医药卫生资源是用以救死扶伤、防病治病、满足人们健康需要的各种资源的简称，其主要部分是政府按照社会发展规划从国民生产总值中拨出相当资金用于支持和发展医疗卫生事业。医疗卫生资源是一个相对固定的常量，其丰裕程度直接受国民生产总值制约。国家用于医药卫生资源的投入总是有限的。初级卫生保健所占用的各种资源只是医药卫生总资源的一部分。但是这一部分资源在其总资源中所占取的地位及其比重，反映政府特别是各级政府官员对其认识的深度和重视的程度，因而本质上也是道德责任问题。

（三）保健医学的道德要求

1. 合理分配卫生资源　初级卫生保健面向社会和全体人民，目的是向全体人民提供必不可少的卫生保健服务。因此在开展初级卫生保健工作中，必须立足于卫生服务机会的均等性，将以往多数卫生资源投入在为少数人口服务的高精尖技术转为投放到缺医少药地区，为大多数人提供卫生服务。

2. 动员全社会广泛参与　实施初级卫生保健首先应取得各级政府的支持，领导要重视初级卫生保健工作并承担起政治上和财务上的义务和责任，成立专门机构来具体领导、协调部署工作，这是实施这项工作的关键。社区、家庭和个人应全面参与社区的初级卫生保健活动，改变不利于健康的行为和生活方式，提高自我保健能力。社会重视、支持和社会成员的积极参与是落实卫生保健目标和改善社会卫生状况的有效途径。

3. 选择并提供适宜的医疗技术　适宜技术是指既合乎科学，适应当地实际需要，为初级卫生保健服务的提供者与利用者所欢迎，又为国家、社区及个人经济上能负担得起的卫生技术。首先，这些技术是合乎科学的，即有效的、可靠的；其次，这种技术是符合实际需要的，即为当地开展初级卫生保健所必需的；第三，这些技术是容易为广大初级卫生保健工作者所掌握和运用的；第四，价格合理，为当地经济水平所能承受。

4. 扩大综合服务范围　初级卫生保健工作是一种综合性的医疗卫生服务。除了提供基本的卫生保健外，还要向人民群众提供健康教育，开展妇幼保健和计划生育指导工作，进行免疫接种，防治地方病，传授防病治病常识，提供基本药物，为社区提供安全饮用水等。它需要全社会的共同努力才能达到预期的效果。

**5. 言传身教，以身作则，认真落实各项公共卫生

措施　从事保健医学的相关人员要以高度的责任感、使命感，积极开展卫生宣教活动，普及卫生常识，使人们自觉地改掉一些不卫生、不文明的陋习，逐渐养成文明卫生的生活方式和健康心理。

第四节　康复伦理

康复是综合协调地应用各种措施，以减少病、伤、残者的躯体、心理和社会的功能障碍，发挥病伤残者的最高潜能，使其能重返社会，提高生存质量。这种把医学服务与社会的物质、精神文明建设紧密结合的新模式是医学改革与进步的有益探索，康复医学已成为当代高等医学教育的重要组成部分，其伦理价值和原则日益受到人们的重视。

案例 7-7

患者，男性，42 岁，司机，车祸引起双下肢瘫痪，感觉丧失，大小便不能自控 30 天。患者被车撞击胸背部，致双下肢活动、感觉消失。急诊 X 线片、MRI 检查提示"胸 8、9 椎体爆裂性骨折，椎体明显移位（3 度滑脱），脊髓横断，明显受压"。行后路椎管减压、椎体内固定术，手术中发现胸段脊髓完全断裂。损伤期间无意识障碍，上肢活动正常。生活完全需要他人照料。患者要求康复治疗。

该患者为胸 8～9 段脊柱骨折，损伤性质为创伤性骨折脱位，属于原发性脊髓损伤。除早期应用外科和临床治疗减轻损伤对脊髓的压迫，为了最大程度恢复或保存神经功能，在抢救期之后生命体征稳定、脊柱稳定后就开始了康复治疗。

康复处方：属于早期康复治疗

①早期床上康复护理：包括每 2 小时翻身一次。②上肢关节、肌肉主动活动：鼓励患者完成上肢日常活动（进食、洗漱、穿衣等），重点加强上肢屈伸肘肌力训练，采用渐进抗阻练习，3 次/天。③下肢关节被动活动和肌群的牵伸：下肢主要关节、肌肉缓慢被动活动或牵拉至少 15 分钟/次，2 次/天。④理疗：功能性电刺激治疗腓总神经，20～30 分钟/天，脉管仪改善下肢血循，15 分钟/天。⑤床位抬高：逐渐抬高床头（15 度开始），预防体位性低血压。⑥直立床站立：在胸腹围的保护下练习直立床站立，5～10 分钟/次，3 次/天，逐渐增加时间。

注意事项：关节肌肉牵伸避免暴力，早期床上翻身、坐站时注意脊柱损伤部位的保护，避免旋转力量，活动量逐渐增加。

问题

上述康复处方出发点是什么？这些措施有什么意义？

一、康复医学的基本概念

(一) 康复的定义

康复(rehabilitation)是指综合地和协调地应用医学的、社会的、教育的和职业的措施,对患者进行功能训练,使其活动能力达到尽可能高的水平,以减轻残疾的影响,使其重返社会。康复不仅是指训练残疾人使其适应周围的环境,而且也指调整残疾人周围的环境和社会条件,以利于他们重返社会。在拟订有关康复服务的实施计划时,应有残疾人本人、他们的家属以及他们所在的社区参与。

1949 年,现代康复医学创始人美国 Howard A. Rusk 教授将康复医学称之为"第三医学",他认为"康复是医疗护理的第三阶段,是继第一阶段预防和第二阶段内科和外科治疗后应采取的医护措施"。至1969 年,世界卫生组织(WHO)医疗康复专家委员会对康复的定义作了以下说明:"康复是指综合地和协调地应用医学的、社会的、教育的和职业的措施,对患者进行训练和再训练使其活动能力达到尽可能高的水平"。1971 年,Frank Rrusen 认为"康复是使患者通过治疗和训练而最大限度地发展其潜力,以便能在生理上、心理上、社会上和职业上正常地生活"。

进入 20 世纪 80 年代,康复的目标更侧重于使残疾人能够重返社会,因此,世界卫生组织医疗康复专家委员会于 1981 年给康复下了新的定义:"康复是指应用各种有用的措施以减轻残疾的影响和使残疾人重返社会。康复不仅是指训练残疾人使其适应周围的环境。而且也指调整残疾人周围的环境和社会条件以利于他们重返社会。在拟订有关康复服务的实施计划时,应有残疾者本人、他们的家属以及他们所在的社区的参与"。

(二) 康复医学

康复医学是以康复为目的,研究有关功能障碍的预防、诊断和评定、治疗、训练和处理的一门医学学科,也是一门与心理学、社会学、工程学等相互渗透而成的边缘学科或跨科性学科。它以科学的方法把握残疾的实质,使之与残疾人本人的生活方式有机地结合,求得合理解决,使残疾者由社会的负担变为有贡献于社会的人。它是一门有关促进残疾人及患者康复的医学学科。更具体地说,康复医学是采取预防、诊断、评估、治疗和训练等手段,对伤病者和残疾者在身体上和精神上进行康复的学科,其目的在于消除或减轻患者功能上的障碍,最大限度地恢复生活与劳动能力,使其重返社会与家庭。

二、康复医学的道德意义

康复医学源远流长,它的兴起与发展,是人类保健事业的需要,必将推动医学科学的发展,推进卫生工作的改革。

(一) 开展康复医学的必要性

随着科学技术与医学科学的迅速发展,人们生活的质与量的不断提高,以及疾病谱的变化与健康含义的更新,康复医学已经有着广泛的社会基础。

1. 残疾人逐渐增多 全世界目前约有残疾者5.1 亿多,其中盲人 1000 万～1500 万,聋人 7000 万,儿童脑性瘫痪 1500 万,每年因各种事故致伤并致终身残疾者约 11 万人。我国在 1987 年 4 月以国际残疾标准为依据所制定的"中国残疾标准",对 369 816 户,1 579 314 人(占全国总人口 1.5‰)作了调查,确定五类残疾共为 77 343 人,占调查总人数的 4.9%。据此推算,我国各类残疾人总数约为 5164 万,其中听力语言残疾约 1770 万人,智力残疾约 1017 万人,肢体残疾约 755 万人,精神病残疾约 194 万人,综合残疾约 673 万人。5164 万残疾人所涉及的人口超过 2亿,是总人口的 1/5。因此,康复任务十分艰巨。

2. 改善功能的理念和途径变化 临床医学针对的是疾病,强调去除病因,逆转病理或病理生理异常。临床治疗后器官和系统功能主要依赖自然恢复,但是多数疾病难以彻底去除病因和逆转病情。所谓"治愈"往往只是一次急性过程的缓解。由于缺乏主动积极的功能锻炼,临床治疗效果受到影响,甚至由于过多地静养,导致不必要的功能障碍,形成恶性循环。案例 7-7 脊髓损伤患者,康复医疗采用矫形器使患者改善或恢复步行能力,采用轮椅训练使患者行进较长的距离和适应较复杂的地形,采用作业治疗使患者恢复生活自理能力,采用心理治疗恢复患者的自信心和自立能力。临床医疗对此并无特殊有效的方法,而康复医疗则大有作为,是最关键的医疗服务之一,这也是对临床医疗十分重要的扩充和延续。

3. 某些慢性病发病率增高 某些慢性病可给患者在精神上与功能上带来障碍,如心、脑血管疾病、呼吸系统及消化道慢性疾病。这种障碍绝非一般药物或手术所能消除,而综合性康复医疗措施常可获得奇效。

4. 老年人比例增大 我国老年人 1980 年为8000 万,1984 年达 9000 万,2000 年后已达 1.3 亿。老人的新陈代谢障碍,如心脑血管疾病、糖尿病、肿瘤及退行性疾病发病率增高。要恢复其健康必须康复医学与临床医学携手合作。

> **小贴士:**
> 医疗康复(Medical rehabilitation)是应用临床医学的方法为康复服务的技术手段,旨在改善功能,或为其后的功能康复创造条件。

（二）发展康复医学的道德意义

康复医学是在临床医学基础上发展起来的，而在服务对象、医疗思想和方法等方面又与临床医学有所不同。因此，开展康复医学工作无论从当前利益，还是从长远利益；从康复对象，还是从国家角度；从减轻家庭负担，还是从社会教育这几方面来说，都有着极其重要的道德意义。

1. 康复医学的发展适应了医学模式的转变 康复医学的发展是我国社会经济、精神文明、医学科学发展的必然结果。其价值在于弘扬人权，许多残疾人并不能像我们一样参与社会，同时享受社会给我们的回报，残疾人往往是孤立而不能独立。康复医学的产生与发展体现了"以人为本"的理念，反映了社会发展对人的价值肯定的客观需要，反映了人民群众对健康事业发展的要求，是精神文明建设与社会发展的必然产物。康复医学的基本观点是把疾病与健康作为人的整体以及与外界环境的统一来看待，承认心理、社会因素在健康与疾病发生发展中的重要作用。而此，正好与现代的生物、心理、社会医学模式相适应，顺应于医学模式转变的客观要求。

2. 康复医学的发展促进了卫生工作的改革 康复医学的发展顺应了卫生工作改革的需要。卫生工作改革的最终目的是要求医疗服务的最佳效益，而医疗服务的最佳效益就是使病残者获得躯体、身心、社会的全面康复。而这正是康复医学的任务。发展康复医学，首先要求医药卫生人员观念上的改变，不仅是治病，而且要考虑到病伤者身体功能的恢复，重返社会的问题，使病伤者病而不残，残而不废。目前，我们的医院还没有很好承担起康复职能，没有正确认识康复医学的真正涵义，还存在一些模糊认识，不利于康复医疗工作的开展，比如有的把康复医学简单地理解成为病后恢复，所谓"养"就是康复医学。有的认为目前医院里治疗任务很重，顾不上搞康复，把临床医学与康复医学对立起来，这与医学发展的趋势是不符的。

3. 康复医学的成果产生巨大的社会效益 对于有功能障碍的人，特别是严重残疾，需要更加全面的包括健康、社会和其他相关的服务。康复医学的专业工作方式与康复网络的建立能够有效的综合各方面资源，作为协调者与残疾人或家属达到有效的沟通。它更能够提供便捷、省时、有效的服务系统，包括就业、教育、健康和家居等，使这些服务相互协调，避免重复评估或治疗，避免资源浪费。同时康复医学能够有效降低残障的发生，使残疾人功能重建，预防短、长期并发症，增加他们就业和回归社会和家庭的机会，具有显著的经济、社会效益。

4. 康复医学的发展有利于提高生命质量 康复医疗的独特价值是解决临床医疗所难以解决的问题，包括长期的功能障碍或丧失。案例7-7中，采取积极的康复手段预防合并症，保持脊柱的稳定性，减轻症状，防止废用综合征，为今后的康复治疗创造条件。康复给伤残的个体带来的功能效益是显而易见的，如不能行走的人使用轮椅后立刻获得了活动和位移功能，功能训练与功能重建有效地避免了不必要发生的残疾。从广义上讲，综合治疗的康复训练比传统医疗更能明显改善功能。各项康复措施使患者获得了更多的躯体和心理功能，明显增加了回归社会和家庭的机会，降低了疾病再发的危险，调整了患者的心理和精神状态。患者及家属对综合康复训练较传统医疗更易接受。特别指出的是院内的短期康复是不够的，出院后的长期训练才能保证患者获得的功能持久。

三、康复医学的道德要求

（一）康复医学的道德特点

康复医学注重伤病引起的功能变化，着眼于恢复人体的功能活动。这种观点对残疾者和功能障碍者来讲，是一个全新的角度。它重视功能评估，并针对残疾者生理、心理的功能缺陷采用多种方式进行功能训练，被称为"功能的医学"。对应残疾的三个水平即残损、活动受限、参与局限，康复医学的基本原则是"功能训练、整体康复、重返社会"。

康复医学注重把人作为一个整体来研究，以患者整体功能的恢复为己任。它充分发挥协作组的多学科合作的优势，研究患者功能障碍的所有侧面及其治疗补偿办法，使其生理功能虽然不能或不能完全恢复，但可以以科学的方式达到生活自理，重返社会。它注重人的整体综合能力（如日常生活活动、步行能力等全身性活动）的变化及评估，注重患者整体能力的康复。

康复医学不仅注意患者生理功能的恢复，还关注其心理的健康、个体活动能力的康复、家庭的幸福、社会生活的充实——即整个生活质量的高低。这种对于健康的全方位的观点是以患者为中心的思想，是与世界卫生组织对于健康的新观念完全一致的一种具有前瞻性的健康观。

残疾使人暂时离开社会，康复医学的最终目的是使残疾人通过功能改善、环境条件的改变（动员全社会尊重残疾人，帮助他们调整与家属、社区的关系，设立法律法规保证他们的权益，改造家居及社会的文明环境和建筑环境）能够愉快地重返工作岗位、家庭和社会，从而恢复其"全部生存权利"。因而，康复医学又称为"复权的医学"。

康复医学这种把医学服务与社会的物质、精神文明建设紧密结合的社会观与医学的多模式的新观念也是一致的，在某种程度上说是医学改革与进步的有益探索,是使患者获得全面康复的重要保障,值得所有医学借鉴。

康复医学的工作方法是多学科协作,医学康复必然占首位,但还有教育康复、心理康复、职业康复和社会康复等。因此,它具有特定的医疗思想和方针政策,是一种主要为残疾人服务的特定医学体系。

康复医学的基本原则规定了其医德的特殊性。"病而不残,残而不废"是医务工作者应具备的医疗观点,诊治疾病开始就应注意到防残,以及把残疾降到最低程度。这就要求医务人员重视以下特点:

1. 工作对象的特殊性　康复医学的诊治对象在身体上、心理上都有不同程度的残疾而导致其生活、学习、工作上和社交等能力的下降或丧失。这就要求医务工作者要具有更强烈的责任感,更浓厚的同情心。

2. 治疗过程的长期性　康复过程一般都比较长,并涉及多学科知识,所以医务人员必须更加耐心细致、博学多能、严肃认真。

3. 功能恢复的目的性　康复治疗的最终目的,不仅是患者的形体上的康复,更重要的是身体、心理功能上的恢复,使患者恢复或重新掌握生活技能和劳动技能。帮助患者树立"自立"这一价值观念,不仅把功能障碍者当作应该保护的对象,而且还要使他们能独立地和健康者并肩活跃在社会上,从而获得最大的价值。过去医学的基本价值观念是"尊重生命",而现代医学又增加了新的内涵,当然,对于康复来说,"生命"是绝对的最高的价值,但不是唯一的、排他性的价值。"像人一样的生活"尤其是尽可能"自立的生活",对高度文明社会来说,有着非常重大的价值。所以医务人员要树立现代医学新观念,必须对社会生活有充分的理解,尽可能全面地恢复患者各方面的能力。

> **小贴士:**
> 　　作业治疗(occupational therapy)包括木工、金工、各种工艺劳动(编织、陶土、绘画),日常生活功能(衣食住行和个人卫生)的基本技能。职业性劳动包括修理、缝纫、车床劳动等。文娱治疗包括园艺、各种娱乐和琴棋书画等。作业治疗诞生的基础是强调患者生活独立和回归社会的特征,在措施上特别注重患者独立生存能力的训练,是康复医学中发展非常活跃的领域。

(二)康复医学的道德原则

康复医学中的道德原则,与临床医学、预防医学一样,也是在社会主义医德的基本原则指导下,结合本学科特点所形成的。归纳起来有五个原则:

1. 生命神圣原则　要求医务人员明确自己从事康复医学的职责与义务是神圣的,树立全心全意为残疾者服务的人道主义精神。同情和理解患者的身心负担,树立良好的服务态度。在医疗技术和治疗上精益求精,创造条件让患者重返社会。

2. 平等原则　要求医务人员在对待患者时,尊重患者的人格,不论男女老幼、丑美愚智、康复难易、关系亲疏均一视同仁。在工作中做到耐心倾听患者的主诉,详细了解和观察患者的残疾情况、心情、家庭困难和愿望,对患者要给予安慰和必要的帮助,使患者感到温暖和亲切。要坚决反对与杜绝为达到个人目的而唯利是图,徇私舞弊的不良医风,使每个患者都平等地享受同样的医疗服务和卫生保健权利,得到政府和社会的关心。

3. 严谨原则　康复过程是一个多学科、多专业、广泛交叉,互相依赖,互相促进的有机整体,要求医务人员要严肃认真、一丝不苟,虚心好学,谨慎妥善地对待每一个患者、每一个环节、每一个步骤。在一专多能的前提下,互相学习,互相配合,密切合作,在工作中热心寻求充分发挥伤残人剩余活动能力及预防继发性并发症的方法,耐心寻求对慢性病的长期解决办法,对他们予以关注和同情,为患者的康复和利益着想。在伤残早期,应进行积极康复治疗,帮助患者恢复到最佳的功能状态和自理程度,这不仅是必要的,而且也是经济的,它比早期对伤疾的忽视所带来的经济负担要少得多。在康复训练时,要循序渐进,以免因急于求成而发生意外。要坚决反对玩忽职守和不负责任的态度。

4. 完美原则　完美是康复医学的要求与特色之一。即要求医务人员在治疗、康复和重返社会等各方面服务中尽量做到完善、完美。尽可能恢复或减轻患者身心上的缺陷,在恢复最大功能的同时,要尽可能考虑整体的统一和美观。在康复的服务配套上,除康复医疗外,在职业康复、社会康复、康复咨询服务及患者康复计划指导等方面上完美配套,才能切实地做好康复医疗工作。

5. 协作原则　康复医学是一项社会性很强的医学工作,它体现了多元化、多方位的特点,也体现了大生产的分工和协作精神。它包括功能训练、整体康复和重返社会三大部分,每部分中又有许多不同方面的结合。因而,协作精神对于康复医学工作者来说尤为重要。康复医务人员的协作精神体现在相互之间的密切配合,互相沟通,尊重其他康复组织成员并愿意与他们协作等方面。同时,也必须与临床医学、预防医学等人员密切协作,才能完整地完成康复工作。

(三)康复医学的道德要求

在工作中作为医务人员对康复医学应有正确的认识,树立起康复观念。这样在临床工作中考虑问题也就会更宽、更全面,就有利于提高医疗效果,实现医疗服务的最终目的,体现全心全意为人民健康服务的思想,具体的道德要求是:

1. 宣传康复医学知识 残疾的预防与康复是一个社会问题,要面向社会,动员广大群众和各界人士重视和支持这一事业的发展。

2. 贯彻"预防为主"的方针 预防为主的方针是我国卫生工作的一项长期战略方针,发展康复医学事业也必须坚持"预防为主"的方针,预防可能导致残疾的各种损伤或疾病,并且把残疾的预防和康复作为重要内容纳入到初级卫生保健系统中去。

3. 倡导人道主义的精神 康复伦理强调珍视残疾者的人权,消除社会上对残疾人的歧视和偏见,激励残疾人自强自立的精神,建立一种和谐的社会生活环境。

4. 加强团结与协作 康复医学采取多学科工作方法,要求康复医学的人员之间,要互相尊重、互相信任、互相支持,取长补短,团结协作,共同发展康复医学事业。另外,康复工作还涉及许多社会行政部门工作,需要民政、教育、劳动、人事、卫生部门等机关或群众团体共同协作,才能顺利地实施和普及康复医学工作。

思 考 题

1. 应当如何认识人与环境的关系?
2. 预防医学工作中的道德特殊性是什么?
3. 加强保健医学有哪些道德意义?
4. 对从事康复医学的医务工作者应该有什么道德要求?

(张瑞宏)

第八章 医学科学研究伦理

医学科学研究的基本任务是揭示生命运动的本质和规律，探讨疾病发生、发展的过程，掌握预防和治疗疾病的有效方法，达到提高人类健康水平的目的。医学科研是医学发展必不可少的内在因素，医学科研伦理则是保证医学科研达到预期目的的重要条件。

第一节 医学科研的基本道德要求

医学科学研究是医学发展中的重要环节，涉及大量伦理道德问题。医学科研为人的生命和健康利益服务，并且始终接受人类道德的检验，医学科研人员必须遵循一定的伦理要求。

> **案例 8-1**
> ### 黄禹锡事件
> 2004 年 2 月和 2005 年 5 月，韩国首尔大学教授黄禹锡领导的科研小组两次在美国《科学》杂志上发表论文，称他们在世界上首次用卵子成功培育出人类胚胎干细胞，用患者体细胞克隆出胚胎干细胞。这一研究成果使黄禹锡名声大振，他成了令韩国人骄傲的民族英雄。2005 年 11 月，黄禹锡的合作伙伴、美国匹兹堡大学干细胞专家杰拉尔德·夏腾博士，得知黄禹锡小组涉嫌用"不道德"手段获取人类卵子等情况，发表声明宣布中止与其合作。2006 年 1 月，首尔大学调查委员会发表调查报告，认定黄禹锡科研组发表的论文，都是采用编造的数据。真相大白，黄禹锡是耻辱的造假者。他不得不宣布辞去首尔大学教授的职务。
> **问题**
> 造成黄禹锡事件的原因是什么？医学科学研究有哪些道德要求？

一、医学科研伦理及其意义

（一）医学科研伦理的含义

医学科研伦理是关于医学科学研究活动中研究人员与受试者之间、研究人员之间、研究人员与社会之间应遵循的行为准则和规范。它对保证医学科研有益于人类健康、有益于社会发展具有重要作用。医学科研伦理是医学伦理学的重要组成部分。

（二）医学科研中的伦理问题

1. 医学科研过程中的伦理问题 作为涉及人体健康的医学科研，它必定有其内在的规定性，如方法必须科学，结论要能经受检验和批判，在道德上则要求科研人员具有严谨的求实态度。但是在现实中，一些科研人员却违背这些规定，出现一系列伦理问题，如在搜集、积累、选择资料时只挑选对自己有利的材料，而将不利于自己的证据材料有意抹杀掩盖，甚至伪造资料，臆想推论，虚构结果，骗取荣誉。或者是只按照自己的主观愿望和要求，任意选取标本，随心所欲地取舍实验数据。这类道德问题，国际国内都曾出现，美国的"着色老鼠事件"，国内的"针灸治疗癌症新疗法"等都是例证。

2. 医学科研协作的伦理问题 与现代科学相适应，医学科技也呈现出既分化又综合的特点，这一特点要求医学科研人员在科研中，应该有相互合作、相互支持的工作态度。然而，一些科研人员却缺乏团结互助、共同协作的精神，出现的伦理问题，如学术上霸道专横，没有民主作风；工作中嫉贤妒能，相互排挤；合作时对老的不尊重、对年轻的不爱护，对同年资的不服气等。

3. 医学科研成果应用的伦理问题 医学科研和其他自然科学一样，它主要解决和解答的是真理性问题，即"是什么"和"怎么办"的问题，却没有解决如何运用的问题。而医学科研成果的运用，都存在着对人类有益或有害的两种可能，这种事实与价值有可能产生分离的情况，往往会引发出一系列的伦理道德问题。例如，人工授精和试管婴儿的研究成果，在一定程度上解决了不育症问题，促进了优生，但也出现了一些人利用该技术做不人道、反社会的事。因此，医学科研人员在课题确定上，要有造福人类的动机；在研究成果的运用上，要有更多的预见性，以便保持医学科研成果的运用与医学科学精神的高度一致。

> **小贴士：**
> 动物实验 3R 原则：1959 年，英国动物学家拉塞尔·罗素（Russell）和微生物学家伯奇（Burch）提出了 3R 原则：要减少（reduction）实验动物使用的数量；要文明（refinement）地对待实验动物，以尽量减小实验给它们带来的痛苦；要尽可能地使用计算机模拟和试管实验等先进技术替代（replacement）实验动物。

（三）医学科研伦理的意义

医学科研实践中"是"与"应该"之间的矛盾既对立又统一。科学所要解决的"是"的问题，与伦理学所要解决的"应该"问题具有本质上的一致性。科学着眼于求真，道德侧重于扬善。在现代医学的发展过程中，求真与扬善的统一才是医学发展的本质需要。医学科研既是求真，又是求善的实践活动。因此，强调医学科研道德具有重要的意义和作用。

1. 对医学科研具有正确的导向作用　崇高的医学科研道德，可以使人们的医学科研活动始终不偏离医学科研的价值目标。为了探索防病治病、增进人类身心健康的科学方法与途径，任何一个医学科研人员都必须根据社会和人民的需要来选择自己的科研题目，坚持医学科研为人类身心健康服务的总方向。唯有这样，在医学科研中才能一不为个人名利，二不凭个人兴趣，真正做到献身医学事业，造福人类。

我国显微外科的开拓者——杨东岳医师，之所以能首创游离足趾移植再造拇指和手指，就在于他深深懂得手外伤是广大人民群众的多发病，尤其是拇指的伤残会给受伤者带来极大的不便。因此他选定拇指再造术作为他科研的主攻方向。正是由于他具有献身医学、造福人类的优秀品质，所以在他身患肝癌时，还主办了全国第一届显微外科学习班，培养了百余名全国各地的相关领域的医务工作者。

作为医学科研人员，若道德品质低下，动机不纯，重名利患得失，畏惧困难和失败，那么就很难获得重大的科研成果，甚至还可能作出非人道的行为。医学科研人员，只有把自己的科研工作同社会和人民的利益联系在一起，急人民所急，想人民所想，才能正确处理好个人与社会之间的各种关系，得到人民群众的支持与配合，受到社会的承认和赞誉，从而促进医学科研的进步。

2. 是医学科学工作者完成科研任务、取得科研成果的重要保证　凡是重大的医学科研成果的取得，除了要有精深的学术造诣外，同时还必须具有崇高的医学科研道德。崇高的医学科研道德，一旦为医学科研人员所接受、形成自觉的道德意识，它就会成为激发他们从事医学科研的坚定信念和强大动力，这是医学科研取得可靠成果的重要前提。因为在医学科研中，它能使医学科研人员为揭示生命奥秘、解除人民疾病，产生强烈的事业心和责任感，从而不畏艰辛，不怕挫折，甚至不怕牺牲。

我国明代著名的医学家李时珍，为了给人民解除疾痛，一生中曾多次冒着生命危险，亲自进行吞服有毒药物的试验，来鉴别药物的性质和用途，寻找新的药物。经过各种努力，耗费毕生精力，最终为后世留下了宝贵的医学财富——《本草纲目》。

作为一个医学科研人员，只有具备了崇高的医学科研道德，才能在医学科研中勤于实践，尊重科学，严谨治学，团结协作。这是医学科研达到预期目的、获得成功的基本保证。我国胃癌专家郭孝达，一生重科学，不仅自己在医学上取得了重大成果，而且在研究工作中还联系全国各地的同行、医疗生产部门以及自己身边的后辈，把本人所在的胃癌科与内镜室培养成了先进集体，带领着广大的医学科研人员一道共同协作完成了许多重大的科研项目，表现出了一位有才能、有成就的医学工作者以发展祖国医学事业为己任的崇高品格。

3. 是保证医学科研人才辈出的必要条件　医学科研道德可培养研究人员高尚的道德情操。医学研究中的勇于创新的精神、实事求是的态度、团结协作的作风对于培养研究人员的个人情操也具有重要影响。具有高尚品德的科学家为青年一代树立了楷模，他们的业绩激励着无数青年投身于为人类创造幸福的科学事业。

医学科研的发展，需要源源不断的医学科研人才。在医学科研的过程中，一方面要尽力爱惜人才，另一方面又要善于发掘人才。如何来满足这两方面的要求呢？除了需要一定的行政手段和必要的措施外，尤其需要良好的医学科研道德。良好的道德，是医学科研发展本身的内在要求。在医学科研中，良好的道德能消除嫉贤妒能、压制人才等不良现象，同时也能产生出善识千里马并勇于做出自我牺牲的伯乐，为人才的发掘创造条件。与此相应，在成长过程中的人才，也只有具备良好的道德，才能在医学科研中志向坚定，自尊自重，虚心学习，使自己早日成材。

二、医学科研的道德要求

在医学科学研究的整个过程中，无论是科研课题的确定、搜集资料、观察实验，还是科研成果的发表、鉴定、应用或推广，自始至终都存在着道德的问题。医学科研人员必须明确以下医学科研的道德要求。

（一）目的高尚，动机纯正

医学科研人员以何种动机从事科研工作，在很大程度上决定着他们在整个研究过程中的各个阶段或环节上的行为是否符合道德要求。医学科研人员的道德修养，首要的就是科研的动机和目的。对于从事医学科研的人来说，合乎道德的动机和目的，就是要为发展医学科学、防病治病、增进人类身心健康服务。

医学科研人员，只有树立了高尚的科研动机和目的，才能忘我工作，执著追求，百折不挠；才能思想敏锐，思路开阔，勤于创造；才能谦虚严谨，尊重事实，团结互助。我国汉朝名医张仲景，目睹当时疫病流行、许多人死于疫病的悲惨情景，于是"感往昔之沦丧，伤横夭之莫救，乃勤求古训，博采众方"，经过几十年的艰苦劳动，终于在晚年完成了《伤寒杂病论》这一不朽的名著。实践证明，只有那些明确地意识到自己的生命在于造福人类的人，他们的智慧之火才能真正为理想之光所点燃。与此相反，动机不纯，贪图名利，那么其奋斗目标一时也许对他有一定的刺激作用，有的人也可能获得一定的成功。但总的说来，这种刺激作用是极有限的，是难以持久的。这种人，必定经不起各种考验，一旦成功就会满足于一得之功而失去进取心，或者一旦有利可图便背离科学，追名夺利，酿成悲剧。

（二）不畏风险，勇于献身

不畏风险，勇于献身，是指在医学科研的征途上，不论遇到什么情况都要不怕挫折、失败和风险，敢于为医学事业献出个人的一切。微生物学的创始人巴斯德为了攻克狂犬病，曾不顾个人安危，亲自用嘴通过滴管从疯狗的口腔中吸取唾液，再把唾液注射到兔子身上。

认识科学真理是一个艰难的过程，在认识之后坚持真理也需要非凡的勇气。有时坚持真理比认识真理需要更坚强的意志。敢于突破传统观念的束缚，顶住社会舆论的攻击、诽谤，冲破权威的压制，甚至整个社会习俗的反对，需要极大的勇气。在巨大的压力面前是否能坚持真理，这是对医学科研人员的严峻考验。科学的灵魂在于创新，每一个科学创新都表现为对权威的挑战，对世俗的挑战，对传统观念的挑战，这些挑战必然使创新者面临着巨大的压力甚至压制，没有坚持真理的勇气，没有敢于冲破传统观念束缚的勇气，任何创新都是不可能的。坚持真理可能会付出个人声誉、名利、甚至是生命的代价。真正的科研人员，出于对科学的忠诚和实事求是的基本品质，一定要勇于坚持真理，否则就不可能有所前进。大量的例证说明了这一点。第一个提出血液小循环学说的西班牙医学科学家塞尔维特因为反对教会的错误观点，受到惨无人道的严刑拷打，但毫不畏惧。他说"我知道我将为自己的学说、为真理而死，但这并不会减少我的勇气。"在他被教会判处火刑即将执行的时候，他镇静地说："烧吧，真理是不怕火烧的！"他为真理献身的勇气，来源于他对医学事业和科学真理的坚定信仰和追求。

（三）尊重科学，严谨治学

尊重科学，就是要在医学科研中实事求是，坚持真理，修正错误。严谨治学，就是指从事医学科研时，必须细致周密，一丝不苟，精益求精。

科学最本质的特征就是尊重事实，实事求是。医学科研要揭示人体生命现象的本质，探寻增进人类健康，战胜疾病的途径和方法，就必须在客观事实的基础上，实事求是地抽取反映客观实际的规律。只有尊重事实，尊重科学，坚持诚实客观的原则，才能真正揭示医学的客观规律。著名的生理学家巴甫洛夫非常注重事实，他在解剖狗的时候，细心地数着从玻璃管中流出来的狗的唾液，把数字详细地记下来，一干就是四五个小时。他对青年们说："你们要学会研究事实，对比事实，积聚事实。应当百折不挠地探求支配事实的规律。"真正的关注事实，研究事实，在事实的基础上进行科学推理，是医学科研人员必备的素养。

尊重科学，严谨治学要求研究以事实和科学理论为依据；实验设计要具有科学性和可行性；在实验中要严格遵守操作规程，保证实验结果的准确性、可靠性和可重复性；观察实验要认真，如实记录实验数据，客观地记录实验反映，不得隐瞒编造实验结果；科研工作总结、撰写科研论文要尊重客观事实，对于实验中获得的各种数据、原始材料，经过归纳、科学统计处理，通过科学思维进行抽象和概括，作出符合实际的总结和科学结论；报道科研成果要实事求是。案例8-1中导致黄禹锡事件发生的原因，就是黄禹锡科研小组在科研过程中，编造实验数据，违背了科研的基本道德要求。

医学科学关系着人的生命安危，它必然要求其研究人员尊重科学，严谨治学。医学科研人员要当老实人，说老实话，做老实事；要有严肃的科学态度，严密的科学方法，严格的科学作风，严谨的科学思维。唯有这样，才能确保科研按计划进行，所取得的数据正确，做出的结论可靠。否则，虽有忠诚于医学科研的良好动机和目的，但却不一定能取得良好的效果。这已是为中外不少医学科学家的实践所证明了的真理，犹如巴甫洛夫所言："鸟的翅膀无论多么完善，如果不依靠空气支持，就决不能使鸟体上升。事实就是科学家的空气。没有事实，他们就永远不能飞腾起来。没有事实，他们的'理论'就是枉费心机。"

（四）谦虚谨慎，团结协作

巴兰尼说过："人间最可怕的现象莫过于一知半解而以通达自居"。谦虚谨慎，就是要求医学科研人员在社交和科研活动中，要平等待人，虚心好学，戒骄戒躁，尤其是要尊重他人的劳动，尊重他人的劳动成果。一个人的生命和精力是有限的，不管他有多高的学识和才能，在医学科研的征途上，都必须以前人或他人的科研成果作为自己的起点。尊重别人的劳动和劳动成果的重要表现就是在发表论文、公布研究成果时，一定要分清哪些是前人或别人有的，哪些是自己取得的新进展，不能把他人之功据为己有。另外，在评价他人的成果时，要实事求是，既不要无原则地吹捧，也不要有意贬低。在医学科研中，要提倡互敬互爱，青年人要虚心向老专家求教，诚恳地接受指导；老专家要爱护和支持青年人，鼓励他们超过自己。

医学科研人员还必须具有团结协作的精神。医学科研是一种社会性的科学事业，其发展需要广大医学科研人员的共同努力。现代科学整体化和相互渗透日益加强,任何重大的医学科研课题的突破,都需要多方配合与广泛的合作。当然,在协作科研中会出现有主有从的差异。这就要求医学科研人员一定要有甘当配角的精神,充分认识到角色仅是分工的不同,并无贵贱之分,彼此应本着为完成医学科研任务的共同目标,互相提供资料和设备,互相交流学术思想,互相配合实验等。这既是医学科研工作的基本道德要求,同时更是完成医学科研任务的必要条件。

现代科研已经进入到了群体创造的时代。任何一个科研工程或项目都是群体合作的结果。因此科研人员必须具有群体协作意识。群体协作意识在本质上是正确对待个人和他人劳动的内在关系的一种品德。现代科学发展具有更广阔的范围和内涵。它需要更广泛的横向合作。因此现代科研成果大多是共同劳动的结晶。尊重他人的研究成果,实事求是地对待合作者的贡献,正确处理与合作者的关系,正确评价他人的科学成果,特别是正确对待自己的名利,这体现着一个科研人员的优良品德。科学史上的伟大人物都是这方面的典范。胰岛素的发明者班廷把自己所得奖金的一半分送给他的助手贝斯特时说:"在我这一份中,你是同我在一起的,永远如此"。他关心的是患者的生命,而不是荣誉和地位,他说:"人生最大的快乐不在于占有什么,而在过程"。对于一切荣誉,他都报以微笑;而对于工作,则谦虚地继续进行。西班牙著名的神经组织学家卡哈曾经说过:"科学的发现总是集体脑力劳动的产物,因此很难评价某一个学者所做的贡献。"在一片赞扬声中,他一点儿也没有自鸣得意,而是高度评价他同时代其他学者的工作。他们所具有的这种科学道德素养,为他们的成功奠定了基础。智慧是谦虚树上的硕果,狂妄是无知身上的空壳。谦虚谨慎是医学科研人员应有的品德,也是尊重他人,搞好团结协作的基础。

（五）勤于探索,锐意创新

南宋理学家朱熹有一句名言:"问渠哪得清如许,为有源头活水来。"任何一门学科,如果缺乏川流不息的"活水"——创新,那就无发展可言。医学也不例外,勤于探索、锐意创新是医学科研中的道德要求。

勤于探索,是要在医学科研中多方寻求答案,解决疑难。锐意创新,则是要在医学科研中研究出前所未有的新成果。医学科研人员,若无探索和创新的自觉意识,就不可能真正实现医学科研的目的,完成医学科研的任务,推进医学发展。医学科研中,如果缺少探索和创新,那么纯正的目的,也难保证取得良好的效果,献身精神就难以落到实处,尊重科学就可能变成固执和僵化,谦虚就有可能变成自卑和盲从。因此,医学科研中的道德要求,不能缺少探索和创新。

勤于探索、锐意创新既要不断努力扩充自己的知

识、提高自己的理论水平,同时还要多思善疑,勇于突破,尤其是要不迷信权威,要有超越精神,不能满足于现状。

第二节　人体实验伦理

医学科学研究不能缺少人体实验。人体实验中的道德是医学科学研究的一个非常重要且十分棘手的问题。以提高疾病的诊断、治疗和预防措施以及探索发病机理为目的的人体实验是一项严肃的科学实验,因此,明确人体实验的道德责任和道德原则以保证其在道德上的正当性是十分必要的。

案例 8-2

1998年,北京一机关干部王某到医院进行例行检查。在神经科,医生让他多做一项检查,他认为是正常检查范围,就答应了。医生在他右手腕及右肋间贴上电极。当医生按动按钮时,王某顿感半臂抽搐。一连五次后,医生又把电极移到他头顶,第一次就使他全身震颤、大脑瞬间失控。他强忍着问医生这是什么检查,医生答道:可能是电流大了一点,可以调小些。就这样又被电了几次,王某四肢酸麻、头痛欲裂。终于熬到结束,在王某的反复追问下,医生才说出这是在做一项健康人正常值的实验。这位医生遂掏出100元钱,让王某收下,并让他在一份事先写好的协议上签字。王某拒绝,遂引发医疗纠纷。

问题

试对案例中医生的行为进行伦理分析。

一、人体实验及其意义

（一）人体实验的含义

人体实验(human subjects experimentation)是以人体作为受试对象,用科学的实验手段,有控制地对受试者进行考察和研究的医学行为过程。在这里,人体的概念是一个由尸体、活体、个体和群体所构成的特殊系统,实验的概念则包括解剖、观察、测量、试验等几个研究层次在方法上的连续和统一。

（二）人体实验的意义

人体实验是医学科研的重要手段,对于促进医学科学的发展、维护人类自身的利益,有重要的意义。

1. 人体实验是医学发展的基础和手段　人体实验在现代医学和医学研究中有着极其重要的地位,无论是基础的医学研究,还是临床的诊断、治疗和预防都离不开人体实验。医学的任何新理论、新方法无论是经过何种人体外实验、多少次成功的动物实验,在常规临床应用之前,都必须回到临床性人体实验之

中。只有经过人体实验证明确实有益于某种疾病的诊断、治疗方法才能推广应用。即便是已常规应用于临床的理论和方法，还必须不断地通过人体实验手段，加以修正和完善。因此，人体实验不仅是医学的起点，也是医学研究的最后阶段。

人体实验古来有之。从医学发展史看，没有人体实验，就没有医学的产生和发展。我国古代的"神农尝百草"，古罗马盖仑在解剖学和生理学方面的成就，英国哈维对人体血液循环的发现，法国伯尔纳在实验生理学方面的贡献等，均是例证。但由于种种原因，人体实验在医学史上却一直得不到应有的地位。在我国，由于受"身体发肤，受之父母，不敢毁伤"的封建伦理思想的束缚，人体解剖始终受阻。在西方，教会的禁令，使人体实验一直被认为是不道德的，甚至有罪，由此不少医学家还为之献出了生命。

欧洲文艺复兴以后，随着其他自然科学的发展，医学科学产生了根本性的变革，实验医学代替了经验医学。从此，人体实验的地位逐渐得到了确立，并成为医学发展的方向。随着医学科学的进一步发展，人体实验在整个医学发展中的地位和作用日益突出。当今的医学，无论是基础医学还是临床医学研究，也无论是诊断还是治疗，在一定程度上都离不开人体实验。现代优生学、体外授精、器官移植、基因工程等医学高新技术的研究，已为医学科研开辟了新的领域，使一些过去无能为力的难题有了解决的希望。而所有这些高新技术的医学研究，却无一不是以人体实验为基础。人体实验，事实上已成为现代医学的主要研究手段和方式，是现代医学发展的基础环节。

2. 人体实验是医学研究成果临床应用的中间环节 医学科研，最终都将服务临床实践，都将涉及人的生命安危。因而，一切医学科研成果，在应用于临床以前，都必须有一个验证过程。现代医学研究，虽然已有动物实验的基础，但动物与人毕竟存在着种属的差异，所以，新药和新技术不论在动物实验上成功了多少次，在开始应用于人防治疾病之前，仍然需要人体实验的进一步验证。另外，人类某些特有的疾病，与动物复制的疾病模型差异太大，如果不经过人体实验这一环节，最终不能确定其临床的医学价值。当然，人体实验应该是有目的、有计划、有范围限度、有道德界限的，否则，其后果将不堪设想。我国60、70年代曾盛行一时，后来被证明对人体有害的卤碱疗法、鸡血疗法等，就是这方面的例证，它曾经使广大人民群众不自觉地成了受害的实验对象。这虽已成为历史，但教训却是深刻的。

二、人体实验的道德价值分析

人体实验历来是医学道德关注的焦点。尽管人体实验在医学发展中意义重大，但是它客观上确实存在着不明确性和危险性。同时，随着医学进步的同时，不道德的和滥用人体实验的现象也确实发生了。这引起了人们对此类现象越来越多的关注。

在人体实验中，由于实验目的、实验方法、实验途径不同，其道德的价值也就不同。只要是按一定医学伦理原则施行而又是符合科学的，那么人体实验就具有满足人类医学需要的道德价值。

(一) 人体实验的目的

从人体实验的目的看，可以分为医学目的的人体实验和非医学为目的的人体实验。就人体实验的本质而言，显然只有前者符合道德，具有价值。因为人体实验作为医学实验，只有以医学为目的，它才能真正地起到保障人民健康、维护患者权利、推动医学事业发展的作用。与此相反，后者追求的或是政治目的、或是经济目的、或是体育锦标目的（如国际体坛存在的兴奋剂问题）等。这种非医学目的的人体实验，不仅背离了医学实验的性质，起不到维护人民身心健康的作用，而且它本身就是对医学科学的亵渎。因此，人体实验在动机上的评价标准，必须是以医学为目的，凡是背离这一目的的一切非医学人体实验，都是不道德的，其道德价值也应完全否定。

(二) 人体实验的方法

人体实验有科学和不科学的区分。人体实验中，即便为同一目的和同一对象，由于应用的方法不同，结果也大有差别。一般说来，科学的人体实验，都能充分地发挥出有益的功效。因为科学的人体实验，不仅在实验前有一定动物实验做依据，确定了明确的目标，具备了可信的预期好处，并按照普遍认可的科学原理对实验进行了精心的设计，而且在实施过程中，还对实验手段的采用，对潜在危险的估计及其预防措施，都有充分的科学说明。相反，方法不科学的人体实验，则不可能做到每一个环节都有科学的根据。由此就必定会产生这样或那样的不良后果，甚至使受试者受到很大损害，还得不到科学的医学价值。非科学的人体实验当然是不道德的，必须禁止；而符合科学原则与程序的人体实验，其道德价值应予肯定。

(三) 人体实验的途径

人体实验分为自然实验、自愿实验和强迫实验三种形式。凡发生瘟疫、地震、水火灾害、放射性物质泄漏、战争等天灾人祸，而人们为了医学科研的目的，借此对机体抗病抗害的机制和功能进行观察和研究，探索灾害对人体所造成的伤害，都可以看作是对人体的自然实验，因为这类人体实验的设计、过程、手段和后果，都不是人为的。由于作为自然实验的实验者没有任何直接损害受试者的行为。加之是出于医学动机而进行的有益工作，所以实验者不存在承担道德责任的问题，其行为的道德价值应予肯定。至于自愿实验和强迫实验,前者只要受试者知情(为医学目的的服务的),同意参加,其道德价值必须肯定。因为这种实验,受试者和试验者完全处于平等的地位,双方通过口头协议或书面合同的办法,都确定了各自的权利和义务。而后者却正相反,它通常是在一定的军事、政治或行政组织的强大压力下,强迫受试者进行的。在此实验中,受试者的平等地位、人格尊严、合法权利均被剥夺,因而这种人体实验无道德价值可言。

(四) 人体实验的利弊

人体实验有得大于失、得小于失和得失不明三种情况。人体实验作为一种发展医学科学的手段,它既有利的一面,也有弊的一面。就其利的方面而言,它主要表现为三点:第一,有效的治疗性实验可以使受试者直接受惠;第二,科学的人体实验对医学的发展或多或少都会起促进作用,即使失败的实验也能提供反面的教训;第三,成功的人体实验对社会将产生积极的影响。就其弊的方面而言,人体实验毕竟是一种实验,因而它无论如何都带有一定的风险性,不可避免地会对受试者的肉体或心理造成一定的伤害,绝对没有任何伤害的人体实验是没有的,只不过是受伤的大小程度以及是否可再治疗或再恢复有不同而已。

一般说来,凡是得明显大于失的人体实验,具有较大的道德价值,宜积极地尽力而为。若得明显小于失的人体实验,其道德价值呈负值,则必须禁止。至于得失不明的人体实验,最好暂缓,若确有必要施行,也须谨慎,对其道德评价,当然就不能武断。但评价上述三种情况的一般道德标准都应该是:发展医学科学与受试者的利益兼顾,重点是后者。

三、人体实验的伦理原则

对于一个医学科研人员来说,从事人体实验,必须考虑和遵循如下伦理原则:

(一) 医学目的原则

医学目的是人体实验的唯一目的。人体实验必须是旨在提高医疗保健水平,改进疾病的诊治和预防措施,探究疾病病因和发病机理,维护和增进人民群众的健康。医学目的原则是人体实验的根本原则。现代科学技术为医学研究提供了强有力的手段,使医学具有了更广阔的领域和前景,它预示着医学对人的控制能力的无限增长。在这种背景下,只有坚持医学人道目的的方向,才能确保人体实验对人类具有积极的意义。

医学科研中的人体实验必须以改进疾病的诊断、治疗和预防措施,以及为了针对疾病病因学与发病机理的了解,增进人类健康为目的。人体实验中,一切背离医学目的原则的行为都是不道德的。那种以发展医学为名,任意拿人体做实验的行为,必须予以杜

绝。为此,任何人体实验都一定要经过认真的鉴定和评价。实验的设计必须严密,符合科学要求,并且都要通过有关专家的论证审查及法定授权部门的批准,方可实施。

对于实验成果的公布、研究论文的撰写或发表,都要严格地忠于事实,确保准确。凡是弄虚作假,捏造事实,篡改数据,任意夸大或隐去某一部分的行为,都不符合医学目的的原则,是违背道德的。

(二) 知情同意原则

一般情况下,人体实验应该让受试者及其家属了解实验的目的、方法、预期好处以及潜在危险等,在取得他们的同意后,还要随时尊重受试者的意愿,包括随时撤销其承诺,而医务人员却不能因此影响对这类患者的正常治疗。

伦理学的利他原则,虽然要求社会成员要有勇于牺牲个人利益造福于公众的精神,但这并不意味着无视个人的基本权益和尊严。任何实验者都无权假借社会名义随意挑选实验对象。唯有受试者本人有权自主决定自己是否接受实验,而且对实验必须是知情的。这就是说,"同意"应以"知情"为前提,以自主为条件。在人体实验中,一定要坚持知情同意原则,必须禁止欺骗性实验,特别是强迫性实验,以保障受试者的人身安全与自由。唯有如此,才能使受试者在实验中充分合作,有利于避免或减少研究人员及其单位与受试者之间的医疗纠纷。因此,案例 8-2 中的医生,虽然他的动机是出于医学目的,这种手段也能够获得研究信息,但是其行为是不道德的。

在医学人体实验过程中,受试者常常处于一种相对被动的位置。这是由于实验双方在医学人体实验中各自不同的角色、任务决定的,并不表明双方地位、人格和权利的不同。所有医学科研人员必须知道,受试者具有自己完整的人格尊严、人身权利和自由。实验者必须给予他们完全的尊重,包括他们自主的知情同意的权利。《赫尔辛基宣言》中规定:"必须尊重受试者的隐私。""任何以人体作受试者的研究,事先必须把科研目的、方法、预期效益和潜在危险、可能遇到的不适等,全面告知预备受试者。应该告知他或她有拒绝参加科研的自由,并有随时撤销同意的自由。医生因此必须特别注意受试者是否在压力之下,他或她处于依从关系当中给予同意的。在这种情况下,最好由不参加该项研究的医生和完全同这一正式关系分开的医生去取得知情同意。""受试者在法律无资格做出知情同意的情况下,可以从符合国家立法的监护人处取得知情同意。在肉体和精神方面缺乏能力做出同意时,或者受试者未成年,可以由符合国家立法的相应亲属代替受试者。"因此,实验者必须原原本本地向受试者介绍所要进行的实验,使他们清楚地了解实验的目的、方法、过程以及实验对他们自身可能造成

的各种影响,使他们在充分知情的前提下,在没有任何压力的情况下自主地做出决定,自主选择自己的行为。它们有权参加或者拒绝,他们享有完全的自主权利。医学科研人员必须尊重他们的这种权利。不能因此对他们进行任何的非难或者歧视。对于具有可预测的风险性实验,即使受试者同意,医学科研人员也应该禁止受试者参加。更不允许实验者以各种借口胁迫或者诱使受试者参加这种高危险性实验。这是所有医药科研人员必须遵守的道德规范,是医药科研人员应该特殊具备的科学道德素养。

（三）维护受试者利益的原则

维护受试者的利益,是人体实验的前提和必须遵循的基本原则。医学人体实验中的很多方法和措施都可能包含对人体的某种伤害或潜在的危险。因此,以人为对象的生物实验必须坚持以维护受试者利益为前提,严格遵守人体实验的道德规范。《赫尔辛基宣言》明确规定:"对于受实验者或其他人们利害关系的重要性,一定要始终压倒对科学研究和人类社会方面的影响。""科学研究工作的正义性服从于保护他或她的完整,这个原则必须永远受到重视。""用人做实验,科学和社会的利益绝不能高于受试者的利益。"医学科学研究的重要性要服从于保护受试者的利益不受伤害,不能只顾及医学科研成果而牺牲受试者的利益,这个原则要贯穿于医学人体实验的整个过程。医学科研人员应该自觉地制止或阻止受试者出于各种目的而参加具有可预测的高风险性人体实验,即使这种实验对科学或者对社会具有重大意义也不能例外。受试者的利益重于医药科研和社会的利益,医学科研人员应该自觉地把受试者的利益摆在首位。这是医学科研道德的特殊性所在。

根据这一原则,人体实验在实施前,应仔细地权衡利弊,对可能出现的各种问题要有充分的估计和准备,不能只顾及医学科研而牺牲患者的根本利益。一般说来,实验效果对于受试者的重要性,始终要大于对科学研究和对人类社会方面的影响,否则,实验就不能进行。在实验的具体过程中,则要有全面的安全措施,以保证受试者在生理上、心理上受到的不良影响能减少到最低限度。一旦出现了意外情况,应该立即停止实验。此外,实验必须在具有相当学术水平和经验的医务人员亲自监督指导下进行。对于这个原则,由于受试者的复杂性(有患者、健康人和特殊人群等),在实际工作中,必须根据不同的对象,慎重地具体贯彻。

（四）科学规范原则

人体实验从设计到实施,都必须遵守普遍认可的科学原理和实验方法。

人体实验与其他实验不同,不但受实验条件和受试者机体状态的制约,而且受社会、心理等因素的影响,为了正确判断实验结果的客观效应,消除实验结果的片面性,人体实验一般都必须设置对照组。

对照组的设置,仍然要坚持把受试者的利益放在第一位,绝不能为了科研而牺牲受试者的既得利益。在设置对照组时,一定要注意实验组与对照组的齐同性和可比性。对照分组要采用"随机化",即将不同的年龄、性别、民族、文化程度、社会地位等受试对象均衡地分配到两组中。若有意将可能治愈的患者分到实验组,将很少有望治愈的患者分到对照组,就不可能得出客观、正确的科学结论。

实验对照常用的方法是安慰剂与双盲法。安慰剂对照,可以使两组受试者的心理状态基本一致,排除主观因素的干扰,科学地判断和评价新药的实际疗效与价值。安慰剂对照一般是被严格限制在病情比较稳定,此期间不会发生危险且不致带来不良后果,也不延误治疗时机的患者。危重患者和病情发展变化快的患者不应使用安慰剂。由于人体实验开始之前,任何新药物和疗法的预期效果都只是一种估计,因此,实验组和安慰对照组同样都处于受试者的位置,两组的道德处境完全相同。

双盲法,是受试者和实验观察者都不知道使用何种药物或疗法的一种对照方法,其目的是为了避免主观影响,进一步保证实验结果的客观性。观察实验者由于也处于"盲"的地位,这样就能较准确地判断药物的实际疗效,评价某种药物价值;同时还可以使所有受试对象都得到无偏差的医疗照顾。

双盲法是使用安慰剂的基本前提,因为单纯使用安慰剂,而不采用双盲法仍然不能避免偏差性。但双盲法实验要求:受试者确诊之后症状不严重;暂停治疗不至恶化或错过治疗时机;出现恶化苗头时立即停止实验,并采取补救措施;患者要求中断或停用实验药时,要尊重患者意见;危重患者不中断常规治疗方法。所有这些,都应作为双盲法的道德原则来遵守。

四、人体实验的国际法规

人体实验的道德争论从近代实验医学产生以来从未停止过。尽管如此,人体实验毕竟冲破了人们传统认识和道德观念形成的巨大障碍,奠定了在医学中的地位。但是,人体实验发展至今也并非完美,人体实验本身存在着技术、方法的缺陷,更存在人体实验运用中的道德缺陷,包括一些医学上成功的人体实验,其采用的方法往往是不合理的,甚至是不道德的。为了规范人体实验,防止不道德的实验和滥用人体实验,诞生了一系列有关人体实验的国际法规。

（一）《纽伦堡法典》

1946 年,在纽伦堡军事法庭对医学战犯进行审判后,诞生了人体实验的第一份正式国际性文件《纽伦堡法典》(The Code of Nuremberg)。

《纽伦堡法典》的基本精神是：①绝对需要受试者的知情同意；②实验对社会有利，又是非做不可的；③人体实验前先经动物实验；④避免给受试者带来精神的和肉体的痛苦及创伤；⑤估计受试者有可能死亡或残废的，不准进行实验；⑥实验危险性不超过人道主义的重要性；⑦实验应精心安排，采取一切措施，杜绝发生伤残；⑧实验必须由受过科学训练的人来进行；⑨实验期间，受试者有权停止实验；⑩实验过程中发现受试者有可能伤残或死亡时，应立即停止试验。

《纽伦堡法典》问世后，被不少国家接受实行。

（二）《赫尔辛基宣言》

1964 年第 18 届世界医学大会在芬兰的赫尔辛基召开，会上通过了"指导医务卫生工作者从事包括以人作为受试者的生物医学研究方面的建议"，即《赫尔辛基宣言》(Declaration of Helsinki)。这是第一份由国际医学组织和大会制定通过的关于人体实验道德规范的代表性文件。

《赫尔辛基宣言》的意义在于肯定了人体实验在医学中的必然性和地位；强调了人体实验的开展必须以普遍的科学原理和动物实验为前提，突出了为受试者利益而强调在人体实验中的自主原则、无伤原则以及知情同意原则；同时也赋予了医生从事医学的科学责任与道德使命。因此，《赫尔辛基宣言》成为现代医学人体实验研究的规范性指南。1975 年，世界医学大会第 29 届会议在东京召开，对《赫尔辛基宣言》内容作了进一步的修改、完善，但基本精神和意义仍然不变。随着医学的飞速发表，人体实验的内容和道德意义在不断更新，《赫尔辛基宣言》也表现出局限性，如未能包括人体实验的所有道德内容，尤其是未能反映新的道德内容。

（三）《伦理学与人体研究国际指南》和《人体研究国际伦理学指南》

1982 年，世界卫生组织(WHO)和国际医学委员会(CLOMS)联合发表了《人体生物医学研究国际指南》，主要目的是为《赫尔辛基宣言》提供一个详尽的解释，促进人体实验和研究伦理学原则的正确运用，尤其指出了知情同意方法的局限性。1993 年，WHO 和 CLOMS 在对此指南作了进一步修订的基础上，联合发表了《伦理学与人体研究国际指南》和《人体研究国际伦理学指南》，其中特别肯定了人体实验研究可能成为一些缺乏有效预防治疗的疾病受益的唯一途径，强调不应剥夺严重疾病(艾滋病、恶性肿瘤)患者或危险人群可能通过参与人体实验受益的机会，这两个文件和《赫尔辛基宣言》一样已成为各个国家医学组织和个人所公认、遵循的人体实验研究的伦理学原则。

第三节　尸体解剖伦理

世界医学史证实，尸体解剖是现代医学发展的重要条件和基础之一，是医务工作者寻求医学"真理"，揭开死亡之谜的钥匙。同时尸体解剖也符合医学伦理原则，它的发展是人类文明进步的标志。临床医疗、影像、病理三者的关系是宏观到微观递进的关系，是认识疾病由表及里逐步深入本质的关系，后者为前两者保驾护航，而尸检是检验临床诊断、治疗及影像诊断正确与否的最后机会。

> **案例 8-3**
> 尸体解剖有助于减少误诊误治的发生，促进医学发展。前苏联著名病理学家达维多夫斯基调查发现，莫斯科大学医学系临床诊断与病理解剖诊断的不符合率，在 1890～1896 年是 30.8%，1922～1926 年是 29.6%。也有人整理资料后指出，从 1912 年以后的 60 多年里，临床误诊率始终在 40% 左右。20 世纪 50 年代 28.7%，20 世纪 60 年代 29.1%，20 世纪 70 年代 36.7%，80 年代 32.5%。李甘地对华西医科大学 1952～1987 年期间的 6668 例尸解资料分析，临床诊断与病理诊断不符率为 31.3%，与达维多夫斯基的资料虽属不同的国度、不同世纪、不同的医疗水平，误诊率却基本相等。
> **问题**
> 尸检提供的病理诊断对临床思维有何价值？

一、国内外尸体解剖的发展

早在战国时代(公元前 500 年)，我国第一部医学经典著作《黄帝内经》中已经有关于人体解剖学知识的丰富记载。"解剖"两字最先在《灵枢·经水篇》中出现，"若夫八尺之士，皮肉在此，外可度量切循而得之，其死可解剖而视之。其脏之坚脆，腑之大小，谷之多少，脉之长短，血之清浊，气之多少……皆有大数。" 2000 多年前的中国医人，开创了解剖尸体的先例。《内经》中《肠胃篇》、《经筋篇》、《骨度篇》、《脉度篇》等，都是记述解剖学的专章。其中对人体骨骼、部位、脏腑、血管等，均有长度、重量、体积、容量的详细记载。书中一些解剖学的名称，主要脏腑的命名，到现代还在运用。

此外，还有一些解剖学资料，散存于《千金要方》、《东斋记事》、《梦溪笔谈》、《岩下放言》、《内外二景图》和《洗冤录》等历代著作中。在我国医学解剖史上值得大书特书的人物，当推清代医学家王清任(1768—1831)。王清任精于医术，在行医的过程中，深感解剖知识的重要，"业医诊病，当先明脏腑"，否则"本源一错，万虑皆失"。他在研究古代有关脏腑的书籍和图形后，发现里面存在某些错误，于是感慨地说："著书不明脏腑，岂不是痴人说梦；治病不明脏腑，何异盲子夜行！"于是他致力于人体脏腑的研究长达42年。据王清任自述，在他30岁那年，正在河北滦州稻地镇行医，当时小儿瘟疫流行，每天有病孩被夺去生命。在穷人以席代棺的义家墓地，王清任每天清晨都去观看犬食之余的小儿尸体。十天之中，约看了二、三十具完整的儿尸，可惜他始终没有见到横膈膜。以后在奉天和北京，他又3次去刑场察看尸体。在没有尸体供解剖研究用时，他就用家畜做比较解剖实验，是我国解剖史上第一个做动物解剖实验的医学家。然而，他仍没有看到人的膈膜形态、位置。但他从不放过任何求教学习的机会，终于偶遇一个亲眼见过横膈膜的人，在他的指点下，王清任终于弄清了横膈膜的位置。公元1830年，王清任根据多年尸体观察及临床心得编写了绘有脏腑图谱的《医林改错》一书刊行于世，在当时的医学界引起了较大反响。王清任在观察内脏的过程中发现尸体内淤血颇多，由此联想到治疗淤血的重要性。结合临床经验，自创新方31个，化裁古人妇产科方剂2个，对于治疗冠心病、中风后遗症均有相当好的疗效，是祖国医学伟大宝库中的一份珍贵遗产，值得进一步研究总结和提高。

这些说明，我们的祖先在解剖上积累了不少经验和知识。但长期封建礼教的束缚，尸体解剖一直被认为是不道德的事情，因而人体解剖在我国一直没有能够发展成为一门独立的学科，对祖国医学的发展带来了不利影响。本世纪初，随着西方医学在我国的传播和发展，对尸体解剖的需求日益增加。在医学界的不断努力下，终于在1912年颁布了我国的第一部《尸体解剖法》及《尸体解剖实施细则》，对推动我国医学研究和教育的发展起到了积极作用。

国外，中世纪的欧洲，在教会的统治和思想禁锢之下，人体解剖被视为有违《圣经》，也是属于不道德的行为而被禁止。由于人们只能凭借直观和臆测来解释病理和生理现象，其中不可避免地夹杂有许多错误的成分。文艺复兴时期，资产阶级在反对封建统治活动中，提倡科学和理性，主张人的自我解放，提出了"我是人，人的一切我都应当了解"的口号，呼吁让医学从神学的束缚中解放出来，对于医学的发展具有积极的影响。一些艺术家首先开始进行人体的解剖研究，如达·芬奇、拉斐尔、米开朗琪罗等。16世纪比利时医学家维萨里在大量尸体解剖的基础上，写下了《人体的构造》一书，给了人们新的人体科学认识，使解剖研究工作得到了公认，成为近代人体解剖学的奠基人。18世纪意大利病理学家莫尔干尼就是通过多年的尸体解剖，积累了大量的观察资料，确定了疾病原因与机体器官病变之间的联系，从而建立了一门新的医学学科——病理解剖学。在许多医学家的不断

努力下，使人们原来认为尸体解剖是不道德的观念，在医学发展的过程中有了较大的改变。

> **小贴士：**
> 遗体捐献，是指自然人生前自愿表示在死亡后，由其执行人将遗体的全部或者部分捐献给医学科学事业的行为，以及生前未表示是否捐献意愿的自然人死亡后，由其直系亲属将遗体的全部或部分捐献给医学科学事业的行为。

二、尸体解剖的意义

当代医学科学迅猛发展，诊疗技术日新月异。病理学亦以分子病理学、免疫组织化学、电镜技术应用等分支学科的建立为标志进入新的发展时期。然而，传统的尸检却出现了戏剧性的全球性降低。美国在二战后早期，全国尸检率为50%，1964年为41%，全1980年降为14.7%，到20世纪80年代中期仍在15%徘徊。20世纪90年代中期以后美国非教学医院的平均尸检率低于9%，有的医院尽管死亡病例甚多，但尸检率接近零。中国国内，尸检工作在20世纪50~60年代曾达到鼎盛时期，20世纪70年代以来，大医院尸检率基本在10%～15%左右。进入20世纪60年代以来，随着医学的进步和诊断技术的提高，国内外普遍出现了一种以为尸检的作用已大不如前的观点，尸检率明显降低。对此，我们需要加强宣传、教育，提高全社会对尸体解剖工作重要性的认识。

尸体剖检为器官病理学的建立奠定了基础，无论在临床医学还是病理学的发展过程中，曾起到极其重要的作用。即使在医学技术和基础理论快速发展的现代，仍没有任何手段能取代尸检所起的作用。

（一）可以验证临床诊断，提高诊断水平

据国内外报道，临床诊断不明或误诊率约占25%左右。本节案例8-3中华西医科大学大样本资料分析发现临床诊断与病理诊断不符率为31.3%，尸体解剖有助于验证临床诊断，明确死亡原因，吸取经验教训，提高正确诊治率。同时也有助于查明临床上暴死或猝死患者的死因，减少或解除医患之间的矛盾。

（二）可以认识和发现新的疾病，为疾病防治提供依据

在医学史上通过尸体解剖获得医学科学发现屡见不鲜。某些新疾病的发现，病理变化，发病原因及机制的探讨都依赖于尸体解剖。当今被称为"超级癌症"的艾滋病的病理变化是通过尸体解剖才逐渐认识的。用呼吸机正压控制呼吸作为治疗SARS的重要手段，也是依赖于尸检发现患者的肺有"硬化"即纤维

化的病理表现而采取的。所以，尸体解剖可以了解疾病病因，认清其动态变化趋势，从而为疾病防治提供科学依据。

（三）可以促进教学和培养人才

尸体解剖是搞清人体结构的唯一可靠方法，是医务人员的必修课之一。通过对尸体标本全面、系统地观察和分析，可以不断提高医务人员和医学生的实际知识与经验。由于尸体解剖本身也是一项重要的科研活动，尸检材料的完整和丰富，有利于促进教学和培养人才。

（四）有助于明辨是非，为司法服务

尸体解剖可以确定死亡后的病理状态，为确定死亡原因、致死方式，推定死亡时间，认定致死物体（品）等提供客观真实的依据。从而为刑事或民事案件的处置提供证据，成为司法工作可依赖的工具。

（五）为器官移植服务

由于现代医学发展中器官移植的需要，在一定条件下的尸体可以作为器官移植的供体来源。精心做好尸体解剖是器官移植的客观需要。

> **小贴士：**
>
> 遗体捐献程序：捐献志愿者需要征得本人直系亲属的同意，并提供相关证明，然后携带3张2寸正面半身照片以及本人户口簿和居民身份证等相关材料，到本县（市、区）驻地红十字会进行申请登记。登记结束后，由登记机构向捐献人颁发捐献卡。捐献人去世后，捐献执行人（捐献人近亲属或生前指定的人）通知接收单位接受遗体。实现捐献后，接收单位应通知红十字会，由其向捐献人家属发放荣誉证书。

三、尸体解剖的道德要求

现今，出于医学目的的尸体解剖再也不被社会视为不道德了。此外，更有人出于对医学科学事业的热爱，自愿在死后将遗体捐献给医学机构进行研究，博得了社会的敬重和赞誉。我国医学界的许多前辈做出了榜样。然而，传统思想仍然根深蒂固，至今我国的尸体解剖工作依然是困难重重，仍需要通过不断地宣传、教育，提高全社会对于尸体解剖重要性的认识。

尸体解剖是医学研究中的重要组成部分。为了推动尸体解剖的顺利开展，协调研究人员与患者和家属的关系，在积极开展尸体解剖的同时，应当遵循以下道德要求：

（一）尸体解剖一般应当得到死者生前的同意或亲属的许可

尸体解剖应当在征得死者生前同意或亲属许可并办理了合法手续后再进行。如果不经死者生前或死后亲属同意且又未办理合法手续或经特定部门批准，而进行的尸体解剖或摘取器官的行为，是不道德的。随着器官移植技术的发展，利用尸体获取移植器官成为一条重要途径。目前，在西方国家一般以征购、出售、捐赠、交换等几种办法作为尸体和移植体的来源。其中存在着许多道德问题，至今一直争论不休，还需要进一步研究解决。在我国，这类问题也日益增多，需要以正确的道德原则来加以协调。尤其是在尸体解剖是出于医学研究或弄清病因的需要，而死者家属又执意反对时，医务人员应当依靠说服工作、坚持医学道德的原则妥善处理。

（二）尸体解剖必须用于医学目的和法律目的

尸体解剖的目的是为了促进医学的发展，为了弄清死亡原因和法律鉴定，或是为了器官移植和其他科学研究。其他非医学和非法律目的的尸体解剖是不道德的行为。

（三）尸体解剖要尊重爱护尸体和严格遵循一定的规范

在解剖尸体的过程中要尊重和爱护尸体，尊重死者生前或死后亲属的正当意愿。操作严谨而有规范，保持严肃认真的态度，并认真做好解剖后尸体及器官、组织的处理工作。

思 考 题

1. 医学科学研究的伦理原则主要有哪些？
2. 人体实验应遵循的伦理原则是什么？
3. 尸体解剖有哪些具体的伦理要求？

（罗　萍　李晓军）

第九章 生命控制与生殖技术伦理

随着现代生物技术的迅速发展和广泛运用,当代医学已能为生命控制提供诸多先进的、有效的手段和途径。如何评估这些技术措施运用的社会道德价值,如何使这些技术手段的运用在合乎人类基本道德标准、增进人类福祉的前提下进行等问题已引起各国政府和学者的广泛讨论,并演变成全球瞩目的问题。

第一节 生命伦理概述

生命是地球上最美丽的花朵,人是生命的最高形式。但对于什么是生命,生命从什么时候开始等问题是我们不得不加以认真思考的。

案例 9-1

李某,女,27岁,怀孕5个月,在一天上班的路上,突然被王某骑自行车不小心撞倒,导致流产。事后,李某及其家属状告王某因导致胎儿死亡而犯过失杀人罪。

问题

1. 人的生命从什么时候开始?
2. 胎儿是人吗?
3. 李某及其家属的要求合理、合法吗?

一、生命的定义

医学是以人的生命为研究对象的,那么,什么是生命?关于生命的确切定义目前尚无一致公认的观点。不同的学者、不同的专业都倾向于用自己的术语来进行定义,而对一般的人来说,往往想到的是具体的生命存在形式。《不列颠百科全书》列举了五种关于生命的定义。

1. 生理学定义 即把生命定义为具有进食、代谢、排泄、呼吸、运动、生长、生殖和反应性等功能的系统。

2. 新陈代谢定义 认为生命系统具有与外界经常交换物质但不改变自身性质的特征。

3. 生物化学定义 认为生命系统包括储藏遗传信息的核酸和调节代谢的酶蛋白。

4. 遗传学定义 认为生命是通过基因复制、突变和自然选择而进化的系统。

5. 热力学定义 认为生命是一个开放的系统,它通过能量流动和物质循环而不断增加内部秩序。

这几种定义所指的生命是一种广义的生命,它不仅仅指人的生命,还包括动植物的生命等。而当代医学伦理学所指的生命主要是人的生命。

人的生命可以分为人的自然生命和人的价值生命。人的生命首先表现为一种自然存在形式和物质复合体,也就是指人的自然生命。正如伟大导师恩格斯所说:"生命是蛋白体的存有方式,这种方式本质上就在于这些蛋白体的化学组成部分的不断的自我更新。"此定义说明了生命的基础是物质的,它的条件是物质的新陈代谢。但是,人之为人,不在于他有自然生命,而在于他还有着特定的人格,在于他的"价值生命"。"价值生命"作为对自然生命的否定,是人的自为之有的存在状态。从人的形成过程来看,人是地球上生命有机体发展的最高形式,是人在劳动基础上扬弃自然生命的自在性,超越生命的内在性和主观性,而获得一个新的以意识自觉为前提的个体性的生命,即价值生命的创生。按照马克思的说法,"动物和它的生命活动是直接同一的。人则使自己的生命活动本身变成自己的意志和意识的对象。正是这一有意识的生命活动把人同动物的生命活动直接区别开来"。人区别于动物的最根本的特征是劳动,人在劳动过程中逐渐形成的抽象思维能力是人区别于动物的最重要的心理特征。人的自然生命是人的价值生命的必备条件,而具备人的自然生命并非就具备了人的价值生命。

从本质上说人具有两重性,即自然的人和社会的人。自然的人即人类的自然生命,社会的人就是人类的价值生命。许多人之所以认为受精卵、胚胎、胎儿是人,具有人的生命,正是以生物学标准来论证的。他们所说的人,只是一种生物学的人,是人类的生物学生命,而不是社会的人。按照马克思主义的观点,"人的本质并不是单个人所固有的抽象物。在其现实性上它是一切社会关系的总和。"也就是说,人的本质属性在于它的社会性。因此,我们对人的认识,也必须从其社会性上去把握。这主要包括两个相互联系的基本方面,一是"自我意识",二是"社会关系"。从人类总体来说,自我意识的出现标志着人类的诞生;从个体来说,当胚胎发育到产生自我意识,人类的自然生命就发展为价值生命;而当人的自我意识丧失时,又复归为人类的自然生命,或者两者同时消失。正是这种自我意识把人的生命与其他灵长类、受精卵、胚胎、胎儿以及脑死亡者的生命区分开来;正是自我意识导致了人类系统个体发育过程中的质变。当然，自我意识的产生离不开社会实践，大脑仅仅是思维的外壳，只有在社会生活和社会关系的实践过程中，意识才能得到产生和发展。同时，也只有从社会关系出发，才能区分人与人的不同。所以，我们对人作出如下的定义：人是在社会关系中扮演一定角色的有自我意识的生物实体。

总之，人的生命不仅是一个生物学过程，更重要的是，在本质上是一个社会学的过程，人是自然生命和价值生命的统一，单纯的自然生命或价值生命都不能称其为人的生命，缺少或失去其中任何一个方面的人都不应称之为真正意义上的人。割裂人的自然生命与价值生命的辩证统一，肢解人的生物学过程与社会学过程，忽视人的生命过程的整体性，忽视生命不同阶段的特殊性是不能对生命进行科学定义的症结所在。

> **小贴士：**
>
> 　　《辞海》对生命的解释：①生物生存；生物所具有的活动能力。②比喻事物借以生存的根本条件。③犹命运。④活命。⑤指有生命之物，特指动物。⑥指生活。⑦生物学上认为生命是蛋白质存在的一种形式。

二、关于人的生命标准的讨论

由于人的生命具有生物性和社会性，长期以来人们对胎儿的道德地位与法律地位争论不休，争论的焦点就是胎儿是不是人，它什么时候成为人？如果胎儿不是人又是什么？胎儿是否拥有权利？拥有什么样的权利？要对这些问题进行回答就必然涉及人的生命标准问题。

关于人的生命的标准问题实质上就是人的生命的起始问题，主要有以下几种观点：

（一）生物学标准

生物学标准有以下几种不同的主张：

1.“早期说”　认为生命从受精卵开始或生命从妊娠第四周受精卵着床之时开始或生命开始于妊娠第八周大脑皮质形成之时。其中比较有代表性的观点是人的生命是开始于受孕之时。《朵氏图解医学辞典》（*Dorland's Illustrated Medical Dictionary*）、《杜氏医学百科辞典》（*Tuber's Cyclopedic Medical Dictionary*）、《医学、护理与保健百科辞典》（*Encyclopedia,and Dictionary of Medicine Nursing and Allied Health*）都将胚胎定义为："从卵子受精到第三个月初，这一段时间中的幼小人类。"

2.“晚期说”　把生命的开始定为胎儿发育的晚期，即有了生命力之后，或者直到分娩才是生命的开始。

3.“全期说”　认为怀孕的各个阶段都是生命的开始。

（二）授权标准

授权标准认为胎儿必须得到父母、社会的接受才算生命开始。如正统的犹太教规定，婴儿在出生30天内不做丧事，这意味着不给予30天以内婴儿以"人"的待遇。泰国北部的珀卡伦人认为，从妊娠到出生后数天内不算"人"。

（三）复合标准

复合标准认为即使受精卵也已经是一个个体的生命，但不能因为生命开始了便有完全的价值。从生物学和医学的角度看，受精卵具有生命特征，如代谢、生长、反应性等，但具有生命特征并不代表具有人的特征。人类有机体是一个连续的过程，从最初的受精卵、胚胎、胎儿到出生成婴儿、幼儿、少年、青年、中年、老年、最后死亡。在这个连续不断的过程中存在不同质的几个阶段，如果认为人的生命从受精卵开始直到死亡，那就意味着在这个过程中只有量变而没有质变。因此，胎儿虽然在遗传和组织结构上与人的价值生命存在连续性，但是胎儿并不是有思想、有意识的独立存在者。人的自我意识、意志和理智的发展开端，只在其出生的时刻才能予以确定。正如美国麻省理工学院的汤姆森教授所说：一粒橡树种子发展成为一棵橡树，也可以说是连续的发展，但并不能引导出橡树子就是橡树，或者引导出我们最好说它是。胎儿并非从怀孕的那一刻起就是人。一个刚受精的卵子，一个新植入的细胞丛，就像橡树子一样，并不是人。胎儿出生前与孕母是一元存在，完全依靠母亲，既没有自我意识，也不发生社会关系，不扮演任何社会角色，不能称它为"人"（Person），当然也不具有人的"人格生命"（Human personal life），至多可以称其为"潜在的人"（The potential person）。这种潜在的人，只具有自然生命。

从以上分析看出，如果只从生物学的角度出发，去揭示人的生命的起始问题，必然无法真正科学地认识人的生命的标准。而授权标准，试图把生物学生命与人的生命加以区别，但是其在很大程度上忽视了新生儿的生物学生命。因为新生儿还缺乏自我意识，不完全具备人格生命，如按授权标准，杀婴就成为合乎道德的了。显然，这是荒谬的，医学伦理学绝不能为此辩护。

值得注意的是，胎儿虽然不是人，但毕竟与人之间有连续性，在逐渐发育成为人。我们必须尊重胎儿，不能随便处理胎儿，需要有合理的理由才能剥夺它出生的权利。如果对胎儿没有必要的尊重，借用一些微不足道的理由破坏它，就会逐渐地侵蚀我们对人的态度，最后丧失对人的尊重。目前世界上的许多国家的法律都没有将胎儿视为民事主体的规定，也没有将胎儿视为道德主体,即人们从多方面都不承认胎儿是人,更谈不上胎儿具有人的任何权利。但是,鉴于胎儿地位的特殊性——"潜在的人"以及对胎儿生物学生命的尊重,很多国家的法律基于"活着出生规则"规定了对胎儿利益的法律保护。如《瑞士民法典》第31条规定:"胎儿只需在出生时尚生存,出生前即具有权利能力的条件";又如《德国民法典》第884条第二款规定的"损害赔偿请求权",第1923条第2款规定的"继承权";《法国民法典》第906条规定的"受遗赠的能力";我国《民法通则》第28条规定的"保留胎儿的继承份额",等等。因此,胎儿虽然不是人,但人类必须承认、尊重胎儿的价值并对其利益给予相应的法律保护。在此,我们可以对人的生命的起始作一个基本的判断:人的生命始于出生。

第二节 生殖技术应用伦理

繁衍后代是人类最基本的欲望和需求之一,自然生殖是繁衍后代最基本的方式。自然生殖是通过两性性交,男子的精子在女子输卵管内与卵子受精成受精卵,该受精卵分裂成胚胎,胚胎在女子子宫内着床、发育成熟而分娩的一个连续过程。当上述自然过程中的某一步骤发生了障碍,都会发生女子或男子的不孕不育症。为了解决不孕不育症夫妇的生育问题,生命科学突破了人类的自然生育方式,发展出生殖技术以取代自然生殖中的某一步骤甚至全过程。由于生殖技术触及人类道德生活最保守的领域,因而引发了诸多的伦理争论。

案例9-2

丈夫李某与妻子王某结婚三年一直未能生育,经医院妇科检查,系王某输卵管堵塞所致,虽作过两次人工授精手术,均未成功。李家求子心切,李母召集家人商议,由李某与王某分别提供精子、卵子,通过体外授精、"借腹生子",由李某胞姐(45岁,未婚)代为孕育,所生子女由李某夫妻抚养。李、王及李某胞姐均表示同意,并在医院的帮助下,胚胎成功植入李某胞姐子宫内,胎儿发育良好。此后不久,李某以王某不能生育为由起诉到法院要求离婚。王某辩称,自己并没有丧失生育能力,只是暂时不能生育,而且夫妻感情尚好,不同意离婚。即使离婚,自己仍是李某胞姐腹中胎儿的母亲,对出生后的子女享有抚养、监护权。

问题

1. 现代人类生殖技术的发展,使得体外授精成为现实,从而使"不能生育"的缺陷得以弥补,那么李某的离婚理由还能成立吗?传统的婚姻功能是否从此已有所变化?

2. "借腹生子"合乎法律、伦理吗?谁又是所代生子女的父母?

一、生殖技术概述

所谓生殖技术,又称人工生殖技术,是指运用医学科学技术和方法对配子、合子、胚胎进行人工操作,替代自然生殖过程的某一步骤或全部步骤的医学技术。生殖技术包括人工授精、体外授精与胚胎移植及其衍生技术。主要包括:①人工授精(artificial insemination, AI),是收集丈夫或自愿献精者的精子,用人工技术注入女性生殖道,以达到受孕目的的一种技术。其直接的功能是代替自然生殖过程的性交,解决了男性不育症的问题。按照精液的来源不同,人工授精可以分为同源人工授精(artificial insemination of husband, AIH)和异源人工授精(artificial insemination of donor, AID)。此项技术的诞生造就了精子库。②体外授精(in virto fertilization, IVF),人们通常叫做"试管婴儿"。是用人工方法,让卵子和精子在人体以外受精和发育的生殖方法。体外授精包括诱发排卵、人工授精卵体外培养及胚胎移植三个关键性步骤。体外授精主要是为了解决妇女不育问题。由于试管授精每次只需要约5万的精子数,大大低于自然授精的2亿~3亿个,因而也可以解决男子精子缺乏而造成的不育问题。由于可以激发排卵和受精卵的数目可能超过移植的需要,在这个领域可以使用冷冻技术,于是出现了冷冻卵子库和冷冻胚胎库。③无性生殖,又叫克隆技术。是运用细胞融接技术把单一供体细胞核移植到去核的卵子中,从而创造出有与供体细胞遗传上完全相同机体的生殖技术。

二、生殖技术的历史与现状

早在18世纪末,人工授精技术就出现了。1785年,意大利生物学家斯帕兰扎尼(Abbe Lazarro Spallanzani)就对动物进行过人工授精。1799年,英国医生约翰·亨特(John Hunter)用海绵方法试验成功,为人类最早实施人工授精技术。美国纽约妇产科医院西蒙斯(J. Marien Sims)于1866年用其丈夫的精液试验成功。1890年,杜莱姆逊(Dulemson)试用于临床,到20世纪30年代使用者与日俱增。1953年,美国阿肯色大学医学中心用冷冻精子进行人工授精获得成功。1983年我国湖南医学院生殖工程研究组用冷冻精液进行人工授精取得成功。1984年上海第二医学院用洗涤过的丈夫精子施行人工授精获得成功。1986年青岛医学院建成了我国第一个人类精子库。20世纪80年代末,我国有17个省市和地区开展了人工授精技术,其中11个省建立了精子库。为了规范人工授精等生殖技术和人工精子库的管理,2001年起国家卫生部颁布实施了《人类辅助生殖技术管理办法》和《人类精子库管理办法》等行政规章,从而使中国精子库和辅助生殖技术的健康发展有了法律保障。

1978年7月25日,世界上第一个"试管婴儿"路易斯·布朗在英国兰开夏奥德姆医院诞生。小路易斯出生两年以后,印度、澳大利亚和美国也先后诞生了试管婴儿。目前世界上已经有超过100万试管婴儿诞生,仅英国诞生的试管婴儿就有数万名。我国大陆首例试管婴儿于1988年3月10日在北京医科大学诞生,1988年6月9日,我国大陆第一例来自异体的试管婴儿在湖南医科大学第二临床医学院诞生。这被称为第一代试管婴儿技术,以后出现第二代、第三代试管婴儿技术,并在临床上运用。

人工授精和体外授精技术在临床上的运用,出现了代理母亲(surrogate mother)。代理母亲又叫代理孕母,是指出借子宫,替人孕育胎儿的妇女。案例9-2中的李某胞姐就是代理母亲。代理母亲与腹中的胎儿并没有任何血缘关系,代理母亲只是代理另一位妇女怀胎十月。在美国,从20世纪70年代开始有人代孕生子。美国的许多州,成立了代孕技术中心,而且出版了一份代孕技术通信,组织了一个代孕技术协会,名叫"白鹤"。2000年10月哈尔滨医科大学第二医院妇产科通过媒体宣称已经成功进行代孕技术,这位代孕母亲是替因病切除子宫的姐姐代孕的。

严格意义的无性生殖技术,即生殖性克隆技术取得重大进展,是英国一个名叫"多莉"(Dolly)的克隆绵羊诞生。1996年7月5日,英国科学家威尔莫特博士用成年羊体细胞克隆出一只羊,突破了以往只能用胚胎细胞进行动物克隆的技术难关,首次实现了用体细胞进行动物克隆的目标。1997年2月23日《自然》杂志刊登了这则消息,这一成果表明,高等生命所遵循的有性生殖繁殖规律发生了突破,生命可以通过无性生殖繁殖和"复制",但至今尚未有"克隆人"的准确报道。

在英国"多莉"绵羊诞生后,许多国家纷纷宣布他们已经掌握了克隆技术,但实际上是胚胎克隆。2000年美国科学家用无性繁殖技术克隆出一只猴子"泰特拉",实现了灵长类动物的克隆。2001年,美国、意大利的科学家联手展开了克隆人的工作。中国的这项技术,从20世纪80年代起步,进步很快,90年代取得巨大突破,目前已经能够运用胚胎克隆山羊、牛、猪、小鼠、兔子等。

> **小贴士：**
> 　　克隆是英文"clone"或"cloning"的音译,而英文"clone"则起源于希腊文"Klone",原意是指以幼苗或嫩枝插条,以无性繁殖或营养繁殖的方式培育植物,如扦插和嫁接。在大陆译为"无性繁殖",在台湾与港澳一般意译为复制或转殖或群殖。克隆是指生物体通过体细胞进行的无性繁殖,以及由无性繁殖形成的基因型完全相同的后代个体组成的种群。

三、生殖技术的伦理讨论

生殖技术的出现及其在临床上应用直接触及人类道德生活最保守的领域,把人们带到了"奇妙的新世界"的同时,也引发了许多复杂的社会道德问题,如对传统家庭、婚姻观念、道德观念的冲击,因此有必要对之进行严肃的伦理讨论。

（一）生殖技术的伦理价值

生殖技术的意义表现在多方面,除了表明科学发展的巨大成就和人类的能力大大提高外,还有如下伦理价值:

1. 有利于计划生育　人类有计划地控制自己的生育在今天已经成为现实。根据我国的人口形势,今天以及今后相当长的时期内计划生育工作的主要任务是控制生育数量。《人口和计划生育法》规定:"国家稳定现行生育政策,鼓励公民晚婚晚育,提倡一对夫妻生育一个子女。"但是,如果一对夫妻所生的一个子女在成长的过程中不幸夭折,而这对夫妇此时已经因年龄失去了生育能力,那么,他们将非常遗憾地在晚年失去天伦之乐。怎样解决这个问题?生殖技术可以提供生殖保险服务。把生殖细胞或受精卵、胚胎利用现代技术进行冷冻保存,随时可以取用。一旦他们的独生子女不幸夭折,便可取用冷冻的精子进行人工授精或胚胎移植,再生一个孩子。

2. 可以解决不孕夫妇的生育问题　生殖技术的初衷就是为了解决不育问题,因此人们通常称这种技术为辅助生殖技术。人工授精主要解决丈夫的不育问题,少精者可用同源受精方式,将精子收集、浓缩后使用。缺精者可用供精进行人工授精。体外授精主要是为了解决妇女不育问题,也可以解决男子精子缺乏而造成的不育问题。据WHO统计,由于大气污染、环境恶化的影响,在全世界育龄夫妇中,约有5%～15%存在着不同程度的生育困难。我国约有10%的不孕不育夫妇。这些夫妇承受着来自社会和家庭的巨大压力,身心健康和生活质量受到了严重的影响。辅助生殖技术解决了不孕不育难题,给不育夫妻提供了技术支持和伦理关怀,尊重了他们的生育权利,帮助他们实现了为人父母的愿望,其意义和价值已经得到了社会的普遍肯定。

3. 可以提高人类个体的遗传素质　挑选他人的优质精子和卵子进行人工授精和体外授精,既可以进行预防性优生,又可以进行演进性优生。运用克隆技术,可以阻止缺陷基因在人类基因库中传播;为研究和积累人类生殖生理机制、人类衰老过程、遗传与环境的关系等重大生物医学难题提供帮助;为器官移植提供了更广阔的前景等。我国人口基数大,患遗传性疾病的人数在世界上居首位。因此,控制生命质量,减少以至消除不利因素是当代生命科学面临的重大任务,人类辅助生殖技术是实现人类优生的重要手段。

4. 有利于农业、畜牧业、医药业的发展,有利于抢救濒危动植物 生殖技术除了直接有利于人类自身的生育外,还可以有利于农业、畜牧业、医药业生产,有利于抢救濒危动植物。如 1998 年,中国科学家宣布将利用克隆技术繁殖大熊猫,来挽救这一世界级珍贵濒危物种。

(二)生殖技术引起的社会伦理问题

生殖技术的出现及其在临床上的应用,人们很快就发现其存在大量的社会伦理问题,对此提出了大量的医学伦理疑问:

1. 卵子、精子、受精卵、胚胎能否商品化 目前,精子、卵子、甚至胚胎的买卖不足为奇,在美国、墨西哥等国家均有出售。在美国,提供精子的人获得报酬也已经成为常规。客观上这种物质利益的驱动成了生殖技术商业化的催化剂。我国也有人建议精子可以商品化。但问题的关键在于精子、卵子、胚胎、子宫等可否作为商品?对此,人们有不同的看法,特别是精子能否商品化有两种意见:反对者认为,提供精子是一种人道行为,应该是无偿的;精子商品化可能造成供体不关心自己行为的后果,有意或无意地隐瞒自己身体上、行为上、心理上的缺陷;精子商品化也可能使供精者多次供精,造成同父异母的后代,后代并不知情,近亲婚配的危险性增加,给人类遗传带来灾难;精子库可能由于竞争或追求利润最大化或追求高质量,只提供一类他们认为"最佳的"精子,结果使人类基因可能变得单调而缺乏多样性;精子的商品化会促使其他人体组织或器官的商品化等。因此有人愤怒地把人工授精称为"受孕配种",认为异源人工授精是与"通奸"无异的道德沦丧行为。支持者认为,精子商品化可以解决精子不足的困境;精子商品化虽然可能会引起精子质量的下降或多次供精,但可以采取措施加以控制而避免;精液和血液一样可以再生,收集适当的精液是非侵害性的,与摘取人体活组织器官所造成的侵害显著不同,因此精子可以商品化而活体组织和器官不能商品化等。就总的趋势来讲,反对精子、卵子和胚胎商品化的人居多。一些国家在立法上也倾向禁止其商品化,如加拿大规定有管制的进口或出口配子或胚胎,英国政府规定"对捐赠者只能支付与医疗有关的花费",澳大利亚政府规定"禁止出售精子、卵与胚胎"。我国大陆禁止精子、卵子和胚胎的商品化,但给捐赠者一些误工、交通和医疗补助是合情理的。

2. 代孕母亲是否合乎道德 这是一个有争议的问题。美国就有赞同和批评的两种意见,赞同者认为,代人怀孕是一个"有美好社会目的之事","代孕"应当理解为一种现代的"助人为乐"的高尚道德行为,应该受到欢迎,因而不赞同用法律禁止代人怀孕。批评者认为,代人怀孕不是灵丹妙药,是一个有疑问的实验,是"商业性行为",大多数作代孕母亲的妇女的动机不是高尚的,把子宫变成为赚钱而制造婴儿的机器,这不但贬低了人的价值和尊严,而且也容易产生富人雇穷人为代孕母亲的社会不公正,因此是不符合伦理的。如有一位美国妇女为了给儿子凑足上大学的学费,公然在大街上竖起了以"出租子宫"为标题的巨幅广告。而且在实践中,围绕代孕而引出的法律纠纷,已经把其中隐藏的错乱的道德关系、情感关系、人伦关系及法律关系暴露出来了。现在,大多数国家反对代孕母亲,更禁止商业性代孕母亲,如法国禁止代孕母亲,德国发现代孕母亲要罚款,1986 年欧洲会议的"生命科学发展专家委员会"提出禁止使用代孕母亲,中国大陆从 2001 年 8 月 1 日起也禁止实施任何形式的代孕技术,香港地区允许代孕但不允许商业化。尽管如此,代孕母亲在有些国家实际存在,有时还发生有关代孕母亲的法律案件。

3. 导致人类伦理关系混乱 采用 AID 所生的孩子可以说有两个父亲,一个是养育他(她)的父亲,另一个是供体,即提供一半遗传物质的父亲,亦称遗传父亲。代孕技术所采用的精子和卵子以及植入子宫的多种可能性,决定了代孕婴儿的父母身份更加复杂。母亲可分为"遗传母亲"、"孕育母亲"、"养育母亲"三种,三者合一者为"完全母亲";父亲则可分为"遗传父亲"、"养育父亲"两者合一者为"完全父亲"。那么谁才是真正的父母?谁对代孕婴儿具有道德上和法律上的义务和权利?对此主要有两种观点:一是血缘关系的亲子观念。即认为血缘与遗传物质关系决定亲子关系,"血浓于水",血缘关系是任何其他物质无法比拟与替代的;二是社会的或赡养的亲子关系观念,即认为血缘与遗传物质关系从属于赡养关系。多数国家(包括我国)的立法都肯定"养育父母"的合法地位,在法律上主张遵循抚养-赡养的原则确认养育父母为真正的父母。就是说,如果仅仅凭借在遗传方面的联系而未尽抚养义务,在道德和法律上也没有相应的权利,养育比遗传物质更为重要。同时这也利于家庭稳定和辅助生殖技术的开展。案例 9-2 中,李某胞姐所生的孩子如果由王某抚养,王某既是"遗传母亲",又是"养育母亲",是真正的母亲。但是,如果"养育父母"和孩子之间缺乏任何生物学上的联系,传统的基于血缘关系的重要道德基础——天伦之爱就被深深地动摇了,它给家庭稳定性和孩子的身心健康带来的危险也大大增加。

克隆人的父母子女关系就更加复杂了。通过克隆技术出生的孩子,如果进入体细胞提供者的家庭,将面临非常复杂的家庭关系,克隆儿与提供体细胞者是父(母)子(女)关系还是兄弟姐妹关系?同一个人提供的体细胞克隆出的后代之间是否为兄弟姐妹关系？克隆儿作为社会人，是否会被社会看成特殊儿童,受到社会的歧视？在法律上,如何规定他们之间的赡养和抚育义务？等等。但是也有人认为克隆人不会导致人伦关系的混乱,供体和其克隆后代的生物关系是兄弟姐妹,而其伦理关系则取决于他们之间的社会关系:他们可能是父子或母女(如果后代由供体哺育)、兄弟姐妹(如果由同一对父母哺育),也可能是其他亲属关系或干脆就是陌生人。

4. 破坏自然法则 在人类遗传学和生殖生物学中,迄今为止一直遵守着一条铁的法则:由父母通过性细胞中遗传物质DNA的结合而产生后代。生儿育女是婚姻、爱情结合的永恒体现,生殖技术切断了生儿育女和婚姻的联系。因此有人说,生殖技术把生育变成了配种,把家庭的神圣殿堂变成了一个生物学实验室,同时把人类分成了两类:用技术繁殖的人和自然繁殖的人。

5. 生殖技术滥用的风险 略。

案例 9-3

英国的一位人工授精专科医师,对要求人工授精服务的夫妇,声称使用其丈夫的或到精子库购买精子,实际上都是使用自己的精子进行人工授精,使6000多个人工授精儿出生,因此,获"世界上产子最多父亲"的称号。

"滥用"指有的操作人员没有按照社会认可的伦理原则操作生殖技术。英国学者罗伯特·温斯顿曾在专业期刊《自然的细胞生态》上撰文认为,不分病因而为所有患者实施IVF并无必要,其实一些不孕症可以通过服用促排卵药、输卵管治疗来治愈,花费也少。他还警告说,某些特定的辅助生殖技术,例如使用冷冻胚胎有可能会产生有先天缺陷的试管婴儿。此外,有一些私营诊所借机滥用多胞胎技术,而多胎生育也危及母婴安全。国内人类辅助生殖技术的开展也一度出现"失控"局面。2005年年初,卫生部对23个省、自治区、直辖市的70多家开展人类辅助生殖技术的医疗机构进行技术评审,发现一些未经批准的单位长期违规开展人类辅助生殖技术和人类精子库技术。已被批准的单位,有的未严格执行技术规范、技术标准和伦理原则的规定,有的超出批准范围开展业务。这种状况如果持续下去,不仅会影响人类辅助生殖技术的发展,而且会造成社会的混乱。案例9-3就是滥用生殖技术的典型例子。

6. 对婚姻家庭关系的冲击 美国学者亨利·蒲尔提出:"婚姻是一男一女为了共同的利益而自愿终身结合、互为伴侣、彼此提供性的满足和经济上的帮助以及生男育女的契约。"而异源人工授精和异源体外授精由于外源基因的侵入切断了生儿育女与婚姻

的联系,割断了亲子代之间的血缘纽带,破坏了婚姻本来的排外身心关系,使传统的性爱和一夫一妻制的核心家庭濒临危险,从而对婚姻家庭的价值产生怀疑。案例9-2,在一定意义上可以说是由于运用代孕技术而导致李某提出离婚,使其与王某的婚姻关系出现危机。也有人认为在婚姻家庭中,起决定作用的不是性的垄断,而是彼此间的爱情和对子女的照料。对于许多无子女的夫妇,人工授精是促进爱情的行动,它不仅不会削弱家庭的纽带,反而会促进家庭和睦和社会稳定。

克隆技术使单亲可获得后代,对人类两性结合而生育后代的基本繁衍方式构成了更为根本的冲击,给婚姻家庭关系带来的影响最为严重。这种影响极有可能波及当今社会广泛持有的价值理念,如个人选择的自由、在决定生育和抚育孩子问题上的个人自主权等,从而在社会生活的许多方面挑战了人类的生存与发展。但亦有人认为上述担忧是没有根据的,因为这些问题都具有不可忽视的边界条件,即只有当克隆人成为人类广泛采用的一种生殖方式,或者是一种重要的补充方式时才能实现。

案例 9-4

据人民网2008年10月17日报道:相恋两年零七个月,22岁的新洲女子蔡晓希(化名)和32岁的男友李亚东(化名)决定在2009年元旦步入婚姻殿堂,然而李亚东意外车祸身亡。就在这时,蔡晓希做出了一个惊人的决定:要提取死去男友的精子,为他生个孩子。

问题

是否可以取李亚东的精子进行人工授精?

未婚、同性恋、离婚的女子或亡夫者是否可以依其请求而实施供体人工授精,对此各国的伦理观和法律不太一致。多数国家和学者主张限制或禁止非在婚妇女实施供体人工授精,因为利用这种形式出生的孩子,在家庭中缺乏两种性别角色模型,容易受到心理和社会的伤害,因此对后代的健康和成长不利,其母负担也较重。如挪威只允许给已婚妇女实施,瑞典只允许给已婚或处于永久同居关系的妇女实施,法国禁止给单身妇女实施等。少数国家和学者认为,妇女既有选择结婚或不结婚或同性恋家庭的自由,也应有选择自由生育的权利,如果她能为孩子提出良好的生长发育环境,他们应获得这种技术,故而主张允许或不干涉使用供体人工授精。如英国允许对单身妇女实施人工授精;美国虽没有明文规定,但对同性恋能否实施,则有两种不同的意见:一种意见认为,同性恋本身是一种不道德的行为,当然不应该实施;另一种意见认为,只要他们愿意负起养育子女的责任,医生应该为其实施人工授精。我国规定,医务人员不得对

单身妇女实施辅助生殖技术。根据我国现行法律的规定,案例 9-4 中的蔡某的要求是不应当受到法律保护的。

四、生殖技术的应用原则

我国于 2003 年修订并颁布了《人类辅助生殖技术和人类精子库伦理原则》和《人类辅助生殖技术规范》。此次修订在原有的基础上提高了应用相关技术的机构设置标准、技术实施人员的资质要求及技术操作的质量标准和技术规范,并进一步明确和细化了技术实施中的伦理原则。其中阐明的"伦理原则"基本可以涵盖人类辅助生殖领域已知的伦理争议,对为了防止片面追求经济利益而滥用人类辅助生殖技术和人类精子库技术,切实贯彻国家人口和计划生育政策,维护人的生命伦理尊严,把该技术给社会、伦理、道德、法律、乃至子孙后代可能带来的负面影响和危害降到最低程度,对控制多胎妊娠、提高减胎技术、严格掌握适应证、严禁供精与供卵商业化和卵胞浆移植技术等方面提出了更高、更规范、更具体的技术和伦理要求。根据该行政规章,我们认为以下几个原则是人类运用生殖技术应当遵循的重要原则。

(一)知情同意原则

人工授精尤其是异源授精必须在夫妻双方同意下进行,医务人员应提供人工授精相关过程的各种关系、权利和义务以及技术方面可能出现的问题等信息,使夫妻双方对此有客观、全面和理性的认识,最终共同决定是否实施。如果决定实施必须签署书面契约,最好进行法律公证。供精及人工授精等医疗行为方面的医疗技术档案和法律文书应永久保存。

(二)优生原则

人工授精的目的之一就是为了优生优育,以提高生殖质量和人口素质。因此人工授精过程必须严格遵守《人类辅助生殖技术规范》,所用的精液必须是合格的精子库冷冻精液,以防止艾滋病、肝炎等传染性和遗传性疾病。严禁私自采精,一个供精者的精子最多只能提供给 5 名妇女受孕,确保生殖质量。

(三)保密原则

为了减少不必要的医疗纠纷,维护供精者和受精者的正当权益,在临床实践中应坚持保密与互盲原则,即供精者与实施医生,供精者与受精者,供精者与人工授精儿相互之间应保持互盲。实施人工授精的医院和医生必须在特定的时间和范围内为要求保密的受精者保守秘密,不向他人和社会透露。要加强对实施辅助生殖技术人员的伦理学知识培训,并且设立医学伦理委员会,在实行辅助生殖技术中涉及的伦理问题,由该委员会讨论决定。

(四)公益原则

个人利益和社会利益是一致的,这在社会主义社会中更加明确。但是,个人利益有时会和社会整体利益发生冲突,这时就必须贯彻公益原则,即"社会利益第一原则",这个原则保证一项技术能够对社会、对大多数人有益。公益原则要求我们在开展人工生殖技术时必须严格遵守国家人口和计划生育法律法规,医务人员不得对单身妇女实施辅助生育技术、不得实施非医学需要的性别选择、不得实施代孕技术。

(五)审慎原则

科技的飞速发展使得"科学无禁区"、"技术至上"等观念甚嚣尘上,然而,科学技术的负面效应日益彰显,这就使得我们在人工生殖技术的研究和开展中必须贯彻审慎原则,目前伦理上找不到支撑的技术或做法必须暂予控制。例如,目前必须禁止实施胚胎赠送;禁止开展人类嵌合体胚胎试验研究等。

确定人类辅助生殖技术伦理原则的最终目的是为了规范和引导该技术的健康发展,人类辅助生殖技术伦理原则在引导社会舆论、指导技术研究与应用、指导立法与司法等方面将起到积极的作用。

第三节 计划生育与优生伦理

在人们要求"控制人口数量,提高人口素质"呼声日益高涨的今天,生育控制及优生技术运用的道德问题必然会成为人们关注的热点问题。如何使这些技术手段的运用在合乎人类道德的基本标准的前提下增进人类的幸福,正是本节要讨论的问题。

一、人的生育本质

社会生产不仅包括物质资料生产,也包括人类自身的生产。人类社会的存在和发展,一方面要进行物质资料生产,不断取得人类生存必需的生活资料;另一方面,通过维持人类自身的生存和繁殖,实现人类自身的延续和更新。两种生产共同构成人类社会存在和发展的基础。恩格斯说:"根据唯物主义观点,历史中的决定性因素,归根结蒂是直接生活的生产和再生产。但是,生产本身又有两种。一方面是生活资料即食物、衣服、住房以及为此所必需的工具的生产,另一方面是人类自身的生产,即种的繁衍。"

生育是人类的自身生产,生命是人类的自身生产和再生产,它既是一种自然现象,又是一种社会现象。作为自然现象,人的生育是一个过程,包括性交、精子和卵子在输卵管内受精、受精卵植入子宫、子宫内妊娠、分娩等。现代医学的进步,不仅已经认识到整个生育各个阶段的科学原理,而且可以对各个过程进行科学地控制。作为社会现象,由于人是社会的人,人的生育不仅仅是个人的事情,必然受社会生产方式的制约,受物质资料和其他社会条件的限制,受到地理、气候、资源等客观自然条件的影响。因此,生育必须与物质生产的发展要求、与生态环境优化的要求、与社会文明进步的要求、与人种的优化以及人的全面发展的要求相适应。人类在生育行为选择上大体经历了三个阶段,即自然生育阶段、计划生育阶段、选择生育阶段。

自然生育与低水平的社会生产方式相适应,其突出特点是,人类的生育完全听凭自然,"能生多少就生多少",无生育选择上的自由。计划生育是人类调控自身生育行为的新阶段,它既是社会生产方式发展的产物,也是人类自觉调控生育行为的结果。这一阶段的突出特点是,人类的生育行为转变为按社会发展的需要进行,可能是鼓励生育,也可能是限制生育,使个体能够结合自身的利益选择,采取符合国家长远发展和民族整体利益的行动。选择生育是在生物科技尤其是基因工程巨大进步的基础之上产生的。这一阶段的突出特点是,生育变成了一系列人工选择和人工控制的行为,生命生产的"可操作性"代替了生命生产的"神圣性"。这是一个新的生育时代,是人类选择生育的时代。当然,这个时代的到来是一个渐进的过程。在人类从生育"必然王国"向生育"自由王国"迈进的历史进程中,一方面,人类在生育领域自由选择的范围和能力在扩大。另一方面,人类生育道德责任的范围也在不断扩大。

二、计划生育伦理

案例 9-5

中国人口在战国时约为 2000 万人,到汉时已近 6000 万人。唐朝时超过 8000 万人。宋朝时超过 11 000 万人。清乾隆六年至道光十四年(1741—1834 年)的 99 年间,人口连续突破 2 亿、3 亿及 4 亿大关,达到 40 100 万人。1911 年民国时期,全国人口只有 36 815 万左右。1949 年,总人口为 54 167 万人;1957 年总人口为 64 653 万人;1959 年,总人口达 67 207 万人。从 1949~1959 年,人口增长了 13 000 多万。1960~1962 年是三年自然灾害时期,人口减少许多。此后,人口增长较快。1964 年,总人口为 70 499 万人;1969 年,总人口数为 80 671 万人;1973 年国家开始实行计划生育政策时,人口总数已经达到 89 211 万人。1981 年,总人口数为 100 072 万人;1988 年时,总人口数为 111 026 万人;1995 年时,总人口数为 121 121 万人;2005 年 1 月 6 日,中国诞生第 13 亿公民。据政府公布的第六次人口普查结果,截至 2010 年 11 月 1 日零时,中国大陆人口是 1 339 724 852 人。

问题

1. 从 1949~1973 年的 24 年时间里,中国总人口数由 54 167 万人变为 89 211 万人。如果不实行计划生育政策,中国的人口形势将会怎样?将会对中国经济社会发展产生怎样的影响?

2. 实行计划生育政策以来,中国少生了 4 亿人,人口再生产类型实现了历史性的转变。如何理解其巨大的伦理价值?

3. 随着中国步入老龄化社会,现行计划生育政策应做相应的调整吗?为什么?

(一)计划生育概述

计划生育是指人们有计划地生育子女,繁衍后代。包括两方面的涵义:对一个国家或一个地区来说,就是要对全国的或全地区范围内的人口发展进行有计划的调节,使人口发展同经济和社会的发展相适应;对一个家庭来说,就是要有计划地安排生育子女,以适应家庭和社会的需要。计划生育包括两方面的内容:一是调节人口增长的速度;二是提高出生人口的质量。

20 世纪 50 年代以来,国际社会日益关注世界人口增长。1954 年,在罗马召开世界性非政府间人口科学讨论会,讨论有关人口理论和共同关心的人口问题。1974 年,联合国在布加勒斯特召开全球性政府间会议,对发展中国家控制人口问题以及人口增长与经济发展的关系问题进行广泛讨论,通过《世界人口行动计划》。1994 年,联合国在开罗召开国际人口与发展大会,通过了《关于国际人口与发展行动纲领》。该纲领强调,通过全球的计划生育给妇女一个生育自主权,以达到进一步控制人口过快增长的目的。目前,越来越多的发展中国家认识到人口过快增长给经济增长带来的影响,先后制定了人口控制政策。制定旨在降低人口增长率的政策的国家,从 1976 年占世界国家总数的 25% 增加到 1993 年的 37.9%,其中,发展中国家已占 53%。亚洲、拉美地区由于大力推行计划生育,人口增长率显著下降。

实行计划生育,是我国的一项基本国策。中国是世界上人口最多的发展中国家,耕地少,人均资源相对不足,经济文化比较落后,这是中国的基本国情。同时人口增长过快,同经济和社会的发展、资源的利用和环境的保护存在着明显的矛盾,严重制约着中国经济和社会发展,影响人民生活水平和全民族素质的提高。因此,中国只能一方面努力发展经济,千方百计地发展生产;另一方面实行计划生育,严格控制人口增长。我国《宪法》第 25 条规定,"国家推行计划生育,使人口的增长同经济和社会发展计划相适应。"

《人口和计划生育法》第2条规定,"我国是人口众多的国家,实行计划生育是国家的基本国策。国家采取综合措施,控制人口数量,提高人口素质。"第18条规定"国家稳定现行生育政策,鼓励公民晚婚晚育,提倡一对夫妻生育一个子女;符合法律、法规规定条件的,可以要求安排生育第二个子女。具体办法由省、自治区、直辖市人民代表大会或者其常务委员会规定。少数民族也要实行计划生育,具体办法由省、自治区、直辖市人民代表大会或者其常务委员会规定。"

中国实行计划生育取得了举世公认的巨大成就。中国人口出生率、人口自然增长率、妇女总和生育率都大幅度下降。1990年与1970年相比,出生率由33.43‰下降到21.06‰,自然增长率由25.83‰下降到14.39‰,妇女总和生育率由5.81下降到2.31。目前中国这几项指标都低于其他发展中国家的平均水平。这在一定程度上缓解了人口过快增长同经济、社会发展不相适应的矛盾,对于促进社会主义现代化建设,提高人民生活水平和全民族素质起到了重要的作用,对于世界人口的稳定也作出了重要贡献。

(二)计划生育的伦理价值

与计划生育有关的技术和实践所引起的社会、文化和宗教差异的争论比起医学和卫生保健的其他领域更多。在当前国际与国内的人口状况如此紧张的情况下,实行计划生育从根本上讲是符合人类社会发展规律的。

1. 有利于人与自然、社会之间的和谐发展 目前,整个世界的人口形势,基本上是人口增长过快,难以与经济、社会、资源和环境协调发展。在当今的世界上,人口已成为影响发展的重要因素。我们绝不能因为要强调个人的权利包括生育权,而自觉不自觉地无视他人受社会物质条件制约的发展权,更不能因为所谓的老龄化和独生子女教育问题以及执行计划生育政策中的方法问题,而否定计划生育的意义。中国是世界人口最多的国家,也是最大的发展中国家,这种状况显得更加明显。资料显示,今后十几年,我国人口的惯性增长势头将会依然强劲,中国总人口每年仍将净增800万~1000万人。人口众多、人均占有量少的国情,人口对经济社会发展压力沉重的局面,人口与资源环境关系紧张的状况,是全面建设小康社会、构建社会主义和谐社会所面临的突出矛盾和问题,是影响经济社会发展的关键因素。而且这一基本国情在一个相当长的时间里不会有根本改变,这是我们认识和评价计划生育必须确立的一个基本点。

2. 有利于提高人口素质,促进公众的健康与幸福 过度增长的人口,必然影响到公众的人均收入,导致人们的生活水平和生活质量难以大幅度提高;早婚早育不利于青年全面发展和完善自己,超生、滥生不利于家庭生活的改善,也不利于他们的身心健康。

资料显示,我国人口健康素质总体较差,全国每年新生儿缺陷约100万例,出生缺陷发生率为4%~6%。新生儿出生缺陷率的上升,不仅使出生缺陷和残疾日益成为影响人口素质的重要问题,同时也给家庭和社会带来了沉重负担。计划生育采取综合措施,为公民提供计划生育技术服务,保证生殖健康,有利于公民的家庭幸福,有利于夫妇的健康。

我国的计划生育政策是根据我国严峻的人口形势、经济发展的需要以及环境承受能力等诸多因素而制定的。我国的计划生育工作始终坚持引导群众自愿实行计划生育,实现国家利益与群众利益的有机统一的原则,反对任何形式的强制堕胎,人工流产是在自愿和安全条件下进行的,从2007年开始我们还将逐步建立和完善人口和计划生育利益导向政策体系。所有这些都体现了中国计划生育政策是充分尊重个人生育自由权利的。

(三)计划生育的伦理原则

1. 生育权利与生育义务统一的原则 权利和义务相互关联,没有离开权利的义务,也没有离开义务的权利。生育权是基本人权之一。生育子女,繁衍后代,是人的本能,也是人的社会责任。生育权利作为人的一项自然权利,应该受到法律和道德的保护,任何一个现代国家的法律都承认和保障人的生育权利。但权利的行使从来都不是绝对的,为了社会的秩序,为了实现社会整体利益,必须对生育自由进行一定的规制,这种规制是为了更好地保障权利和其他价值目标实现的一种必要的手段。因此,公民在享有生育权利的同时也必须承担生育义务,必须自觉地实施适度生育并与国家计划生育政策相一致。

2. 因地制宜原则 我国幅员辽阔,各地区自然地理、生态环境不同,资源优势各异,经济、社会发展不平衡,计划生育工作基础不一样。这些基本状况决定计划生育工作必须贯彻因地制宜原则,不能搞"一刀切",不能强求一种或几种模式。应坚持从实际出发,紧密配合当地经济、社会发展需求,以促进计划生育工作和社会和谐为目的。

3. 利益导向原则 国家宏观调控人口发展的计划生育政策的贯彻实施,在客观上对作为利益主体之一的家庭通常会产生重要影响。在同样都是执行计划生育政策的家庭,拥有子女的数量和性别可能很不一样:有的拥有一孩,有的拥有二孩,有的甚至是多孩;有的有男孩,有的没有男孩。这种不同数量和性别的子女,放在我国目前农村较低的经济、社会发展水平和生产方式中观察,带给家庭利益的影响程度也不一样。因此,在达到人口宏观目标从而对社会带来总体正面效应时,不应忽视对某些个人或人群可能或实际带来的负面效应,应给予适当的补偿。从市场经济环境下的社会公平角度看,国家和社会对那些受到较大影响的家庭给予某种形式的利益补偿、特别是物质利益补偿也是十分必要和合理的。同时对于超生行为应给予一定的经济处罚,《中共中央国务院关于全面加强人口和计划生育工作统筹解决人口问题的决定》提出:"严肃处理违纪违法行为,凡违法生育的,一律依法征收社会抚养费。"

4. 公正服务原则 政府采取措施提供优质的计划生育技术服务,包括计划生育技术指导、咨询以及与计划生育有关的临床医疗服务。同时计划生育应公正地对待所有育龄妇女和男子,而不能因性别、年龄、民族、社会地位、经济状况、文化程度及其他方面的区别而在提供服务方面有所区别。

(四) 生育控制的伦理讨论

生育控制是对人的生育权利的限制,包括对正常人生育权利的限制和对异常特定人的生育权利的限制。前者往往是一个国家为控制人口数量而制定的一种普遍的政策和法令,如计划生育政策。后者往往是着眼于提高人口质量,对一些严重影响后代生命质量的特定的育龄夫妇实行生育限制。生育控制方法主要包括避孕、人工流产、绝育等。其中涉及的许多伦理问题历来是生命伦理学关注的焦点。

1. 避孕 避孕是生育控制的主要手段之一,也是人类实现计划生育的关键。我国《人口与计划生育法》第19条规定,"实行计划生育,以避孕为主。国家创造条件,保障公民知情选择安全、有效、适宜的避孕节育措施。实施避孕节育手术,应当保证受术者的安全。"尽管避孕在今天已为越来越多的人所接受,成为许多国家控制人口数量、提高人口质量的有效手段,但是在很长一段时期内避孕一直未被广泛地使用,非但得不到社会的承认,甚至被指责为不道德的。究其原因主要涉及以下几个方面的伦理争论:第一,在人口问题没有成为影响经济发展的因素时,社会没有节制人口的迫切需要,人们受传统观念的影响,个人追求多子多福的愿望与社会对人口控制未出现大的矛盾。随着世界人口的迅猛增长,由此引发的一系列社会问题接踵而来,控制人口数量便成了世界各国关注的重大问题,而避孕则是控制生育的有效方法之一。第二,由于避孕技术的使用,改变了人们的性关系,人们的性关系更加自由。因为避孕使性行为同生育过程可以完全分离开来,有可能导致人们追求纯粹的性快乐,而不必顾虑婚姻的义务与责任。如20世纪70年代的美国,避孕丸成了性解放的工具,性滥交如同洪水猛兽冲击着美国的家庭与社会,严重的腐蚀着人们的灵魂,摧残着人们的肉体。同时,如果妇女普遍放弃生育义务,那么人类社会将面临一场毁灭性的灾难。然而,这不能成为我们怪罪避孕的理由,也不能因为害怕性关系混乱而反对避孕,问题的关键在于加强教育,以道德和法律来约束和控制人们的性行为。

第三,避孕失败有可能导致更多的人工流产,而人工流产的增多势必会给妇女带来身心方面的损害。对此,我们认为,无论是鼓励避孕还是禁止避孕都有可能导致人工流产,避孕与人工流产不存在必然关联,主要取决于当时的社会文化氛围。

2. 人工流产 流产分为自然流产和人工流产。人工流产又可以根据性质分为治疗性人工流产和非治疗性人工流产。治疗性流产是合法的,伦理上和法律上不存在多大问题。而非治疗性的人工流产则与一系列的伦理问题纠缠在一起。争论的矛盾焦点主要集中在胎儿是不是人,有没有出生权利的问题上?有人认为,人的生命从受精卵形成开始起,胎儿就是人,具有与成人一样的权利,实施人工流产就是杀人。也有人认为,怀孕早期的胎儿还不具有完全的生存和道德权利,是可以实施人工流产,但在怀孕后期胎儿已拥有生存权利,此时就不能实施人工流产了。我们认为,为了国家利益和全人类的利益所在,人工流产必须得到尊重。原因在于:第一,人既具有自然生命,也具有价值生命,是生物性和社会性的统一。胎儿不是完整的人,仅是一个具有人类生物学生命特征的特殊实体。第二,社会人口过渡膨胀,严重影响社会生活时,人流作为生育补救措施有其合理性。第三,人的胚胎作为形成中的人,需要保护是毫无疑问的。但是法律规则需要尽可能清楚地确定权利主体存在的时刻。人的"人格"即意识的开端只有在出生的时刻才能予以确定。正如法律不对"未婚妻"的权利进行定位一样,因为这个概念模糊不清难以操作,确定胎儿从什么时候开始具有自我意识、意志和理智也存在"时间性难题"。第四,现代医学认为,胎儿具有感觉、知觉、味觉、反映、学习和记忆等能力。但是胎儿的这种能力,纯粹是一种自我指向的行为,不具有社会意义,当然也不具有法律意义。作为具有社会意义特别是具有法律意义的行为,是能够为人的意志所控制的行为,它反映了人们对一定社会价值的认同与反对、一定利益和行为结果的追求以及行为的选择,作为子宫中的胎儿是不具有这种能力的。第五,人工流产的道德可以调控。术前要取得自主自愿,正确诊断掌握适应证,不歧视非婚妊娠人流。术中要严循常规,确保安全,不参与非法秘密引产。术后要体贴关怀,热情指导,不为追求"上环率",无视禁忌证。

3. 绝育 绝育一般是用手术剥夺人的生育能力,通过切断、结扎、电凝、夹环或用药物等方法堵塞女子输卵管或男子输精管,达到阻断精子和卵子相遇,起到永久性避孕作用。在世界上很多被广泛施行的避孕方法中,超过40%的中国人、30%的美国人和20%的英国夫妇中有一方施行了绝育。绝育有自愿的,即得到受绝育术者本人知情同意的和非自愿的或义务的,即无需得到本人同意的。例如有些国家的法律规定"智力严重低下的人必须接受绝育术"。一般而言,无论是出于个人动机,还是出于社会动机,只要是合理的,如个人不愿多育、为了事业不愿生育、为了疾病的治疗和预防、为了控制人口和提高人口质量等这类绝育在伦理学上是可以接受的。

三、优生伦理

案例 9-6

患者,女性,26 岁。曾于 1997 年怀孕 32 周时 B 超发现女性胎儿脑积水、多指畸形,给予引产。本次怀孕 23 周前来遗传咨询,进行 B 超检查时发现胎儿多发性畸形,包括下肢短小、唇腭裂、后脑凹积液,胎儿脐血染色体核型分析为 46XX(多一条 X 染色体)。根据孕妇的病史及家族史,告知孕妇及其丈夫该胎儿为多发畸形,预后不良。由于孕妇曾有类似症状胎儿的妊娠史,考虑存在隐性遗传的可能,在孕妇及其丈夫理解并知情同意的基础上,给予选择性人工流产。胎儿引产后病理检查结果与产前诊断的结果相一致,产前检查和遗传咨询避免了一个有严重缺陷的患儿出生。

案例 9-7

患者,女性,26 岁。曾有过两次不良妊娠史,一次是足月分娩,女婴,出生后发现脑发育不全;一次是妊娠 7 个月时发现胎儿脑积水,予以引产,为女胎。本次怀孕 35 周时,前来遗传咨询。B 超检查显示胎儿双侧脑室轻度增宽,根据孕妇的病史及家族史,认为胎儿为轻度脑积水,可能与隐性遗传有关;如系单纯脑脊液流出道的不畅,出生后可通过手术治疗,对孩子的智力发育不会产生很大影响。建议出生后做进一步检查,孕妇于妊娠 39 周自然分娩一女婴,外表正常,于出生后 1 个半月进行 CT 检查,发现脑积水已消退,脑组织结构正常。这个病例防止了盲目引产对胎儿和孕妇本人及家庭造成的伤害。

问题

1. 以上两个案例说明了什么?
2. 生育控制符合道德吗?

(一) 优生的内涵和种类

所谓优生是指生育身心健康的婴儿,以促进人类在体力和智力上优秀个体的繁衍。人类的优生意识和思想源远流长,早期关于禁止乱伦和亲婚等的习俗和宗教戒律,反映了人类进入文明时代较早的优生观念。"优生学(eugenics)"的最早提出者是英国生物学家弗朗西斯·高尔顿(Francis Glolton)。1883 年高尔顿受其表哥达尔文进化论和孟德尔遗传学的启发,在其《人类的才能及发展》一书中,正式提出了优生学说,并很快得到传播。美国遗传学家劳伦斯·塞德(Laurence Sayder)将优生学包含在医学遗传学之中。近年来,优生学已发展成为以人类遗传学和医学遗传学为基础,研究改善人类遗传素质的综合性科学。

美国遗传学家斯特恩(Stern)提出了优生有"积极"和"消极"之分的观点。"积极优生"其目的在于增加或促进具有体力、智力有利基因的优秀个体的繁衍,包括人工授精、试管婴儿和胚胎移植等。积极优生面临很多伦理难题,例如在什么是优秀个体的标准问题上存在着不同的观点等。"消极优生"又称为预防优生。其目的在于减少或消除人群中不良基因发生的频率,主要是预防有严重遗传病和先天性疾病的个体出生。预防性优生容易得到人们的理解和支持,比较容易操作。目前,国内所进行的优生工作主要是重在防患和预防劣生方面的工作。

(二) 优生伦理

优生措施是使人们能够获得和选择安全、有效、合理的生育调节方法,能够获得适当的保健服务,使妇女能够安全怀孕和分娩,并得到一个健康婴儿的各种措施的总称,包括婚前医学检查、产前诊断、遗传咨询与遗传筛查。

1. 婚前医学检查　婚前医学检查是指对即将婚配的男女双方在结婚登记前在婚育方面进行保健指导和健康检查。婚前医学检查的内容包括:

(1) 婚前卫生指导:医师通过讲课、播放录像、录音等多种形式向准备结婚的男女双方进行与结婚、生育保健以及预防病残儿出生等生殖健康有关的教育。

(2) 婚前卫生咨询:婚检医师对准备结婚的男女双方在结婚前进行性知识、生育保健、计划生育等知识的咨询和指导。

(3) 婚前医学检查:是指对影响结婚和生育的疾病进行医学检查,通过询问病史、体格检查和实验室及其他辅助检查,明确有无影响结婚生育的疾病(包括生殖系统发育障碍、畸形)。

婚姻当事人在结婚登记前自愿选择婚前医学检查。当事人在前往婚检机构进行婚检前,应先注意了解双方家庭中有无遗传性疾病的患者、父母是否近亲婚配,了解自己与恋人有无血缘关系,是否患过什么严重疾病等。《中华人民共和国婚姻法》第 10 条规定,"经婚前医学检查,对诊断患医学上认为不宜生育的严重遗传性疾病的,医师应当向男女双方说明情况,提出医学意见;经男女双方同意,采取长期避孕措施或者施行结扎手术后不生育的,可以结婚。但《中华人民共和国婚姻法》规定禁止结婚的除外。"根据我国《婚姻法》第 10 条的规定,有禁止结婚的亲属关系的,婚前患有医学上认为不应当结婚的疾病、婚后尚未治愈的婚姻是无效的。1986年我国卫生部颁布了《异常情况分类指导标准》,对当事人的结婚问题划分了四种情况:①不许结婚。包括双方是直系血亲或三代以内的旁系血亲的;双方均为重症智力低下者。②暂缓结婚。包括性病患者、麻风病未治愈者、精神分裂者、躁狂忧郁症和其他精神病在发病期间的,各种法定报告的传染病在隔离期间的。③可以结婚,但不许生育。如男女任何一方患有严重的常染色体显性遗传病的。④双方均可以结婚,但限制生育的性别。如严重的性链锁隐性遗传病(血友病、进行性肌营养不良)的女性携带者与正常的男性可以结婚,但限制生育性别,只保留女性胎儿。

> **小贴士:**
>
> 血友病(hemophilia)是一组由于血液中某些凝血因子的缺乏而导致患者产生严重凝血障碍的遗传性出血性疾病,男女均可发病,但绝大部分患者为男性。
>
> 进行性肌营养不良是一种由位于X染色体上隐性致病基因控制的一种遗传病,特点为骨骼肌进行性肌萎缩,肌力逐渐减退,最后完全丧失运动能力。主要发生于男性;女性则为遗传基因携带者,有明显的家族发病史。

2. 产前诊断 产前诊断是指在孕妇妊娠4~5个月间,通过检测了解胎儿是否患有遗传病或先天性缺陷,从而为选择性流产提供科学依据。产前诊断的目的在于优生、保护孕妇的人身安全和确保胎儿的正常发育。医学遗传学诊断是重要的产前诊断方式,包括在实验室中进行的DNA、蛋白质与染色体层次的检测以及临床观察到的各种无序、紊乱与异常。随着B超的出现以及"PCR技术"等分子生物学手段的发展,通过产前诊断所发现的遗传病已达100多种。产前诊断的支持者认为,上述疾病的早期诊断对于提高人口素质、保持社会与家庭稳定、减轻社会和家庭负担等有十分积极的作用。案例9-6与9-7都说明只要进行科学的产前诊断,可以有效控制和减少患有严重遗传疾病的婴儿的出生,对提高人口质量有重要的意义。为此,《中华人民共和国母婴保健法》第17条规定,"经产前检查,医师发现或者怀疑胎儿异常的,应当对孕妇进行产前诊断。"其第18条规定,"经产前诊断,有下列情形之一的,医师应当向夫妻双方说明情况,并提出终止妊娠的医学意见:①胎儿患严重遗传性疾病的;②胎儿有严重缺陷的;③因患严重疾病,继续妊娠可能危及孕妇生命安全或者严重危害孕妇健康的。"实行产前诊断最大的争议是在实施过程中的不规范和"滥用"所造成的性别比例失调。

> **小贴士:**
>
> 《中华人民共和国母婴保健法实施办法》第23条规定,"严禁采用技术手段对胎儿进行性别鉴定。怀疑胎儿可能为伴性遗传病,需要进行性别鉴定的,由省、自治区、直辖市人民政府卫生行政部门指定的医疗、保健机构按照国务院卫生行政部门的规定进行鉴定。"

3. 遗传咨询 遗传咨询(Genetic counseling)也称遗传商谈,是咨询医师和咨询者就某一遗传病,在该家系发生的原因、诊断、遗传方式、预后、再发风险等问题,进行一系列解答、讨论和商谈的过程。临床常见遗传咨询的对象有:①婚前男女,其中一方或其亲属为遗传病患者;②生过遗传病患儿或先天畸形患儿的父母;③不明原因的反复流产的夫妇;④婚后多年不育的夫妇;⑤接触致畸因素并要求生育的育龄男女;⑥性器官发育异常者或行为发育异常者;⑦35岁以上的高龄孕妇;⑧近亲结婚者;⑨其他遗传病患者和疑似患者。通过遗传咨询,医师可以对遗传病患者或亲属进行婚姻指导和生育指导,也可通过产前诊断及早发现、终止妊娠等来防止遗传病患儿出生。而以上每一个环节都要求咨询医师明确哪些是应该做的,哪些是不应该做的,要求咨询者提供患者家系成员的病史或提供检查用的样品。由于咨询者缺乏相关的专业知识,故其很难做到"自主性选择",咨询医师所提供的信息往往带有自己的价值观,加之其职业上的优势,从而常常使咨询者处于被动的地位,因此,常常引发一系列的伦理学问题。为此,遗传咨询应该做到:遗传咨询工作人员必须在融洽的关系中为接受咨询者提供准确、完整和无偏见的信息;对患者的疾病是否为遗传病作出正确判断;确定遗传病的遗传方式,推测预期的风险;尊重咨询者的自主权和知情同意权,向患者或其家属提出可供选择的对策和方法,以便他们能自主选择;尊重咨询者的隐私权和保密权。必须指出的是,随着生命科学的飞速发展,有多种遗传病可以在发病前确诊,但目前没有什么药物可以治疗,因而在遗传咨询中出现了一些新的伦理问题。例如Huntington舞蹈症,为迟发型常染色体显性遗传病,一般在40岁以后才发病。对于这类尚无有效治疗方法的遗传病,早期诊断的阳性检验结果往往将咨询者推向无助的境地。他的余生充满着不确定性,他不知道哪一天会发病,确诊反而会增加其思想负担和生活的痛苦。除了诊断我们还能做些什么呢?除了"知情权",当事人是否还应该有拒绝诊断的"不知情权"?这些问题需要今后进一步研究和解决。

4. 遗传筛查 遗传筛查是对人群中遗传病致病基因或易感基因进行检测。近年来随着个体化医学的发展,遗传筛查还包括对遗传多态性的检测,来评价与某些疾病的相关性和对某些药物的反应性。目前不少国家和地区主要针对某些发病率高、病情严重或可以早期防治的遗传病建立了筛查方法。根据筛查目的和对象的不同,遗传筛查可分为携带者筛查、产前筛查、新生儿筛查、群体筛查、药物反应性筛查等,以前三类最常用。为降低我国人口的出生缺陷率,1999年国家计生委已启动"出生缺陷干预工程",主要通过遗传筛查,降低我国唐氏综合征、先天性神经管缺损、先天性甲低、苯丙酮尿症、地中海贫血、G6P缺乏症等疾病的发病率或致残致死率,充分保障母婴安全和提高我国人口素质。

> **小贴士:**
>
> 　　唐氏综合征又称21三体综合征或先天愚型,是小儿染色体病中最常见的一种,活婴中发生率约1/(600～800),母亲年龄愈大,本病的发病率愈高。60%患儿在胎儿早期即夭折流产。

遗传筛查也可能带来一系列的伦理问题,如:①面对检测的结果,胎儿的父母和其他家属将做何选择? 对于在遗传筛查中被查出患有遗传病的胚胎,是选择人工流产还是继续妊娠? 在美国加州,政府要求高龄产妇做胎儿染色体检测,如果胎儿患有唐氏综合征,流产几乎是一个必然的选择。因此,除了极端的反流产人士,很少有人会对通过遗传检测避免像阿兹海默症、先天愚型这类致命的、严重的遗传病的做法表示异议。②遗传筛查的结果还会给人们带来配偶选择和事业选择的困惑。③检测结果可能会使被测者受到社会歧视,给人类个体带来巨大的心理压力,甚至损害个人的尊严。为此,1997年12月15～16日,WHO在日内瓦召开了《医学遗传学的伦理问题》会议,提出了《医学遗传学与遗传服务伦理问题的建议国际准则》,该国际准则中专门就遗传筛查与遗传检验应遵循的伦理准则做出了规定:①遗传筛查和遗传检验应为自愿非强制性,以下最后1点提出的情况为例外。②在遗传筛查和遗传检验之前应对筛查或检验的目的和可能结果以及有几种可能的选择提供适当的信息。③为流行病学目的作匿名筛查在通知要加以筛查的人群后可以进行。④未经个人同意,不应将结果透露给雇主、保险商、学校或其他人以避免可能发生的歧视。⑤在罕见的情况下透露信息可能符合个人或公共安全的最佳利益,这时医疗卫生服务提供者可与那个人一起工作使他或她作出决定。⑥检验结果应随即配以遗传咨询,尤其是在检验结果不利的时候。⑦如有治疗或预防措施存在或可以得到,应以最少的延误予以提供。⑧新生儿筛查应为强制性而不予收费,如早期诊断和治疗有益于新生儿。

思　考　题

　　1. 生殖技术面临的主要道德问题有哪些? 运用生殖技术应遵循哪些伦理原则?

　　2. 你如何看待人工流产?

　　3. 优生伦理包括哪些内容?

(唐宏川　王凤鸣)

第十章 死亡伦理

20世纪以来,随着医学科学技术的发展以及人们思想观念的转变,"死亡"被赋予了新的时代内涵。医学不仅关注生命的过程,也关注生命的终结。正确地认识死亡,客观地面对死亡,既是医学的题中之意,也是医学伦理学的一项重要内容。

第一节 死亡伦理概述

人一生下来就一步一步走向死亡,这是由生物界的客观规律决定的。但是什么是死亡,死亡的标准又是什么,这些都是我们不得不加以认真思考的问题。

案例 10-1

2003年3月25日,武汉同济医院接到了一个特殊的患者,这个患者经过确诊,整个脑部已经完全死亡,但是,心还在跳!患者叫毛金生,是武汉市一位名声很好、受人尊重的街道干部。2003年3月25日下午5点30分,同济医院神经内科、神经外科、心内科、麻醉科等部门的顶尖专家汇集一堂。专家们为一个小时以前的检查评估进行仔细讨论并得出结论,毫无疑问,所有的证据都指向同一个结论:毛金生先生已经"脑死亡",不可逆的脑干死亡。毛金生——湖北省武汉市吴家山一位普通的街道干部,就这样不出一声地在中国"脑死亡"立法的发展史上,写上了自己的名字。"脑死亡"在中国大陆第一次被公开会诊并宣布!毛金生的亲属经过了疑虑、伤心,最终接受了这个结果:"我们不懂科学,但我们尊重科学,尊重教授们这个诊断结果"。

问题

1. 什么是死?
2. 传统死亡标准与脑死亡标准各有怎样的伦理价值?
3. 中国应该承认脑死亡标准吗?

一、死亡的界定

在我们的生命中,几乎一切都是不确定的,但死亡对于我们是确定的。正如恩格斯在《自然辩证法》一书中所说:"生命总是与之必然结果——死亡相关联,而被思考着。"也如巴金所言:"像斯芬克斯之谜那样,永远摆在我眼前的是一个字——死。"那么什么是

死亡呢?庄子认为:"人之生气之聚也,聚则为生,散则为死。"毕达哥拉斯说:"死亡是灵魂与躯体的暂时分离。"德莫克利特认为:"死亡是自然之身的解体。"伊壁鸠鲁认为,死亡不过是感觉的丧失。霍尔巴赫在《自然的体系》一书中说:"死,就是停止思维和感觉,停止享乐和受苦。"我国的《辞海》把死亡定义为:"机体生命活动和新陈代谢的终止"。对于一般的人来说,死亡就是生命的结束、终止或消失。而死亡的真正内涵是什么呢?

就医学而言,人的死亡,需要了解准确的死亡过程,确定哪一时刻是死亡的分水岭,确定怎样的标准更符合生命结束的本质。如果仅仅认为死亡就是生物学生命的结束,显然是没有把人的死亡与其他生物的死亡区别开来。对死亡所进行的概念化描述应该基于这样一种前提,即生命机体的属性应该贯彻在对死亡的确定之中。对于人而言,他所独一无二地拥有的东西并不是他能够自动地调节和控制他自己的生理过程的能力,因为这个能力是人与其他非人物种所共同拥有的特征。"植物的生命不是心灵生命",如果我们接受"人"的概念即人是自然生命与价值生命的统一体,那么我们就更倾向于将死亡定义为是生命运动的一种特殊形式,是人的本质属性消失和终止的生物学过程。

二、死亡标准

对死亡标准的选择,既体现了科学的进展,又包含着文化的底蕴,因而在不同的历史阶段和不同的国度并不相同。临床对死亡的判断有心肺死亡和脑死亡两个标准。心肺死亡标准又称为传统死亡标准。

(一)传统死亡标准

传统医学理论认为,判断人死亡的指标主要包括:人的心脏、脉搏停止跳动,呼吸停止,血压的停止或消失,瞳孔放大,体温下降等。

传统死亡标准源远流长。从远古时代起,原始人就形成了死亡是心脏停止跳动的观念。根据考古学的发现,在原始人居住过的洞穴中,曾有描绘他们狩猎的壁画:强健的野牛和一颗被标枪刺穿的牛心脏。这表明,古人在狩猎实践中认识到,刺穿心脏,即可杀死狩猎物。在原始人的墓穴中,考古学家也发现,死者身旁摆放着一些朱红色的粉末,象征生命的存在离

不开血液，血液的流失即是生命的终止。通过不断的实践和经验总结，人类逐渐形成了一种观念：死亡是血液的流失，心脏停止跳动。这种认识反映在医学实践上，无论是古代医学还是现代医学一直把心脏功能视为生命最根本的特征。这也支持了人们把心脏是否停止跳动作为判断生命终结的标准。1628年，英国生理学家和胚胎学家威廉·哈维发表的《心血运动论》提出血液是循环运行的，心脏有节律的持续搏动是促使血液在全身循环流动的动力源泉。《心血运动论》的发表，在实践中更加支持了关于心死等同于人死的死亡标准。长期以来，心肺死亡标准一直指导着我国医学与法律实践，现在临床医生判断患者是否已经死亡以及司法实践中认定故意杀人罪是否有罪的依据主要是心肺死亡标准。

> **小贴士：**
> 威廉·哈维，英国17世纪著名的生理学家和医生。他发现了血液循环的规律，奠定了近代生理科学发展的基础。在威廉·哈维发表《心血运动论》之前，古希腊医学家盖仑的理论在解剖学和生理学中占着统治地位，盖仑认为人体中有两种不同功能的血液。

然而，随着医学技术的快速发展，心肺死亡标准受到越来越严重的挑战。一方面，呼吸机和维持心跳、血压药物的出现，以及人体器官移植技术和人工器官替代技术的临床应用，使一些已经出现生命衰竭症状的患者仍然可以借助外力来维持基本的呼吸和心跳，心脏死亡已不再构成对人整体死亡的威胁。另一方面，脑电波的发现，使一向沉默的脑部活动开始引起人们的重视。1959年，Mollare和Goullon对不可逆性脑昏迷所做的详细描述中首次提出了脑死亡标准。

（二）脑死亡标准

所谓脑死亡就是全脑死亡，即大脑、中脑、小脑和脑干的不可逆的死亡。说得通俗一点，也就是某种病理原因引起的脑组织缺氧、缺血或坏死，致使脑组织机能和呼吸中枢功能达到了不可逆转的消失阶段，最终导致病理死亡。1968年，美国哈佛医学院特设委员会发表报告，把死亡定义为不可逆的昏迷或"脑死"，并且提出了4条标准：①无感知和无反应；②没有运动和呼吸；③反射缺如；④脑电图平直。上述所有实验至少应于24小时之后毫不走样地重复进行，除了患者处于低温（体温<32.2℃）或中枢神经系统抑制这两种情况外，脑电图平直可以作为不可逆性脑损害的确切证据。后人称哈佛委员会的新概念为"死亡的脑干定义"、"死亡的中枢神经系统概念"或简称为"脑死亡"。

此后，脑死亡概念及脑死亡标准引起了人们的高度重视。虽然在不同的国家，脑死亡应当遵循的具体诊断标准、检查技术规范、管理程序等方面尚存在一定的差异，但脑死亡标准已经在一些国家得到了采用。从国外脑死亡立法的情况看，脑死亡的法律地位主要有以下三种形态：①国家制定有关脑死亡的法律，直接以立法形式承认脑死亡为宣布死亡的依据，如芬兰、美国、德国、罗马尼亚、印度等；②国家虽没有制定正式的法律条文承认脑死亡，但在临床实践中已承认脑死亡状态，并以此作为宣布死亡的依据，如比利时、新西兰、韩国、泰国等数十个国家；③脑死亡的概念为医学界接受，但由于缺乏法律对脑死亡的承认，医生缺乏依据脑死亡宣布个体死亡的法律依据。

我国有关脑死亡的争论已经持续了30多年。1980年，学者李德祥提出脑死亡应该是全脑死亡，从而克服了将大脑死、脑干死等脑的部分死亡等同于脑死亡的缺陷。1986年6月，我国在南京召开的《心肺脑复苏座谈会》上，急救、麻醉以及神经内、外科等与会专家学者倡议并草拟了我国第一个《脑死亡诊断标准（草案）》。1999年5月，中国器官移植发展基金会和中华医学会器官移植分会、《中华医学》杂志编辑委员会在武汉组织召开全国器官移植法律问题专家研讨会，与会专家提出器官移植法（草案）和脑死亡标准及实施办法（草案）。2003年3月，卫生部公布了《〈脑死亡判定标准〉（成人）（征求意见稿）》和《〈脑死亡判定技术规范〉（征求意见稿）》。

> **小贴士**
> 《〈脑死亡判定标准〉（成人）（征求意见稿）》和《〈脑死亡判定技术规范〉（征求意见稿）》提出的脑死亡判定标准：第一，先决条件：①昏迷原因明确；②排除各种原因的可逆性昏迷。第二，临床判定：①深昏迷；②脑干反射全部消失；③无自主呼吸（靠呼吸机维持，自主呼吸激发实验证实无自主呼吸）。以上三项必须全部具备。第三，实验室检查：①脑电图呈电静息；②经颅多普勒超声无脑血流灌注现象；③体感诱发电位P14以上波形消失。以上三项中至少一项阳性。第四，脑死亡观察时间：首次判定后，观察12小时以上复查无变化，方可最终判定脑死亡。

承认和确定脑死亡是对死亡观念的重新认识，其意义首先在于科学地判定死亡。脑死亡确定死亡最为准确，到目前，采纳脑死亡标准，诊断死亡尚没有一例是错误的。美国脑电图学会组织的一个委员会研究了2560例脑电图平坦者，其研究结果在事实上证明了脑死亡是不可逆的。英国曾有16位学者对1036名临床确诊为脑死亡患者的研究报告，虽经全力抢救，但这些患者无一生还。其次，有利于减少社会和家庭支付的医疗费用，合理使用有限的卫生资源。一旦进入脑死亡，不仅抢救的花费巨大（平均每人每天

2万元人民币),而且截至目前国内外尚无抢救成功者。在我国这样的发展中国家,有限的卫生资源的使用应该更趋合理。第三,人的生存不仅具有生物学功能,更有社会学功能。当人处于脑死亡状态时,虽然可能尚存部分生物学功能,但其社会学功能已完全丧失。对脑死亡者过度抢救,从伦理学观点看,是对死者尊严的漠视。第四,有利于器官移植发展。死后捐献器官造福他人,在现代社会被人们认为是一项善举。通过脑死亡立法,如果脑死亡者自愿捐献器官,将为器官移植开辟广阔的前景。

但是,死亡标准的选择是一个严肃的法律问题。人类几千年来已习惯将心跳呼吸停止当成死亡的标志,是否从法律上承认脑死亡,直接关系到一个已经处于脑死亡、而没有达到心肺死亡标准的人的法律定位,关系到临床医生对于脑死亡患者的处置,涉及脑死亡患者死后利益的处理等许多问题。因此,除了严格按照科学标准确定脑死亡外,还必须通过严肃的法律程序确定脑死亡患者为死亡,才能避免由此而产生的混乱。同时,鉴于传统死亡标准在我国的影响,我们不能奢望脑死亡标准很快得到人们的普遍接受,同样也不能完全寄希望于国家制定了相关的法律,脑死亡标准就能够在社会中实施。法律虽然有国家的强制力作保障,但如果没有深厚的社会基础,不能得到广泛的社会认同,其实施过程也会面临重重阻力,甚至根本得不到实施。

三、珍爱生命,正视死亡

羞知生命的人生是欠理智的人生;回避死亡的人生是怯懦的人生。因此,在每个人的生命历程中,应珍惜生命并不畏惧死亡。

(一) 积极充实人生价值

司马迁在《报任安书》中明确指出:"人固有一死,或重于泰山,或轻于鸿毛。"既然死亡不可抗拒,就应该充分珍惜有限的人生,努力拼搏,创造有价值的人生,为他人和社会,尽可能地发出更多的光和热,才能死而不朽,价值永存。"老不足叹,可叹的是老而虚生;死不足悲,可悲的是死而无闻"。正如泰戈尔所说:"生如夏花般绚烂,死如秋叶般壮美。"

(二) 树立自然归宿理念,坦然面对死亡

生命有尽头,死亡不可避免,这是自然的法则。培根在《论死亡》中说:"死亡与生命都是自然的产物,婴儿出世可能与死亡一样痛苦……而一个坚定纯洁、有信念的心灵也不会为死亡而恐怖"。生中有死,像细胞凋亡、器官衰老、功能减退;在生趋死,所有的生命都在走向死亡;生归于死,既是对生命的否定又是对生命的肯定。因此人应直面死亡,主动认识死亡,坦然接受死亡,并在科学思想的照耀下选择符合社会、他人和自身

根本利益与自然规律的死亡行为与死亡方式。

第二节 临终关怀

在生物进化的过程中,人和动物一样,都是自然界的产物。当穷尽一切方法追求个体生命永生的希望破灭后,人们不得不直面死亡。作为活着的人如何对待临终患者,让他们(她们)活得舒适、安详和有尊严,在充满人间温情的气氛中回归自然,这就是临终关怀——一门新兴的边缘学科所涉及的内容。

案例 10-2

某临终关怀医院临终患者,82 岁,住临终关怀医院前曾求治于其他医院,但病情一直不见好转,而且有日益加重的情况,难忍的疼痛只能依赖每小时注射一次吗啡支撑着。入院近半个月,她对院长说:"我极度恐惧,我向佛求救,佛已多次提示我应该到另外的世界去了,我的罪过要结束了。我信佛教几十年,应听从佛的指引。请医生不要再给我打针、吃药了,但希望医院帮助。"医院邀请居士朋友为她临终助念。48 小时过去了,第四天清晨,居士、家属、院长守在她身边时,她停止了呼吸。

问题

1. 医院停止对患者的医疗救治的行为符合医生的职责吗?为什么?

2. 对医院邀请居士的行为进行伦理分析。

一、临终关怀概述

(一) 临终与临终患者的心理特点

"临终"是指人所患疾病的终末期或遭受意外濒临死亡的时间。从字面意思看,临终应该是死亡前的一段时间,但死亡往往很难说在哪一特定时刻发生,因为死亡在多种情况下是一个过程。所以,我们就很难确定临终具体的起点和终点。

死亡是人的自然回归,临终是生命结束的必经之路。但对人类而言是一件非常痛苦的事,因为它不仅意味着与亲人、家属及整个社会的永久分离,而且在临终过程中人会遇到难以想象的痛苦与折磨。临终患者由于生理上的变化和自己对个人处境的感悟,心理上呈现出与一般患者不同的特点:①恐惧心理:临终患者心理上首先会有一种可怕的恐惧感和悲伤感。当得知自己的生命即将结束时,顿觉难以逃避而感到震惊及害怕,坐卧不安、心神不定及感情脆弱。②愤怒心理:此期患者极易谴责、挑剔及抱怨,如拒食、发脾气、摔东西或拒绝输液。③抑郁心理:随着病情的进一步恶化,患者意识到自己将会永远失去热爱的生

活、家庭、工作、地位及宝贵的生命时，有巨大的失落感，出现全身衰竭，表情淡漠，心情忧郁，或暗自流泪，或沉默无语，尤其当知道同种疾病的患者死去时，更加剧了思想压力。④接受心理：有些患者深知病情加重将面临死亡，却显得很平静安详，不心灰意冷，更不会抱怨命运，但会向他人表达曾经历过的生活感受，准备接受死亡。因此，对临终患者而言，当死亡不可避免时，如何减轻痛苦与不适，在有限的生命岁月中淋浴在充满人间温暖的气氛中，安详、舒适而有尊严地走完自己人生的最后旅程是非常重要的。

（二）临终关怀的含义与历史发展

临终关怀一词源于英文 Hospice，原意指专门收容患不治之症的场所，英文释义为"Hospital for dying people"。也有国外专家将临终关怀表述为"End-of-life-care"。由于各地域、各国家的文化差异，这一词的译名不尽相同，香港译为"善终服务"，台湾地区译为"安宁照顾"，西欧北美译为"安息所"，我们译为"临终关怀"。尽管译名不同，但其内涵是一样的，是指对生命临终患者及其家属进行的生活照护、医疗护理、心理护理、社会服务等全方位的关怀照顾，使其以最小的痛苦度过生命的最后阶段。根据美国国立医学图书馆出版的"医学主题词表"解释，临终关怀是指对临终患者和家属提供姑息性和支持性的医护措施。它强调的是对临终患者的姑息性照护（care），而不是治疗性照护（cure）。临终关怀的目的在于减少临终患者的痛苦，增加患者的舒适程度，提高患者的生命质量，维护临终患者尊严，同时希望给予患者家属精神上的支持，给予他们承受所有事实的力量，消除患者及其家属对死亡的焦虑和恐惧，使临终患者活得尊严，死得安逸。如前述案例 10-2 中的郑某就因为得到了临终前的关怀而在平静中离去。

临终关怀的提出与兴起缘于西方，最早可追溯到中世纪的西欧修道院为重病、濒死的朝圣者、旅游者提供的照顾和护理。较为健全的现代临终关怀组织始于 1967 年，由英国的桑德斯博士在伦敦创立的圣克里斯托弗临终关怀院。此后，临终关怀相继在全球多个国家和地区开展。1988 年，天津医科大学创建了我国第一所临终关怀研究中心和临终关怀病房。之后，北京、上海等 22 个省、自治区、直辖市建立了临终关怀机构。目前我国包括香港和台湾的 30 个省、自治区、直辖市，相继创办了临终关怀和姑息治疗机构 100 多家，已有数千人从事临终关怀的工作。

> **小贴士：**
> 临终关怀：现代意义上的临终关怀是一种"特殊服务"，即是对临终状态的病人及其家属所提供的一种全面照护。临终状态是指当生命走向终结，而死亡又尚未到来的生命状态。

二、临终关怀的伦理原则

（一）不以延长生命为目的，而以减轻身心痛苦为宗旨

库尔勒·罗斯医生指出："垂死患者希望获得休息、平静及尊严，但他们得到的却是静脉注射、输血及气管切开"。桑德斯博士也指出："垂死患者往往被迫在医院度过最后一段日子，身上插满了管子，被麻醉得昏昏迷迷，并与亲人隔离"。而临终关怀强调的就是对于生命品质不可能复原的濒死患者的治疗与护理，在承认医学能力有限性的前提下，不以延长患者的生存时间为主，而以对患者的全面照顾为主，帮助患者征服肉体的折磨和心灵的痛苦，以提高患者临终阶段的生命质量，维护患者临终时的尊严与价值。

（二）尊重临终者生命的原则

死亡是人的生命过程的最后阶段，对临终者的生命照顾容易被忽视。有人认为为临终患者提供照料没有任何意义，因为他们不能对社会继续作出贡献。但是尽管生命已经接近临终状态，但是生命仍然是生命，临终患者更应得到人道的爱心、同情与理解，尊重他们做人的权利与尊严。英国圣乔瑟临终关怀医院院长 Hanratty 曾说："正如出生的过程，死亡也需要高度熟练的医护照顾。"因此，工作人员应以患者为中心，关心、爱护、体贴患者，根据患者不同年龄、人生经历、价值观等尽量满足患者的不同临终需求，尊重患者的人格，诚心诚意地为患者减轻痛苦。这也是医学人道主义原则的重要体现。必须指出的是，热爱生命是否就意味着拒绝死亡呢？绝对不是。完整的生命过程应该包括死亡过程，这是不容置疑的事实。完整的尊重生命应该包括尊重死亡，完整的生命教育应该包括死亡教育。临终关怀也应该对临终者和家属进行死亡教育，目的在于帮助临终患者及其家属正视死亡、接受死亡，缩短悲痛过程、减轻悲痛程度。

（三）"社会沃母"原则

"社会沃母"（society womb）是北京松堂关怀医院通过近 10 年对 8000 多位临终患者的临床实践进行总结后提出来的。社会沃母是一种社会创造的爱的氛围，对临终患者实施治疗、护理、心理、心理关怀相结合及全社会共同参与的全方位的特殊服务，使其在生命的最后阶段能够享受到胎儿在生理沃母中所享受的那种温暖的爱。因此，临终关怀离不开临终患者及其家属的支持，也离不开社会上其他人群的支持。首先，必须大力开展临终关怀知识普及、宣传教育，让全社会了解、支持临终关怀事业。具体来说是

对全民进行死亡教育,正确理解生命神圣论及其与生命价值论、生命质量论的关系,使人们敢于面对死亡,以科学的态度对待死亡。不再惧怕自然死亡和正确地对待死亡,这是临终关怀的思想基础和群众基础。其次,必须在立足临终关怀专业人员和专门机构的基础上,动员其他社会组织的力量,才能胜任这一艰巨任务。最后,必须从不同的角度研究临终关怀,综合运用各学科知识,广泛开展临终关怀的医学伦理学、医学社会学、医学心理学及法学研究。

三、临终关怀模式

自1988年天津医科大学在美籍华人黄天中博士的资助下成立第一个临终关怀研究中心以来,临终关怀事业在我国得以快速发展,其具体实施的模式有多种,目前对我国临终关怀事业具有指导意义和较大影响的是PDS模式和"施氏模式"。

1. PDS(one point three direction nine subject)**模式** 该模式由首都医科大学李义庭教授等提出。李义庭的PDS模式全面构建了"1个中心,3个方位,9个结合体系",即以解除患者的病痛为中心;在服务层面上,坚持临终关怀医院、社区临终关怀服务与家庭临终关怀相结合;在服务主体上,坚持国家、集体、民营相结合;在费用上,坚持国家、集体、社会相结合。

2. 施氏模式 该模式由原上海医学高等专科学校的施榕提出。"施氏模式"主要着眼点在乡村,其核心是家庭临终照护。他认为21世纪中国临终关怀事业在乡村将大有发展。此模式在1995年召开的东亚生命伦理学学术研讨会上多个国家的学者认为,"施氏模式"在世界内开展,无疑是解决面广、量大老年人临终照护的最佳办法之一,值得多国效仿。

目前,我国临终关怀的具体形式为包括独立的临终关怀医院、综合医院的临终关怀病房、家庭临终关怀。实施家庭临终关怀时又存在两种形式:①建立家庭临终关怀病床;②综合性医院姑息治疗病房建立家庭式临终关怀病房。二种方式均旨在为临终者创造一个类似于家庭的临终环境,对临终关怀对象实施临终关怀。

现存模式下的临终关怀形式结合了我国老龄化社会的特点,顺应了死因变化的需要,给一部分临终关怀对象提供了全面的照护,提高了临终者的生存质量,使临终者及亲属身心健康得以维护,取得了一定的社会效益和经济效益。但是随着社会大系统的变化,我国工业化、城市化以及价值观、人口观的改变,这些临终关怀模式存在着一定不足。我们应该根据社会的发展及其人们的需要,创新一些新的临终关怀模式及实现形式,满足更多临终患者的需要。

四、临终关怀的具体要求

(一)营造温馨的环境

给患者提供单间病房,注意通风,保持舒适的温度、湿度,每天消毒,可以在病房里摆放一些患者喜欢的物品,如照片、鲜花、纪念物等,保持床铺整洁、及时清理、更换脏被单和患者服,患者物品放置不能硬性规定和限制,容许患者在墙上粘贴自己喜欢的画、工艺品、相片等,使患者在舒适的、温馨的环境中度过有限的时光。

(二)建立良好的医患关系

患者住院以后希望医生和护士能给予需要的精神安慰、生活指导、医疗信息的传递,而且还需要医生和护士有良好的品格,娴熟的技术和热情的服务。因此,医生与护士应主动与患者进行沟通,通过交谈了解患者的心理状况和心理需要,给予感情上的支持,帮助患者正确面对现实,得到患者的信任。

(三)帮助患者解除疼痛,克服焦虑与恐惧心理

疼痛会引起患者心理情绪的改变,慢性复杂的疼痛通常会使患者产生焦虑、沮丧、烦躁、内疚、绝望甚至产生自杀的念头,这些情绪改变会加重患者对疼痛的感知和体验。因此,医生与护士应对患者的疼痛表示认同,询问疼痛部位、疼痛的程度,选择有效的镇痛药物和方法,尽量使患者精神上得到安慰、心理上有所支持,从而减轻其焦虑和恐惧。

(四)促进心理舒适

临终患者心里充满了对生的渴望和对死亡的恐惧,医护人员应针对患者的心理反应的不同情况,合理地给予相应的心理护理。尽可能满足患者的愿望和要求,与患者接触时应注意态度温和、耐心,操作时动作要轻柔、细致,降低患者的心理压力,当患者独处时应加强巡视和交流,对他的心理变化适时地进行心理干预,以缓解负性心理。

(五)帮助临终患者面对现实

临终关怀的实施者应该帮助患者和家属共同面对现实,正确认识疾病,了解死亡是人生命中的客观规律。通过与患者及家属推心置腹的交流、讨论,使患者对疾病的现状、发展和治疗做到心中有数,同时也增强了患者对医护人员的信任感,从而提高自身的抗病能力,在有限的时间里尽量提高生活质量,维护患者的尊严。

(六)为临终患者家属的精神支持提供方便

允许家属一直留在患者床边,与家属共同研究对

患者的处理,尽力满足其特殊需要,允许家属与患者讨论有关患者死后事宜和在可能范围内用任何方式表达感情,允许家属给患者进行护理,这对患者既是一种心理支持,也是家属对患者的最后心理补偿,同时又是一种情感关怀。

（七）妥善料理尸体,劝慰家属节哀

患者去世后,医护人员要为他整理尸容,更换衣服,要代为保管好临终患者的遗物,这也是对患者家属的心理安慰。为减少对其他患者的心理影响,要尽快地将尸体运出病房。英法等国家开展"死后追踪服务",服务人员会经常前往访视,并适当提供服务,使家属深切感受到人间的情谊,有很高的道德价值。

第三节　安　乐　死

随着科学的发展、社会的进步和人们观念的改变,人们对死亡有了新的认识。但是,面对一个疾病缠身、治疗无望、极度痛苦、濒临死亡的患者,是继续治疗以维持其生命还是让他(她)少受折磨、痛快地死去,这不仅是医学问题,更是医学伦理学的重要研究课题。

> **案例 10-3**
>
> 1986 年 6 月 20 日,陕西省汉中市某医院接收了一位患有肝硬化腹水的 59 岁女性患者夏素文。在夏素文的儿子得知母亲无法救治后,不忍心见到母亲受病痛折磨,便向医师蒲连升提出,是否可以采取措施,让其母亲早点咽气,以少受些痛苦。在他们的一再央求并签字表示愿意承担一切责任后,蒲连升为夏素文开了冬眠灵处方注射(总量为 87.5mg),14 小时后患者死去。案发后,该案主治医师蒲连升、患者儿子王明成分别以故意杀人罪被拘留、逮捕。1991 年 4 月,汉中市人民法院经公开审理后作出一审判决,一方面认定,被告人行为属于故意剥夺公民生命权利的行为,另一方面又指出,夏素文的直接死因是肝性脑病、严重肝肾功能衰竭,不排除褥疮感染等原因,注射冬眠灵虽然促进了患者的死亡,但用药量尚属正常范围,不是造成夏素文死亡的直接原因,综合全案具体情况,二被告人的行为仍属"情节显著轻微、危害不大",因而宣判蒲连升、王明成无罪。一审判决后,汉中市人民检察院对一审判决两名被告行为不构成犯罪提起抗诉;蒲连升和王明成则对一审判决认定其行为属于违法行为不服提起上诉。一年后的 1992 年 3 月 25 日,汉中地区中级人民法院二审裁定驳回抗诉、上诉,维持原判。至此,我国首例安乐死诉讼案从 1986 年 7 月 3 日立案到 1992 年 3 月 25 日,经历 6 年的漫长诉讼,终于尘埃落定,以被告人被宣告无罪而告终。

> **案例 10-4**
>
> 据 2011 年 7 月 12 日《广州日报》报道:70 多岁的李阿婆因中风患病 20 多年,今年 5 月 16 日,被儿子邓某送食农药后死亡。邓某交代,自己是应母亲要求为其实施安乐死。因涉嫌故意杀人,广州番禺区检察院于 2011 年 5 月 31 日批准逮捕邓某。
>
> **问题**
>
> 1. 实施安乐死与故意杀人有什么区别?
> 2. 请对案例 10-3 中的蒲某和案例 10-4 中的邓某的行为进行医学伦理分析。

一、安乐死的定义和分类

（一）安乐死的含义

安乐死这一名称起源于希腊文"euthanasia",原意是指"快乐的死亡"或"尊严的死亡"。《牛津法律指南》对安乐死的定义是:"在不可救药的或病危的患者自己的要求下,所采取的引起或加速死亡的措施。"《韦伯斯特大学字典》把安乐死解释为:"出于仁慈,用一种相对无痛的方法杀死那些没有希望救治的患者或受伤者或听任其死亡的行动或做法。"在现代刑法意义上,日本学者野村稔在其《日本刑法总论》将安乐死定义为"基于受到无法医治的疾病所引起的激烈的痛苦,且处于濒临死亡状态的患者的意思,为了除去其肉体的痛苦而使其死亡的情况。"《中国大百科全书·法学卷》的解释是"对于现代医学无可挽救的逼近死亡的患者,医师在患者本人真诚委托的前提下,为减少患者难以忍受的剧烈痛苦,可以采取措施提前结束患者的生命。"

医学伦理学认为,所谓安乐死是指患不治之症的患者在濒临死亡状态时,由于肉体的极端痛苦,在患者和其亲属的要求下,经过一定的法律、道德及医学程序,用医学的方法使患者在无痛苦状态下度过死亡阶段而终结生命的全过程。

（二）安乐死的类型

1. 根据医务人员的作为方式,可以将安乐死分为积极安乐死和消极安乐死　积极安乐死,又叫主动安乐死,是指鉴于患者无药可救的病情,应患者或其亲属的请求,医务人员通过主动作为结束生命或加速死亡过程的方式。消极安乐死,又叫被动安乐死,是指医务人员应患者或其亲属的请求,不给或撤除生命支持措施,而仅仅给以减轻痛苦的适当维持治疗,听任患者在舒适、平静和尊严中死去。

2. 根据提出安乐死请求的主体,可以将安乐死分为自愿安乐死和非自愿安乐死　自愿安乐死是指意识

清楚、有行为能力的患者或曾经意识清楚的患者本人要求或同意采取安乐死。非自愿安乐死是指不是由自己表示而是由他人代为表示安乐死愿望的安乐死。如有严重畸形的婴儿、脑死亡(整个脑机能出现不可逆转的停止,脑神经没有反应、感受、运动和反射等)患者,他们无法表示自己的愿望,由别人提出安乐死的建议。

综合以上两种分类方式,安乐死又可以分为四种类型:自愿主动安乐死,自愿被动安乐死,非自愿主动安乐死,非自愿被动安乐死。

二、安乐死的历史与现状

从 20 世纪 30 年代起,西方国家就有人开始要求在法律上允许安乐死,并由此引发了安乐死应否合法化的大论战。从 20 世纪 30 年代到 50 年代,尽管英国、美国、瑞典等一些国家有人发起成立了"自愿安乐死协会"或向国会提出允许安乐死的议案。但是,由于对安乐死问题的认识不清,并且担心被人利用而导致"合法杀人",社会上绝大部分民众反对安乐死。二战以后,随着时代的发展、科技的进步、观念的更新,赞成安乐死的观点开始呈上升趋势,有关安乐死的民间运动和立法运动也日益增多。1967 年,美国建立了安乐死教育学会。1969 年英国国会辩论安乐死立法法案。1976 年,在日本东京举行了"国际安乐死讨论会",宣称要尊重人"尊严的死"的权利。在澳大利亚 1995 年 6 月 16 日北部领土议会通过了 1995 年第 12 号法律即"临终患者权利法案"。根据这一法律,允许开业医生按照一定的准则结束患者的生命。该法于 1996 年 7 月 1 日起在澳洲北部领土生效实施。然而在 4 位患者"依法安乐死"之后,澳洲联邦政府在 1997 年 3 月推翻了这项地方法律。1997 年,英国议会以 234 票对 89 票的表决结果,连续第 7 次否决了有关改变现存的禁止自杀的法律的议案,尽管民意调查显示有 82% 的英国人主张这样的立法改革。1993 年 2 月,荷兰通过了一项关于"没有希望治愈的患者有权要求结束自己生命"的法案,但该议案并不是真正意义安乐死的合法化,只是安乐死的非刑事化。2000 年 11 月 28 日、2001 年 4 月 1 日,荷兰国会众议院、参议院分别以 104 票赞成、40 票反对与 46 票赞成、28 票反对的压倒多数票表决通过的新的安乐死法案,荷兰成为世界上第一个安乐死合法化的国家。

小贴士:
据英国《每日邮报》2011 年 6 月 29 日报道,荷兰国家电视台新闻频道 NOS 日前透露了新的年度安乐死官方统计报告内容,报告显示,2010 年共有 2700 多人在荷兰安乐死。另外,荷兰的安乐死统计数据中还首次出现了痴呆患者,有 21 名痴呆患者被医生按照《安乐死法案》实施注射安乐死。

在我国,20 世纪 80 年代初,学术界和舆论界开始关注、研究安乐死问题。1982 年,在大连召开的全国第二次医学伦理学学术讨论会上,天津、山东的代表发表了有关安乐死的论文,引起大会瞩目和较大社会反响。如案例 10-3 所述 1986 年 6 月,陕西省汉中市传染病院发生了我国首例安乐死事件。检察部门以"故意杀人罪"对医生及患者儿子提起公诉,1990 年 3 月法院正式开庭,控辩双方辩论激烈,1991 年 5 月一审告结,宣告两被告无罪。由此引发了涉及医学界、法律界、伦理学界、新闻界及公众的关于安乐死问题的持久讨论。1997 年,来自医学、法学、伦理以及实际工作部门的学者在上海举行了首次全国性的"安乐死"学术讨论会,力图从不同学科的视角对安乐死进行客观探讨,整合出符合人性尊严及时代需要的伦理原则与法律对策。

三、安乐死的伦理争议

安乐死是否道德,是否应该合法化,古今中外曾经出现过多次热烈的讨论,存在赞成和反对两种意见。

(一)反对安乐死的观点

反对安乐死的人认为:

1. 赐人以死亡违背医师职业道德,实际上是变相杀人 救死扶伤是医生的神圣天职,在任何情况下,医者只能减轻患者痛苦、延长患者的生命,而不是促进死亡。赐人以死亡不仅违背医师职业道德,与医生的职责不相容的,实际上是变相杀人,因此安乐死是不人道的。

2. 安乐死会造成医疗上的惰性,阻碍医学和治疗技术的进步 医学科学总是在医疗实践中不断得到发展,没有永远根治不了的疾病,医学科学研究的目的就在于揭示疾病的奥秘并逐步攻克之。对不可逆转的患者救治过程,本身是医学发生飞跃的重要实践形式之一。如果认为绝症不可救治就不治而实施安乐死,会造成医疗上的惰性,阻碍医学和治疗技术的进步。

3. "不可逆转"是一个相对的概念,随着医学的进步,现在的不治之症可能成为将来的可治之症 安乐死可能导致错过三个机会,即患者可以自然改善的机会;继续治疗可望恢复的机会;有可能发现某种新技术、新方法使该病得到治疗的机会。某些看来必死的人最后不一定都死去。人为结束生命是对生命的客观价值的一种侮辱。安乐死不仅是违反生老病死的自然定律的反自然行为,而且是贬损人性尊严的懦弱行为,削弱了人类战胜苦难的力量和勇气。

4. 安乐死会破坏家庭的完整性,增加危重病患者的心理负担 如果安乐死普遍被允许,会破坏家庭的完整性,增加危重病患者的心理负担,危重患者选择死亡将成为一种道义的责任。在实际的社会生活中,也可能会为亲属摆脱负担以安乐死的名义杀害患者和医生合法地谋杀患者打开方便之门。这种反对观点有的人称之谓"滑坡理论"。

（二）赞成安乐死的观点

赞成安乐死的人认为:

1. 尊重人的生命价值有两个方面即尊重生命与接受死亡 对患了不治之症的晚期患者实施安乐死是符合他们自身利益和生命价值原则的。从人道主义来讲,人们通常把爱护人、关心人、尊重人的价值,保护人的权利作为人道主义的要求。安乐死在理性上尊重患者的生命价值、尊重患者的权利和合法地位。安乐死不是对死亡的逃避,而是对死亡真正的挑战和理性的审视,是对人道主义的丰富和发展,应在人道主义这个价值层面上给安乐死充分的肯定。医生的职责不仅仅是治病救人,更重要的是减轻患者所承受的痛苦,安乐死合法化可以使无法治愈并承受痛苦的患者在需要的情况下无痛苦地死去,减轻他们痛苦的同时,使他们的死亡权得到尊重。

2. 一个人对自己的生命拥有某种自主权 自主自愿的安乐死亡应该成为有意识的成年人的权利之一,这种自主权利应得到社会和法律的保护。正像Fredrich Nietzsche所指出的:"安乐死充分体现了人的力量,自愿选择的心境澄明而愉快的死,执行于纯净和见证之中,因而能在告别者还在场的情况下,做一个真正的告别,同时也能对成就和意愿做一个真正的估价,对生命作一个总结。……一个人应当出于对生命的热爱而希望另一种死,一种自由、清醒,并非偶然和猝不及防(的死)。"

3. 安乐死合法化可使有限的社会资源合理使用 通过安乐死合法化可使有限的医疗资源更多的用于通过治疗可以延长寿命或改善生活质量的患者,这样可以更有效的利用有限的资源,减少巨大的社会浪费,符合社会公益原则,也可以使家庭成员摆脱沉重感情压力和经济负担。美国学者布劳恩等人曾经明确指出,在美国,65岁以上的垂危患者榨干了本来可以派更好用场的有限医疗资源,因为50%的医疗保险预算都被用于支付垂危的老人生前最后6个月的医疗费用。安乐死可使个体避免在生命最后阶段人的尊严的坍塌,使人生命的死亡阶段也能对他人及社会产生积极有益的作用,这本身也提高了个体生命的价值。

四、理性对待安乐死

我们认为,现代的医学技术使人们的生命获得了新的机会,但仍有很多不治之症患者在医学措施的干预下并不能恢复健康,却在延长着极其痛苦的、难以忍受的死亡过程。这时在他们面前有没有一条可以选择死亡的路?回答是肯定的。虽然安乐死在绝大多数国家仍然处于"非法化"阶段,但是,现实中人们的普遍看法是:安乐死是一种特殊的死亡方式。安乐死的合法化,并不是法律对人的生命的蔑视,而是在充分肯定生命价值的前提下,基于人道主义和对人的生命的理性思考的基础上,形成的更为科学的、反映社会进步的现代生死观,是对患者死亡权利和个人尊严的尊重,使患者无痛苦地结束生命。上海曾以问卷形式对200位老年人进行了安乐死意愿调查,赞成者占72.56%;在北京的一次同样的调查中,支持率则高达79.8%。

生命是属于创造的、有价值的,当生命成为苦难的工具,痛苦的载体,生命有权选择主动的死亡。美国学者罗纳德·德沃金就认为,法律必须保护那些惧于非命的人,但是法律也必须保护那些持相反信念的人:若不能得到他们所信任的医生的帮助以达到一种轻松而平静的死亡,那也将是令人恐惧的。以一种他人首肯而悖于本人所坚信的尊严的方式死亡,将是暴戾的、非公正的,也是一种滥用的强权形式。正是基于上述认识,在世界各地才不断有要求安乐死和已被实施安乐死的事件出现。也正是基于上述认识,才有2001年荷兰议会通过的"安乐死"法案。才有了如案例10-3的安乐死诉讼案从1986年7月3日立案到1992年3月25日,经历6年的漫长诉讼,以被告人被宣告无罪而告终的案例。也才有了越来越多的人强烈要求进行安乐死的立法,实现安乐死的合法化。

到目前为止,我国并没有对安乐死进行立法,也没有任何的政策与制度依据。同时,在我国,安乐死立法的条件还不成熟,安乐死的执行和管理程序还需要漫长的研究和摸索,现在进行立法是不现实的。因此,对实施安乐死必须持慎重的态度,任何人(包括医生)都不能根据现代医学伦理学的理论和观点自作主张对患者实施安乐死,否则,一方面会触犯现有法律,当事人可能会承担法律责任。另一方面,也会在一定程度上给社会造成混乱,形成不安定因素,可能使坏人得到可乘之机。我们现在应当做的就是不断地努力进行研究,提高医疗卫生条件和技术水平,发展社会保障制度,同时创造出安乐死立法的条件。

思 考 题

1. 脑死亡标准有何伦理意义?
2. 临终关怀应遵循怎样的原则?你如何看待安乐死?

(唐宏川 王凤鸣)

第十一章 医学高新技术伦理

21世纪是生命科技的时代,在医学领域,基因重组、人类干细胞研究、克隆技术、人体器官移植等现代医学高新技术的应用为人类征服疾病、延长寿命、提高生活质量带来了福祉。然而,医学高新技术的应用也引发了诸多社会伦理问题。因此,如何更好地解决这些问题,使医学高新技术在造福人类的同时,努力避免它的负面影响,已成为人们关注的焦点。

第一节 人类基因研究伦理

人类基因研究包括人类基因组计划、基因诊断、基因治疗和优生基因工程等。人类基因研究在目前不仅涉及技术问题,而且存在着极其复杂的伦理问题,需要加以认真思考与对待。本节主要讨论与临床应用有密切关系的人类基因组计划伦理、基因诊断和基因治疗中的伦理问题。

案例 11-1

哈佛大学的"群体遗传计划"在20世纪90年代中期开始实施,通过各种项目,在中国各地搜集血样。到2000年,至少有12个项目为各种疾病的研究搜集基因资料,包括哮喘病、高血压、肥胖症、糖尿病和骨质疏松等。没有人知道有多少血样被拿出了中国,但是仅哮喘病一项,计划负责人就承认送到美国的DNA样本有16 000份以上。这些涉及安徽农村成千上万人的基因研究项目,在开始之前,没有事先接受伦理机构的评议和审查,未充分让参与者知情,并且不能确定他们是否在充分知情的条件下完全自愿地提供血样;有些项目的知情同意书采用了他们难以理解的复杂语言;有些知情同意书没有列出一些测试项目可能引起的危险和不适;还有一些知情同意书,书写日期的笔迹与参与者签名的笔迹不符,日期书写的笔迹似乎出自一个人之手,有事后补签之嫌;实际情况与项目授权的出入较大,比如,对"哮喘病的分子遗传流行病学"的研究,批准招募的受试者为2000人,但实际招募的达16686人。就连哈佛计划的中方合作者对许多事情也不是充分知情。

问题

哈佛大学的做法违反了人类基因研究的哪些伦理原则?为什么?

一、人类基因组计划伦理

人类基因组计划是当代生命科学的一项伟大工程,它奠定了21世纪生命科学发展和现代医药生物技术产业化的基础。

(一) 人类基因组计划概述

1990年10月,人类基因组计划(Human Genome Project,HGP)由美国政府正式启动,随后有德国、日本、法国、英国和中国5个国家的科学家正式加入。它的主要目标有:识别人类DNA中所有基因(超过10万个);测定组成人类DNA的30亿碱基对的序列;将这些信息储存到数据库中;开发出有关数据分析工具;致力于解决该计划可能引发的伦理、法律和社会问题。

经过多国科学家的共同努力,1999年11月23日,美国国家科学院的官员和参加人类基因组计划的科学家们庆祝人类基因组计划公众DNA测序工作完成第10亿个碱基对的测定。12月1日,国际人类基因组计划联合研究小组宣布,他们完整地译出人体第22对染色体的遗传密码,这是人类首次成功地完成人体染色体基因完整序列的测定。它可能使人们找到多种治疗疾病的新方法。研究显示,第22对染色体与免疫系统、先天性心脏病、精神分裂、智力迟钝和白血病以及多种癌症相关,完成对第22对染色体的测定将对这些疾病的早期诊断和治疗起到帮助作用。这一成果是宏大的人类基因组计划的一个里程碑。

我国在1993年启动了相关研究项目,在上海和北京相继成立了国家人类基因组南、北两个中心。1999年7月,我国在国际人类基因组注册,承担了其中1%的测序任务,使中国成为继美、英、日、德、法之后第六个国际人类基因组计划参与国,也是参与这一计划的唯一发展中国家。此举标志着我国已掌握生命科学领域中最前沿的大片段基因组测序技术,在结构基因组学中有了一席之地。

经过多国科学家的共同努力,2000年6月26日,人类基因组的工作草图已经绘制完毕并向全世界公布,昭示着人类对自身的了解迈入了一个新的阶段。

（二）人类基因组计划研究引发的伦理争议

　　目前，人类基因组计划已成为国际间的现代生物学研究课题，引起全世界的关注，被称为人类遗传学上划时代的事件。这项庞大计划，除了对促进遗传学各领域的发展有跨世纪的意义以外，同时也可能带来若干消极的影响。人类基因组计划研究存在一系列伦理问题，主要是：

　　1. 人类基因组所蕴涵的遗传信息的隐私权问题

　　基因信息是关于一个人的遗传信息，人类基因组计划的一个目标是绘制遗传连锁图，这必然涉及遗传信息的隐私权问题。目前，所有用于基因组计划研究的细胞和DNA材料都不公开来源。

　　2. 人类基因组所蕴涵的遗传信息的使用问题
人类基因组所包含的遗传信息是人类的共同遗产，理应为全人类所有，而不应该被少数人占有，或者用于商业用途。

　　3. 基因歧视问题　人类基因组研究将提供更多现在尚不知道的疾病基因，这就会引发出与人的社会权利的矛盾，诸如与工作权利、生育权利、父母选择子女性别的权利等矛盾。比如，人类基因组研究表明，有些疾病是由致病基因引起的，这就很容易使一些用人机构不公正地对待携带致病基因的人，产生基因歧视。再比如，保险公司也会对他们在医疗、意外伤害等方面提供服务时，发生基因歧视问题。

　　4. 基因研究成果被滥用问题　人类基因组研究的成果有可能被用于体细胞基因治疗，由于技术不完善将给接受基因治疗的人带来伤害。邪恶之徒可以根据人类基因图谱研制致命的基因武器等。

　　1990年国际人类基因组织为此专门成立了人类基因组计划伦理、法律和社会问题（Ethical legal and social implication，简称为ELSI）研究机构，预测和考虑人类基因组计划对个人和社会的意义，考查将人类基因组绘图和排序后可能引发的伦理、法律和社会后果。这个机构所资助的研究项目主要集中在四个领域：①利用和解释遗传信息时如何保护隐私和达到公正。②新基因技术应用到临床时，如何处理知情同意问题。③对于参与基因研究的人类受试者，如何保护个人隐私。④对公众和专业人员的伦理教育。

　　1997年联合国教科文组织通过了《人类基因组与人权问题的世界宣言》，这是有关人类基因组研究的一个重要文件，它申明了人类基因组研究必须以不可逾越的人权为其界线。

二、基因诊断伦理

　　基因诊断是20世纪70年代发展起来的一种全新的临床诊断方法和手段，因其潜在的独特价值和有效性而在临床应用中获得青睐。

（一）基因诊断概述

　　基因诊断（gene diagnosis）也叫脱氧核糖核酸（DNA）诊断、分子诊断。它是以探测基因的存在、分析基因的类型和缺陷及其表达功能是否正常，从而达到诊断疾病的一种方法。它是利用DNA重组技术直接从DNA水平上检测人类遗传性疾病的基因缺陷。

　　人类疾病都直接或间接与基因相关，在基因水平上对疾病进行诊断和治疗，既可达到病因诊断的准确性和原始性，又可使诊断和治疗工作达到针对性强、准确性高、简便快速的目的。在感染性疾病的基因诊断中，使用基因诊断的方法不仅可检出正在生长的病原体，还能检出潜伏的病原体，不仅能够确定以往感染，还能确定现行感染。对那些不容易做体外培养或不能在实验室安全培养的病原体，也可使用基因诊断的方法进行检测。因此，基因诊断技术的发展使当前对某些内科疾病的诊断达到了前所未有的快速、简便、敏感性高而特异性强的水平。与传统诊断手段相比，基因诊断能更早发现有关疾病的隐患，也更可靠。

　　目前，基因诊断检测的疾病主要有三大类：①感染性疾病的病原诊断，主要有结核病、乙型肝炎病毒、丙型肝炎病毒、艾滋病病毒等。②各种肿瘤的生物学特性的判断，主要有胃癌、乳腺癌、大肠癌、骨肿瘤等。③遗传病的基因异常分析，主要有地中海贫血、糖尿病、血友病、进行性肌营养不良等。

（二）基因诊断中的伦理问题

　　基因诊断是疾病病因学诊断的一大飞跃，其医学意义是巨大的，但基因诊断的问世和应用也产生了许多伦理学问题：

　　1. 基因诊断结果的可靠性问题　目前已经开始应用的基因诊断方法所测得的结果是否可靠？

　　2. 基因隐私问题　诊断出遗传病以后，医生是否有义务为患者保密？如果医生泄密，则会影响患者的婚姻、工作和保险等；如果医生保密，则又会影响到患者配偶或未来孩子的利益。这一矛盾和冲突，使这一技术面临两难选择。

3. 基因歧视问题 被诊断为基因缺陷阳性的人如何得到法律保护,使他们不受人寿保险、招聘单位和社会的歧视? 通过基因诊断查明的遗传病患者,在社会上会受到歧视,而那些只携带致病基因而不表现疾病症状的隐性遗传病者,也同样会受到社会歧视,这显然是不公正的。

因此,尽管基因诊断有许多潜在的益处,但是目前推广使用基因诊断方法是否合适,在伦理学上还值得商榷。

三、基因治疗伦理

基因治疗是 20 世纪 70 年代发展起来的一种全新的临床治疗方法和手段,近 40 年来随着人类基因组计划的实施以及所取得的成果,基因疗法作为全新的疾病治疗手段发展非常迅速。

案例 11-2

吉尔辛格,18 岁,是美国第一位在基因治疗中死亡的患者,于 2003 年 9 月死于费城某医院。他本来相当健壮,患一种遗传性疾病。事故初步调查结果显示,导致其死亡的主要原因是,医师们在将基因导入人体细胞让其表达时发生了免疫反应,导致其多脏器衰竭而去世。

自 1990 年美国成功地为一位患重症联合免疫缺陷综合征的小女孩实施基因治疗后,基因治疗方案开始应用于临床。由于起步时间短,基因治疗尚处于基础研究和临床试验阶段,为此,不少美国科学家对基因治疗开展得过快、过多的趋势表示担忧,并提出基因治疗需要回到实验室。

据了解,吉尔辛格事件的发生与某医院在基因治疗中急于上临床不无关系。据美国 FDA 对该事件的初步调查报告显示,该事件中存在 18 个问题,包括医师们事先未填写志愿者合格表、未充分证明接受基因治疗的患者是否适宜此方法。官方要求该医院必须对如何服从规则作出解释,待完全满足保护试验者安全的要求后,官方才会解除禁止其进行基因治疗的禁令。

问题

基因治疗安全吗? 是否应该允许进行基因治疗?

(一)基因治疗概述

基因治疗(gene therapy)是指运用 DNA 重组技术设法修复患者细胞内有缺陷的基因,使细胞恢复正常功能而达到治疗疾病的目的,还可以通过增加遗传物质的表达、重组,纠正缺失或异常的遗传功能,或干扰致病过程来预防疾病。

基因治疗是 20 世纪的一项重大发现。近年来,随着基因工程技术的发展,基因治疗的概念亦不断扩大。广义的基因治疗,是指一切把基因植入人体以达到治疗疾病、增强体质甚至改善人种目的的方法,包括体细胞基因治疗、生殖细胞基因治疗、增强基因工程和优生基因工程。我们现在所说的基因治疗通常是指生殖细胞基因治疗和体细胞基因治疗。生殖细胞基因治疗(germ cell gene therapy)是将正常基因转移到患者的生殖细胞,使其发育成正常个体。这是根治遗传病的理想方法,但因技术困难和伦理学问题,目前多不考虑这种基因治疗途径。体细胞基因治疗(somatic cell gene therapy)是将正常基因转移到体细胞,使之表达基因产物,以达到治疗目的。

1985 年,美国公布了《基因疗法实验准则》,对人类基因治疗实行有条件的开禁。自此,人类基因治疗成为现实。目前,基因治疗已用于多种疾病,而主要开展的是体细胞的基因治疗。利用此疗法已对一些单基因遗传病取得了一定疗效,现在研究的重点又逐渐扩展到多基因的疾病,如肿瘤、心血管疾病、神经系统疾病、自身免疫疾病、内分泌疾病以及病毒感染疾病等。生殖细胞的基因治疗正在研究和实验之中。

在理论上,基因治疗是无任何毒副作用的疗法。作为医学界一项崭新的、划时代的变革,基因治疗已经引起全世界研究者的关注。

(二)基因治疗引发的伦理争议

基因治疗作为一种新的医疗技术,对于促进人类健康和提高人口质量等方面都有重大作用,但也是社会各界关注和争论的焦点,涉及广泛的伦理、社会和法律问题。

由于生殖细胞的基因治疗在当前还不被伦理学所接受,而体细胞基因治疗在伦理学上是基本肯定的,因此基因治疗中的伦理问题目前主要是体细胞基因治疗中的伦理问题。基因治疗引发的伦理问题,主要有:

1. 基因治疗的公平性问题 基因治疗技术难以普及化,只有少数人受益,如何公平选择患者是个举足轻重的问题。另外,由于基因治疗费用昂贵,对于大多数参加"医疗保险"的患者来说是绝对负担不起的一笔巨额费用。因此,即使是基因治疗的方法可以用于临床,真正受益者也只是少数富人,穷人、没有医疗保障的人就可能失去接受基因治疗的机会,这显然是不公平的。

2. 基因治疗效果的不确定性问题 目前基因治疗经验不足,还多少带有试验性质。医学伦理学界不少人并不赞成推广使用基因治疗方法,他们认为基因治疗在技术上存在着危险性,对生物系统的操作不同于物理或化学实验,操作者无法确保绝对的安全性和理想的纠正效果。案例 11-2,就说明了这一点。而且,从技术角度看,错误一旦发生,要想再加以纠正也是非常困难甚至是不可能的。这种错误甚至会影响到后代。而且,目前临床上有很多种治疗的方法,不一定非要采用基因治疗的方法。譬如遗传性疾病,临床上已经采用了 PCR 等产前遗传诊断方法。在很多情况下传统的方法可以有效地解决问题,甚至不太艰难的婚前检查就可以排除很多遗传性疾病的扩散。

3. 通过基因治疗的方法不可能达到纯化人类基因库的理想目的 相反,不加节制地采用基因治疗方法可能导致盲目的遗传增强,从整体角度看可能给人类带来混乱和退化。

4. 在思想和认识领域会导致一种极端错误的看法 即将人归结为他们的 DNA 序列,将社会、环境和行为等问题归结为遗传原因,甚至导致纳粹"优生学"的死灰复燃。

5. 基因疗法要涉及许多个人的隐私问题 由于对个人遗传物质的取得手段日益多样化,基因疗法涉及如何防范对个人隐私权的侵犯问题。

四、人类基因研究的伦理原则

在人类基因组计划研究、基因诊断和基因治疗中存在着许多伦理问题,因此人类基因研究必须遵循某些特定的伦理原则。

(一) 知情同意原则

人类基因研究必须坚持知情同意原则。对于人类基因组计划研究来说,根据联合国的《人类基因组与人权问题的世界宣言》,每个人对于自己的基因组拥有无可争辩的所有权。因此,研究人员在收集基因样本时,必须获得其所有者的同意。受试者对研究项目有充分的知情与理解;受试者处于能够自由选择的地位,禁止任何研究者使用任何强迫、引诱的形式取得同意。联合国教科文组织国际生命伦理委员会科技分会 2000 年 6 月 14 日关于人类基因组研究的基本准则明确宣布:"科学研究应当尊重人的尊严"。它对知情同意原则有非常详细的规定,包括要"向参与者充分解释并得到他们本人的同意之后,才能采样";"同意应以书面表达";"要求提供样本遭拒绝后,不得报复"等。

对于基因诊断、治疗来说,医务人员必须及时、全面地向患者或其家属报告与其健康相关的基因检测结果,以使患者根据相关信息作出是否接受基因诊断、治疗的决定。医务人员绝不可用蒙蔽、欺骗、压制等办法剥夺患者的知情选择权去实施基因诊断和治疗。

案例 11-1 中某发达国家的某些机构为了基因研究,曾经到发展中国家采集基因样本,但是对基因提供者隐瞒自己的研究目的,这种行为显然违背了知情同意原则,是不道德的。

(二) 平等原则

在基因研究领域,每个人都应当按照平等的原则享受公平分配的有限资源,尊重基于公正产生的权利和法律。

基因资源是有限的,由此产生了分配正义问题。每个人都有平等享受先进医疗服务待遇的权利。由于社会经济水平的限制,这一平等未能真正实现。但是如果由于社会地位高低之别而导致这一权利分配的不平等,则是不人道的。

基因研究与临床应用带来的利益已初露端倪。按照平等原则,基因及生物技术公司必须负有利益回报的责任。与利益回报有关的公正包括:补偿公正即个人、人群或社团的贡献应该得到回报;程序公正即有关补偿或分配的决定的程序应当不偏不倚;分配公正即资源和利益的分配或获得是公平的。

(三) 不伤害原则

对人类疾病的治疗最终需要在人体上进行必要的研究。根据医学伦理准则,在患者人体上合理地开展研究是重要的,同时也是必要的,但这需要研究人员具有坚实的知识基础、丰富的经验和完备的保障措施,并一定要获得患者的知情同意。要做到真正的知情,需要让患者全面了解有关的程序以及潜在的危险和优越性等完整信息,并由此引出所谓"不伤害原则"。所谓"不伤害原则"是指一个人不应该施行明知对他人有伤害或存在伤害危险的行为。有关的研究与治疗由于存在着对于患者(受试者)个人、家族甚至他们的后代在生理和心理方面受到伤害的严重危险,因此这一原则在基因研究与基因治疗领域已成为最基本的原则。人类基因组计划以及基因诊断、治疗不应该给患者、受试者以及利益相关者造成伤害。任一方案的实施,都要有相应的安全性研究检测指标和研究结果。根据严格的技术规程与标准,由有关的行政部门批准实施。

(四) 保密原则

在基因诊断、治疗与研究中,一个基本的原则是为患者保密,即对患者的基因信息严格加以保密,减免因工作失误而导致被检者个人基因隐私的泄露。医务工作者有责任和义务确保其基因信息不被未经授权的个人或团体获得,在此基础上才可以考虑其他相关事情。患者本人对自己的生物性状特征的资料有绝对的隐私权,对其如何处理完全由患者本人自主决定。任何人想要以不正当的目的和手段取得它,都是违法的。除非是为了促进人类共同的福利,如克服某些严重遗传疾病,才可以使用这些资料,当然同样要首先获得当事人的同意。为了经济利益或单纯的科学研究目的,擅自采集、收集或买卖他人或某个群体的遗传物质信息的行为应予以禁止。由于对个人遗传物质的取得手段日益多样化,因此国家在保护公民的隐私权上应发挥主要作用,防范对个人隐私权的侵犯。

(五) 优后原则

由于基因治疗的独特优势和技术上的难度,目前在是否采用基因治疗时,通常遵循优后原则,即不到其他方法不能治疗疾病的最后阶段不采用基因疗法。根据优后原则,基因治疗的主要病种为恶性肿瘤、神经系统疾病、遗传病、心脑血管疾病等。对本不该使用基因治疗的患者使用基因治疗,是不合乎伦理的。

第二节 人类干细胞研究伦理

近年来,人类干细胞研究已成为生命科学领域最活跃和最有影响的学科之一,干细胞的医学应用是对传统治疗方式的一场革命,将为人类战胜疾病开辟广阔前景。然而,随着人类干细胞研究的进展也使社会强烈关注其涉及的道德问题,引发了世界范围内的关于人类干细胞研究的伦理争议。

> **案例 11-3**
>
> 某医科大学教授用一名 7 岁男孩的皮肤体细胞核植入去核兔卵母细胞内,克隆出 100 多个人类胚胎,这些胚胎与男孩的基因相合度超过 99.999%,可以用做治疗性克隆研究途径,进而获取具有全能分化潜能的人类胚胎干细胞。有人认为,这一研究成果,即使用皮肤细胞而并非"有生命"的受精卵克隆出人类胚胎,由此开展各种治疗性克隆的研究不涉及伦理学争议。
>
> **问题**
>
> 上述案例中的做法是否涉及人类干细胞研究中的伦理争议?为什么?

一、人类干细胞研究概述

(一) 干细胞

干细胞即起源细胞。在细胞的分化过程中,细胞往往由于高度分化完全失去了再分裂的能力,最终衰老死亡。机体在发展适应过程中为了弥补这一不足,保留了一部分未分化的原始细胞,称之为干细胞(stem cell)。一旦生理需要,这些干细胞可按照发育途径通过分裂而产生分化细胞。

按照分化潜能的大小,干细胞主要分为三种类型:全能干细胞、多能干细胞、专能干细胞。全能干细胞具有形成完整个体的分化潜能,可以无限增殖并分化成为全身 200 多种细胞类型,进而形成机体的所有组织、器官。人类的精子和卵子结合形成受精卵,就

是一个最初的全能干细胞,受精卵经分裂形成许多全能干细胞,即胚胎干细胞。全能干细胞在进一步的分化中,可形成各种多能干细胞。多能干细胞具有分化出多种细胞组织的潜能,但却失去了发育成完整个体的能力,发育潜能受到一定的限制,骨髓多能造血干细胞是典型的例子,它可分化出至少十二种血细胞,但不能分化出造血系统以外的其他细胞。多能干细胞进一步分化,可形成专能干细胞,这类干细胞只能向一种类型或密切相关的两种类型的细胞分化,如上皮组织基底层的干细胞、肌肉中的成肌细胞等。

干细胞有以下特点:①干细胞本身不是处于分化途径的终端。②干细胞能无限地增殖分裂。③干细胞可连续分裂几代,也可在较长时间内处于静止状态。④干细胞通过两种方式生长,一种是对称分裂——形成两个相同的干细胞;另一种是非对称分裂——由于细胞质中的调节分化蛋白不均匀地分配,使得一个子细胞不可逆的走向分化的终端成为功能专一的分化细胞;另一个保持亲代的特征,仍作为干细胞保留下来。可以说,干细胞是具有多潜能和自我更新特点的增殖速度较缓慢的细胞。

(二) 人类胚胎干细胞

研究和利用胚胎干细胞是当前生物工程领域的核心问题之一。目前,关于干细胞研究的伦理争论主要集中在人类胚胎干细胞的研究上。

胚胎干细胞(embryonic stem cell)是一种高度未分化细胞。它具有发育的全能性,能分化出成体动物的所有组织和器官,包括生殖细胞。

人类胚胎干细胞有以下几种可能来源:①从人工流产产下的胎儿组织中提取细胞,有意形成卵子或精子。②通过体外授精产生的胚胎用于治疗不孕症,其剩余的胚胎,不孕症夫妇不需要且自愿捐献,再从这些过剩胚胎中将干细胞分离出来。③用自愿捐献的配子,通过体外授精产生的胚胎。④通过体细胞核移植技术,以无性生殖的方法产生的胚胎,即克隆胚胎。

美国的科学家使用前两种方法分离人类多能干细胞,并成功地在实验室培养它们,而且能不定向地繁殖,已成为有价值的干细胞研究资源。

(三) 人类胚胎干细胞研究的价值

1. 开辟治疗难治重症疾病的新途径 胚胎干细胞成为当今生命科学和生物技术研究的热点,这与它具有"发育全能性"的神奇功能密切相关。胚胎干细胞能分化成人体二百多种细胞类型,形成机体的任何细胞、组织和器官。如果掌握其分化发育的规律,在人工条件下定向分化为所需的细胞、组织乃至器官,既可以用来治疗目前还难以或无法治愈的许多疾病,还可以解决十分紧缺的组织和器官移植的来源问题。若进一步与克隆技术相结合,运用体细胞核转移技术来得到胚胎干细胞,还能解决细胞治疗以及组织和器

官移植的免疫排异的难题。

2. 干细胞技术将在研究胚胎生长、发展新型药物等方面创造新的方法　通过对胚胎干细胞的研究，人类可以逐步了解自身发育的过程，把握人类生命的底蕴。因此，干细胞的研究是生命科学的最大成就之一，它将成为人类拯救生命的有效手段。有专家预言，未来胚胎干细胞移植和其他先进生物技术的联合应用很可能在移植医学领域引发革命性进步。

二、人类干细胞研究的伦理争议

目前，人类胚胎干细胞研究（即指治疗性克隆）引起了全世界范围内的很大争议，这种伦理冲突真实地展现了高科技时代人们面临的道德难题。

(一) 关于人类胚胎干细胞研究目的的争论

关于人类胚胎干细胞研究目的的争论，主要体现在担心人类胚胎干细胞研究是否会最终滑向生殖性克隆。克隆可以分为"生殖性克隆"和"治疗性克隆"。担忧人类胚胎干细胞研究会滑向生殖性克隆的一个原因是人类胚胎干细胞的来源之一，就是通过体细胞核移植技术将人体细胞核移植到人或动物的去核卵细胞内，产生人类胚胎。这一技术不管如何受到限制，但毕竟是向生殖性克隆（克隆人）迈出了第一步，其行为本身在伦理上的合理性受到质疑。案例11-3中的做法就是这种情况，它依然涉及伦理学争议。原因之二是人们担心在研究过程中，如果有人不在一定时限内销毁人类克隆胚胎，而是将它植入子宫，那么将会娩出无性生殖的克隆婴儿，发展为生殖性克隆。

正是因为人类胚胎干细胞研究难以避免地与克隆人技术纠缠在一起，反对利用人类胚胎进行干细胞研究者认为如果允许利用胚胎进行干细胞研究，迟早会导致克隆人出现，给人类的生存环境、社会、人类质量带来很大的问题。因此，对人类胚胎干细胞的研究一直处在徘徊、矛盾、争议之中。对此法律严禁"生殖性克隆"，即不允许将体细胞核移植产生的人胚胎干细胞植入子宫，这是允许"治疗性克隆"施行的前提，但是危险始终是存在着。人们仍旧对"治疗性克隆"持不同看法，如何评价"治疗性克隆"的潜在利益和潜在风险之间的权衡关系，是造成分歧的关键所在。

这种争论在世界不同国家关于人类胚胎干细胞研究的态度上得到集中体现。在联合国大会《禁止生育性克隆人公约》的研讨会上，美国、西班牙等国家要求公约禁止一切包含人类胚胎研究的克隆研究。他们认为，如果不禁止治疗克隆的话，那么以科研实验为借口而制造、毁坏人类胚胎的做法将被合法化，新生命将变成一种可以利用的自然资源；而一旦克隆胚胎大规模出现，将不可能得到控制，这将使生殖性克隆的禁令名存实亡。而包括我国和世界卫生组织在内的许多国家和组织则主张，在坚决反对生殖性克隆的同时，应区别对待治疗性克隆技术。我们不能容许科学研究损害人类尊严的做法，但同时也不能因噎废食，禁止可能造福于人类的医学研究与实践。

> **小贴士：**
>
> 所谓治疗性克隆就是将取自患者细胞的核转入去核的母细胞中重新激活并建立多能干细胞系，再将这些细胞诱导成患者所需的细胞、组织或器官，解决器官的再生、修复或移植问题。治疗性克隆为广大患者带来了福音。支持治疗性克隆研究已经成为普遍的社会共识。

(二) 关于人类胚胎干细胞的来源和道德地位的争论

关于人类胚胎干细胞的来源是否合乎法律及道德，应用过程中所产生的伦理及法律问题该如何处理，赞成胚胎干细胞研究的人认为，科学家并没有杀死胚胎，而只是改变了其命运，尤其是那些辅助生殖剩余的胚胎，与将其抛弃相比，不如利用它进行研究，以利于科学发展和人类健康。此外，由于胚胎干细胞只是胚泡中的内细胞群，没有滋养层的支持，不可能独立发育成胎儿，所以他们不是胚胎，因此胚胎干细胞研究并不违反伦理道德。也有一些科学家用体细胞核转移的方法生成胚泡，然后分离培养多能干细胞系，他们认为既然实验用的卵细胞是去核和未受精的，无不同个体的遗传物质融合，从而未发生受精过程，所以用这种方法制造的干细胞并不违反道德和伦理准则。而反对者则认为，从胚胎中搜集胚胎干细胞是不道德的，因为人的胚胎也是生命的一种形式，无论目的如何高尚，破坏胚胎是对生命的不珍重，是无法容忍的。有些人担心，为获得更多的细胞系，公司会资助体外受精获得囊胚及人工流产获得胎儿组织，可能导致人工流产的泛滥；还有人认为，如果胚胎干细胞和胚胎生殖细胞可以作为细胞系通过买卖获取，将会对传统伦理道德产生巨大冲击。

关于胚胎的道德地位问题，在美国1973年罗伊诉韦德案中就开始引起激烈争论。在这些争论中，人们常常把社会人（a person）和生理意义上的人（a human being）区分开来。一般认为，尽管胚胎是生物意义上的人（human），但它并不满足作为人的某些标准；因而它并不具有完全意义上的人的道德地位。

在目前的人类胚胎干细胞研究领域，通常采用的一个标准就是，只有14天以内的人类胚胎才可以用于实验研究。14天以内的人类胚胎还只是一个球状的胚泡,尚属于一般的生物细胞,它没有神经系统和大脑,既无知觉也无感觉,还称不上道德意义上的人。因此以治疗为目的的人类胚胎干细胞研究,包括胚胎分离和培养干细胞,并不意味着对胚胎的不道德和不尊重。

三、人类干细胞研究的伦理要求

世界各国对人类胚胎干细胞的研究和应用在伦理问题上都存在着争论,出于社会伦理学方面的原因,有些国家甚至明令禁止进行人类胚胎干细胞研究。无论从基础研究角度还是从临床应用方面来看,人类胚胎干细胞带给人类的益处远远大于在伦理方面可能造成的负面影响,因此要求开展人类胚胎干细胞研究的呼声也一浪高过一浪。2001 年 8 月 9 日,美国政府开始准许将政府经费用于进行人体胚胎干细胞研究。日本政府禁止生殖性克隆的研究,但其他形式的生殖工程技术不受限制。2001 年 1 月,英国政府宣布支持克隆人类早期胚胎,以使干细胞研究得以开展。中国卫生部也已明确表态,中国赞成以预防、治疗疾病为目的的人类胚胎干细胞研究。

由于人类干细胞研究可能引发若干社会、伦理问题,因此研究应遵守一定的规范与要求:

(一)严格限制生殖性克隆

人类胚胎干细胞研究有可能涉及体细胞核移植技术,因此要对克隆技术严加管理,反对乱用体细胞克隆技术,严格禁止用于以复制人类为目的的任何研究。因为此类研究,至今都被认为是违反伦理道德的。我国也曾明确表示:“不赞成,不支持,不允许,不接受任何克隆人实验”。

(二)支持以治疗与预防为目的的胚胎干细胞研究

如果将胚胎干细胞体外培养技术与体细胞核移植技术相结合,产生出特定的细胞和组织用于临床治疗,既可为患者提供组织修复的足够材料,又可克服排异反应,这种为患者造福的治疗性克隆是符合伦理道德的,应予以支持。

将干细胞用于临床的研究人员必须是经过专业训练、技术熟练、有职业资格的医务人员。“避免伤害,有利患者”是胚胎干细胞应用中必须遵守的行动准则。

(三)谨慎对待胚胎实验

不同形式的人类干细胞目前有三个来源,即从人工授精多余胚胎中获取胚胎干细胞,从流产胎儿中获取胚胎生殖细胞,以及用体细胞核移植术创造胚胎获取胚胎干细胞。这三种干细胞的来源都涉及胚胎实验问题,必须谨慎对待。从不孕夫妇人工授精时多余的和自愿捐献的胚胎中分离和培养胚胎干细胞是合乎伦理道德的。从自愿捐献人工流产胚胎中分离和培养胚胎生殖细胞以建立多能干细胞系用于临床治疗,可以看作等同于捐献器官用于器官移植,因此是合乎伦理道德的。移去卵母细胞核移植术创造人类囊胚,从中分离和培养胚胎干细胞。此类干细胞在遗传上和患者基本相同,在用于临床治疗时可避免排异反应,这必将造福于患者,也是合乎伦理道德的。

(四)坚持知情同意和保密原则

凡涉及胚胎捐献者、流产死亡胎儿的捐献者及卵母细胞的捐献者,均应视同组织器官捐献者一样,认真贯彻知情同意原则,在签署知情同意书后,方可实行。同样,在将干细胞研究应用于临床时,也必须将有关信息告知受试患者及其家属,获得他们的同意。保护胚胎干细胞供者与受者的身份和各种信息,研究者应严格遵守隐私和保密原则。

(五)建立和健全生命伦理委员会的审查、监控和评估机制

生命伦理委员会和专家委员会应严格审查人类胚胎干细胞研究的计划,并对研究的进程和成果进行伦理评估,务必使人类胚胎干细胞研究符合国际上有关的章程、宣言或准则,符合我国的有关政策法规,有利于为人类健康服务。

第三节　克隆技术研究伦理

克隆技术是现代生物医学工程中的尖端科学技术。20 世纪中期以来克隆技术有了突飞猛进的发展。1996 年,英国“多莉”克隆绵羊的问世,使克隆技术成为生命科学领域中的新亮点,成为人们广泛关注的热门话题。同时,有关克隆技术伦理问题的争论也尤为强烈。

> **案例 11-4**
>
> 1997 年 4 月 24 日,位于苏格兰爱丁堡附近的罗斯林研究所宣布,他们通过体细胞克隆技术繁殖了一只绵羊“多莉”。就在多莉诞生不久,一家得到国家大财团支持的并在 50 多个国家有分支机构的组织宣布在巴哈马成立“克隆人”技术公司;1998 年,也就是多莉出生一年后,芝加哥的一位物理学家及不孕症研究者迪克·西德宣布,他想克隆自己的基因以制造一个孩子。2002 年号称世界首家人类克隆公司的美国机构“克隆援助”公布了一条震惊世界的消息,人类第一个克隆婴儿已于当天降生。该机构还将在 27 日举

行新闻发布会,届时克隆婴儿能否露面还是一个谜。2003年,一个信奉外星人的叫做"雷利安"的组织宣布,他们已经克隆了不少人类婴儿。尽管人们既没有见到婴儿,也无科学家和证据证实他们的宣称。

问题

1. 治疗性克隆和生殖性克隆之间的界限在哪里?

2. 伦理学界关于克隆人的支持和反对的论证有哪些? 克隆人能否得到伦理辩护?

一、克隆技术研究概述

(一) 克隆技术

克隆技术,又叫无性生殖,就是运用现代医学技术,不通过两性结合,而进行高等动物(包括人)生殖的技术。自然界早已存在天然植物、动物和微生物的克隆,例如同卵双胞胎实际上就是一种克隆。植物的无性生殖更是司空见惯,一段植物的根、茎都有可能长成完整的植物。然而,天然的哺乳动物克隆的发生率极低,成员数目太少(一般为两个),且缺乏目的性,所以很少能够被用来为人类造福,因此,人们开始探索用人工的方法进行高等动物克隆。

1938年,德国科学家首次提出了哺乳动物克隆的思想。从1952年起,科学家们首先利用青蛙开展细胞核移植克隆实验,先后获得了蝌蚪和成体蛙。1963年,我国童第周教授领导的科研组,首先以金鱼等为材料,研究了鱼类胚胎细胞核移植技术,获得成功。

哺乳动物胚胎细胞核移植研究的最初成果是在1981年取得的,卡尔·伊尔门泽和彼得·霍佩用鼠胚胎细胞培育出发育正常的小鼠。1984年,施特恩·维拉德森用取自羊的未成熟胚胎细胞克隆出一只活产羊,其他人后来利用牛、猪、山羊、兔和猕猴等各种动物对他采用的实验方法进行了重复实验。到1995年,在主要的哺乳动物中,胚胎细胞核移植都获得成功。但到1995年为止,成体动物已分化细胞核移植一直未能取得成功。

以上事实说明,在1997年2月英国罗斯林研究所威尔莫特博士科研组公布体细胞克隆羊"多莉"培育成功之前,胚胎细胞核移植技术已经有了很大的发展。"多莉"的重大意义在于它是世界上第一例经体细胞核移植出生的动物,是克隆技术领域研究的巨大突破。这一巨大进展意味着:在理论上证明了,同植物细胞一样,分化了的动物细胞核也具有全能性;在实践上证明了,利用体细胞进行动物克隆的技术是可行的,将有无数相同的细胞可用来作为供体进行核移植,并且在与卵细胞相融合前可对这些供体细胞进行一系列复杂的遗传操作,从而为大规模复制动物优良品种和生产转基因动物提供了有效方法。

小贴士:

有人称克隆技术为当今"生物的原子弹"和"伦理炸弹"。美国《科学》周刊认为,克隆羊"多莉"之所以荣登十大科学发现榜首,因为"多莉"代表着一个令人震惊的科学进步,同时也带来了重要的伦理学问题。

(二) 克隆技术研究的意义

克隆技术作为生物工程的关键性技术,在基础生命科学、医学、农业科学研究与生产中,都具有广阔的应用前景。

1. 克隆技术有利于生命科学基础研究深入发展 克隆技术的新发展可以建立基因模型完全一致的动物模型,为深入研究发育生物学及人类疾病发生的机制等提供重要手段。

2. 克隆技术有利于农业生产的发展 20世纪70年代后,人们利用克隆技术的发展,用基因工程育种促使农作物在品种改良、提高产量等方面有了长足进步。近年来,一批与植物多种生理过程有关的基因相继被克隆,在培育高产、抗虫、抗盐碱等农作物方面已获成功。

3. 克隆技术在医药卫生领域中的应用,在研究人类疾病发生和发展的机制方面,起了非常重要的作用 国际已确认的人类遗传疾病,包括心血管、内分泌、呼吸、消化、血液等20多个临床学科,通过基因克隆有力地推动了临床疾病的基因诊断治疗实践与机制的研究。例如,通过无性繁殖的方式,将有利于人类健康和治疗需要的蛋白质相应基因导入哺乳动物细胞,克隆出转基因动物,可以成为生物制药工厂,产出有治疗作用的蛋白质,如基因工程生产治疗糖尿病的胰岛素、治疗侏儒症的人生长激素及抗肿瘤的干扰素等。它比从血液或组织中提取更为安全,可避免各种肝炎病毒、艾滋病病毒等的侵袭,使其更为有效。通过基因工程还可生产生物医药材料的替代品,如人造皮肤等,极大改变现有的器官移植理论和治疗手段,给人类带来福音。

(三) 克隆技术存在的问题

作为一个新兴的研究领域,克隆技术在理论和技术上都还很不成熟。

在理论上,分化的体细胞克隆对遗传物质重编的机理还不清楚;克隆动物是否会记住供体细胞的年龄,克隆动物的连续后代是否会累积突变基因,以及在克隆过程中胞质线粒体所起的遗传作用等问题还没有解决。

在实践中,克隆动物的成功率还很低,生出的部分个体表现出生理或免疫缺陷,而且动物的残废率相当高并伴有早衰现象等。威尔莫特研究组在培育"多莉"的实验中,融合了 277 枚移植核的卵细胞,仅获得了"多莉"这一只成活羔羊,成功率只有 0.36%。同时进行的胎儿成纤维细胞和胚胎细胞的克隆实验的成功率也分别只有 1.7% 和 1.1%。以克隆牛为例,日本、法国等国培育的许多克隆牛在降生后两个月内死去。到 2000 年 2 月,日本全国共有 121 头体细胞克隆牛诞生,但存活的只有 64 头。观察结果表明,部分牛犊胎盘功能不完善,其血液中含氧量及生长因子的浓度都低于正常水平;有些牛犊的胸腺、脾和淋巴腺未得到正常发育;克隆动物胎儿普遍存在比一般动物发育快的倾向,这些都可能是死亡的原因。即使是正常发育的"多莉",也被发现有早衰迹象。

除了以上的理论和技术障碍外,克隆技术在人胚胎方面的应用引发了对伦理道德的冲击和公众对此的强烈反应。"多莉"的诞生在世界各国科学界、政界乃至宗教界都引起了强烈反响,并引发了一场由克隆人所衍生的道德问题的讨论。许多科学家对克隆技术可能产生的负面作用表示严重关注。人们不禁疑问:我们会不会跟在羊的后面?这种疑问让所有人惶惑不安。然而,反对克隆的喧嚣声没有抵过科学家的执著追求,伴随着牛、鼠、猪乃至猴这种与人类生物特征最为相近的灵长类动物陆续被克隆成功,人们已经相信,总有一天,科学家会用人类的一个细胞复制出与提供细胞者一模一样的人来,克隆人已经不是科幻小说里的梦想,而是呼之欲出的现实。

二、克隆人技术研究的伦理争议

克隆技术中哺乳动物无性繁殖的成功,像一把双刃剑,使人们在看到克隆技术给人类带来福祉的同时,也为它可能被滥用给人类带来祸害而担忧,特别是能不能运用无性繁殖的手段克隆人本身,已经涉及人类社会生存和发展的根本利益,在各国伦理学界引起了激烈争论,在全球关注的支持与反对克隆人的争论中产生了两种完全对立的观点。

(一)支持克隆人技术的理由

支持克隆人技术的人包括一些科学家认为克隆人研究有利于人类的发展,其理由主要是:

1. 克隆人技术可以用于弥补不育缺陷 克隆人是有性生殖的一种补充,其创造出来的人,同样是神圣的。克隆技术对人类的危害可以通过法律来控制,如规定克隆人的法律身份等。

2. 克隆人有利于疾病治疗 可以为器官移植提供供体。

3. 克隆人技术研究可以促进科学技术的进步和发展 克隆人技术研究将使人类认识和掌握人类遗

传和发育的全过程,促进人体科学、生物医学的发展。

(二)反对克隆人技术的理由

反对克隆人的呼声更高,目前国际社会已经形成禁止生殖性克隆的共识。在"多莉"羊报道后,美国政府首先发表声明,禁止政府资金用于一切与人体无性繁殖有关的研究。接着,法国、德国、日本、意大利、阿根廷、印尼等国政府和欧盟以及世界卫生组织也都表示反对克隆人的研究。我国卫生部于 2001 年 11 月 30 日明确表示了对研究克隆人的态度,即不赞成、不支持、不允许、不接受任何克隆人实验。各国科学家对克隆人采取了坚决抵制的态度。

反对克隆人技术的理由主要有:

1. 克隆人是对人权和人的尊严的挑战 人是具有双重属性的,是生物、心理和社会的集合体。克隆人也就是人工无性生殖的人,只在遗传性状上与原型人一致,其心理、行为、社会特征和特定人格是不能克隆和复制的。因此克隆人是不完整的人,是一个丧失自我的人。如果只是把克隆人"物化",这就违反了人权、人类尊严的道德。联合国教科文组织、国际人类基因组织以及各国政府和科学界,均以各种方式表达了克隆人是对人类尊严的触犯。

2. 克隆人违反生物进化的自然发展规律 自有人类以来,有性生殖就被认为是自然的,克隆人技术违背了自然的本质,它把神圣的人降格为物,从而使人成为技术操纵的对象,损害了人的独特性。自然人起始于受精卵,来源于父母双方的遗传物质,具有独特的基因型,生命力极强,逐渐发展为新个体,同时具有进化意义。而克隆人是人工无性繁殖,遗传因子主要来自单一男性或女性的体细胞,是同一个人的生物复制品,谈不上基因自由组合的多样性,因此人的人工无性生殖,不存在任何进化意义。

3. 克隆人将扰乱正常的伦理定位 克隆人的提出对人类社会现有的伦理道德体系产生了以往任何科学技术所从来没有过的巨大、深刻而全面的冲击。人类社会经过漫长发展演变,形成了一夫一妻制和一夫一妻制家庭的社会基本细胞。尽管当今世界出现了多样化家庭类型,但一夫一妻和子女所组成"核心家庭",仍然是这个世界家庭的主要形式。克隆人的出现将彻底搅乱代际关系和家庭伦理定位。因为,克隆人只是具有与单亲一样的遗传性状,意味着只要有女性存在,人的生殖繁衍就可继续,只要提供成熟卵细胞和子宫,任何人包括女性本身的体细胞核,均可生育。这样,就直接冲击了性伦理的传统关系,男性对人类的繁衍不再是必要的因素,从而瓦解了人类性爱与生育密切结合的关系,一夫一妻的婚姻家庭社会规范将会解体。

克隆人的父母子女关系就更加复杂了。通过克隆技术出生的孩子,如果进入体细胞提供者的家庭,将面临非常复杂的家庭关系,克隆儿与提供体细胞者是父(母)子(女)关系还是兄弟姐妹关系？同一个人提供的体细胞克隆出的后代之间是否为兄弟姐妹关系？克隆儿作为社会人，是否会被社会看成特殊儿童，受到社会的歧视？在法律上，如何规定他们之间的赡养和抚育义务？等等。

4. 克隆人技术的安全性在伦理上难以确认 目前，高异常率极大地阻碍着通过体细胞核移植技术克隆灵长类，单从技术层面上看，人类还根本无法解决克隆人的安全性问题。尚不成熟的克隆人技术很有可能导致大量的流产与残障婴儿，以此作为推动克隆技术发展实验的代价显然是违反人道的。

三、克隆人技术研究的伦理思考

克隆技术的发展，标志着生物技术革命的新纪元已经到来，克隆技术已经在改良农作物、培养优良家畜、发展生物制药、探索人类疾病诊治的新技术等方面发挥了作用。对于克隆操作的绝对高效安全及克隆技术中的伦理问题，仍需要谨慎思考，谨慎对待。克隆技术用于人体的研究应慎重对待。

克隆人的问题再一次说明：在技术上有可能做到的事情不一定就是伦理学上应该做的事情。虽然克隆人在技术上有可能做，但在伦理学上却不应该做，没有充分的理由可为克隆人的行为在伦理学上进行辩护。因此，"发展克隆技术而不要克隆人"的方针是正确的。可以预见，在不断完善的法律规范下，克隆技术一定会朝着造福人类的方向健康发展。

第四节 器官移植伦理

人体器官移植是20世纪最伟大的医学成就之一。随着手术治疗更广、更深的发展以及免疫抑制剂的改进，近50年来各种器官移植手术陆续实施，挽救了无数生命垂危患者的生命。但是这一技术自从诞生之日起就一直处于巨大的争议之中。

> **案例11-5**
> **自愿捐献器官**
> 英国一13岁男孩代维·基林斯伯利，在一次车祸中受重伤，27小时后死去。医生发现他身上带有一张他签字的器官捐献卡，立即征求其父母亲的意见，他们回答：在确诊代维的大脑死亡后，即可摘取其生前表示愿意捐出的器官。"全英移植服务中心"立即从电脑中找出可与代维的器官相容的患者，并通知有关医院。结果共有8个患者因移植了代维的器官而获得新生。
> **问题**
> 试运用器官移植伦理分析上述案例的现实意义。

> **案例11-6**
> **器官商品化的恶果**
> 在危地马拉的一个村庄里，警察发现一对以色列夫妇在当地办的一个地下育婴堂，以供国外急需移植器官的患者，每个婴儿的售价是7.5万美元。
> **问题**
> 人究竟有没有权利出卖自己的器官？在这一问题上的伦理学选择依据是什么？

一、器官移植概述

（一）器官移植的概念与分类

器官移植(organ transplantation)，是指用健康的器官置换功能衰竭或者丧失器官，以挽救患者生命的一项高新医学技术。目前，器官移植是治疗某些疾病的有效方法。

根据移植器官的种类，器官移植可分为生物器官移植和人工器官移植。在生物器官移植中，根据供体和受体的生物遗传特点又可分为同种移植(包括同种自体移植和同种异体移植)和异种移植。

> **小贴士：**
> 《中国大百科全书·现代医学》对器官移植是这样定义的："将健康的器官移植到通常是另一个人体内使之迅速恢复功能的手术，目的是代偿受者相应器官因疾病而丧失的功能"。

（二）器官移植的历史与现状

皮肤移植在古代就有了成功的记载。大约公元前600年，古印度的外科医师用从患者本人手臂上的皮肤来重整鼻子，古印度外科著作《妙闻集》中记载了这一技术。眼角膜移植开展也较早。1824年，赖辛格(Reisinger)设计出了角膜移植术式，并成功地给鸡-兔实施了异种角膜移植。19世纪的欧洲，人们为了实现以新的器官替换功能低下的器官的愿望，进行了新的器官移植实验研究，首先是维也纳的外科医生进行了狗的肾移植试验。

20世纪上半叶，开始了现代意义上的器官移植。临床异体器官的移植始于20世纪30年代。1954年，世界上第一例同卵双胎间的肾移植在美国波士顿获得成功，移植后的肾脏立即发挥了作用，患者的健康状况得到了改善，并存活了8年。这被视为真正成功的现代器官移植案例，开辟了器官移植的新时代。

20世纪80年代以来，器官移植技术在临床实践中，获得了巨大的成就，器官移植日益进入普通民众生活。目前，人体的绝大部分器官都可以被移植，每年有数以万计的患者在接受器官移植后得以生存。

中国器官移植始于 20 世纪 60 年代，是由吴阶平教授实施的首例肾移植。1977 年、1978 年，瑞金医院先后完成了第一例肝脏移植和心脏移植。到 2007 年 6 月底，中国已进行肝脏移植 14 613 例，心脏移植 534 例，肺移植 128 例，小肠移植 12 例。在所有器官移植中，肾移植手术数量最多，截至 2009 年底，中国内地肾移植累计已超过 8.6 万余例，现在每年肾移植量仅次于美国，居全球第二，肾移植技术水平和效果也已达到或接近国际水平。

可以预见，不久的将来，器官移植术会逐渐成为越来越多的致命性疾病的常规治疗手段。

二、器官移植的伦理问题

目前，制约器官移植技术的最主要的因素就是移植器官的短缺，这带来两个方面的问题：首先是如何合乎道德地获取可供移植的器官，即关于移植用器官的来源问题；其次是一旦有人捐献器官，谁优先进行器官移植，即关于受体的选择问题。

（一）器官来源及其伦理分析

在世界范围内关于器官的来源主要有活体器官、尸体器官（死体活器官）、胎儿器官、异种器官、人造器官等，而如何获取这些器官，除人造器官外，又有自愿捐献、器官买卖、推定同意等方式。

1. 器官捐献　活体器官、尸体器官、胎儿器官，目前获取的主要方式是通过自愿捐献来实现的。这一器官来源途径强调，器官供者的自愿和知情同意是收集器官的基本道德准则。

（1）活体捐献：活体捐献主要是在患者与患者亲属之间进行。当一个患者因疾病或其他原因某一重要脏器或器官功能衰竭，或因经济原因，或因一时找不到合适的移植用器官，患者生命危在旦夕。此时，可考虑在患者亲属中挑选合适的、自愿捐献器官的供体。当然，也可考虑在非亲属社会成员中寻找自愿捐献者，但必须确认捐献者没有诸如经济、政治等其他目的或因素的干扰。对于非主要脏器的其他组织器官如骨髓、角膜等，出于人道的原因，应该可以鼓励、支持非亲戚社会成员自愿捐献，但同样也应排除因经济目的或其他非人道因素的存在。我国《人体器官移植条例》规定：活体器官的接受人限于活体器官捐献人的配偶、直系血亲或者三代以内旁系血亲，或者有证据证明与活体器官捐献人存在因帮扶等形成亲情关系的人员。

（2）尸体捐献：目前世界范围内器官移植采用最多的是尸体器官，使用这一类器官本身的伦理学争论不大，关键是获取这类器官的方式上存在各种问题。尸体器官的捐献主要有两种操作方式：

一是自愿捐献，自愿捐献是指死者生前以某种为法律或公众认可的方式表达了死后捐献器官的意愿，或者死后由亲属表达了代其捐献意愿的尸体器官捐献。

荷兰政府 1992 年 1 月宣布，凡 18 岁以上的荷兰男女公民都应填写《人体器官捐献普查表》，然后由各级政府将普查结果逐级汇总到中央档案库，为政府当局制定有关计划和方案提供可靠依据。美国则鼓励器官捐献，并在学生中开展器官捐献的宣传、教育活动，目的是教育学生并让他们根据事实来确定自身的态度。英国于 1972 年就开始发起题为"我愿死后帮助某些人活着"的器官捐献活动，每年散发 550 万张捐献卡，并由卫生部门推出一种新的器官捐献卡，使那些愿意死后捐献器官供科学研究的人实现自己的心愿。案例 11-5 中的代维即是通过这种方式实现了自愿捐献器官的心愿。中国的器官移植组织也发行了器官捐献卡，其正面为红丝带标志和"爱心捐献、传递生命"字样，背面是卡片持有人的个人资料，以及器官移植机构的联系方式。

尸体捐献中还有一类为死刑犯的器官。在赞成死刑的国家中，如果利用死刑犯处决后的器官供移植用，也可挽救许多因器官衰竭而濒临死亡的患者的生命。但是在这过程中直接和潜在的伦理、法律问题还值得认真商榷，譬如是否能真实有效地执行知情同意原则等，都存在尖锐的伦理争议。

二是推定同意，推定同意是指由政府授权给医师，允许他们从尸体上收集所需要的组织或器官。推定同意有两种形式：一种是国家给予医师以全权来摘取尸体上有用的组织或器官，不考虑死者及其家属的意愿。另一种是法律推定，即只有不存在来自死者或家庭成员的反对时，方可摘取器官。欧洲国家为了增加器官供应，多数都采取推定同意。其中法国、波兰、瑞士、丹麦、奥地利采取第一种推定同意形式；芬兰、意大利、西班牙、挪威、希腊、瑞典则采取第二种形式。

2. 器官买卖　如果单纯从解决移植用器官的目的来说，器官商品化确实可以吸引一些人提供器官以缓解器官紧缺的矛盾，但是由此引发的道德、法律问题却不得不使人望而却步。这些问题体现在：第一，是器官质量难以得到保证。受体往往难以了解所购买的器官是否安全和健康，比如供体是否有传染病、遗传病等。第二，器官买卖会导致在生死面前的极度不平等。有钱人可以购买器官而重获新生，而贫穷者只能绝望地等待死亡来临。同时，在贫富悬殊的社会，穷人也可能期望通过出售自己的器官来获取金钱以改善自身经济拮据的状况，这会加大本来就极不平等的贫富之间的鸿沟。第三，是器官商品化极易诱发犯罪。目前在有些国家和地区，已经出现了以金钱为目的，通过损人健康、残害生命获取人体器官的地下暴力集团，他们通过非法买卖器官以牟取暴利。同时,世界上也已经发现了许多诸如监狱犯人通过出售器官减刑、高利贷组织通过逼债方式强行摘除器官抵债等犯罪行为。如案例 11-6 所说的器官商品化的恶果,这样的例子还有很多。这说明器官商品化必然会走向器官移植目的的反面。

正因为上述种种原因,1989 年 5 月世界卫生组织呼吁制定一个有关人体器官交易的全球禁令,敦促其成员国制定限制器官买卖的法律。实际上,许多国家已经对人体器官交易明令禁止。即使在商品经济最发达的美国也于 1984 年颁布《全国器官移植法》,宣布器官买卖为非法行为。在日本、德国和印度,这种交易都是触犯法律的。我国《人体器官移植条例》也明确规定,任何组织或者个人不得以任何形式买卖人体器官,不得从事与买卖人体器官有关的活动。

3. 胎儿器官　从医学的角度来说,在今天所有的器官来源中,治疗效果最好的应该是胎儿器官。胎儿器官、组织和细胞的移植已经成为当今治疗帕金森病、糖尿病、镰状细胞性贫血和某些癌症的重要医疗手段之一。早在 20 世纪 60 年代,我国就开始了胎肝细胞临床应用的尝试。20 世纪 80 年代末,我国又成功进行了胎儿肾上腺髓质脑移植,治疗帕金森病。由于胎儿器官移植所引起的机体免疫排斥反应轻微,手术成功率高,加上因自然、非自然(人工流产)原因产生大量需要处理的胎儿,这就给胎儿器官移植在客观上提供了可能,并使其具有诱人的前景。但是,与此同时,伦理难题也随之而来:胎儿是不是人?应用胎儿的器官、组织、细胞是否需要强调知情同意?出于治疗目的培育胎儿是否道德?胎儿器官、组织和细胞的产业化是否合乎道德?这些问题已经在困扰着临床医务人员。

对于利用胎儿器官,人们的担忧主要在于会对胎儿造成伤害,比如为治疗而怀孕或流产等。因此,许多国家包括中国都对此采取了禁止政策。

4. 异种器官　由于人类移植用器官来源紧张,世界各地每年都有大量患者因不能及时获取移植用器官而死亡,于是人们开始将获取移植用器官的目光转向了非人类的其他动物身上。首先,人们将目光锁定在与人类有亲缘关系的灵长类动物如猴子、狒狒、猩猩等身上。1963 年,美国一名患者移植了猴子的肾脏存活了 9 个月。1968 年,英国一名心衰儿童的血液循环与狒狒心脏相连,存活了 16 小时。1992 年,美国一名 35 岁男性肝病患者移植了一头狒狒的肝脏,两个半月后,患者死于真菌感染。近年来,随着分子遗传、生物基因工程、免疫生物化学的进步,加之免疫抑制剂的不断完善,转基因动物器官作为人体移植用器官已初现曙光,在不久的将来,异种器官有可能成为人体移植用器官的主要来源。

对于异种器官移植,救治患者的动机是没有问题的,但是不可否认,在一项技术尚不成熟的情况下,医

师还有救人以外的动机,比如研究的动机等。此外,由于异种器官移植会使一个动物失去生命,动物保护组织也提出疑问:当牺牲一个动物而又没有把握救活一个人时,这种手术是否应该进行?

5. 人造器官　人造器官是在器官紧缺的情况下增加器官供应的另一个思路。1948 年,美国医生肯宁汉肯定了人体器官移植的道德性并逐渐被人们所接受以后,人造器官的使用在道德上已没有多大问题。1982 年 12 月 2 日,美国退休牙科医生克拉克安装了世界上第一颗永久性人工心脏并存活了 112 天,为人们展示了这项技术的前景。关键问题是现在使用的人造器官,或因体积过大、操作复杂,或因技术标准不高,很难满足患者长期生存的需要。而且目前人造器官耗资巨大,在使用上受到巨大限制。

(二) 受体的选择及其伦理分析

由于移植器官供体上的矛盾,使医生也面临受体选择的伦理难题。可供移植的器官和医疗移植能力总是有限的,那么,一旦我们得到一个可供移植的器官,谁应该或优先获得这个器官呢?这就涉及受体选择的标准问题。目前在临床上通用的标准包括医学标准(生命质量)和社会标准(生命价值)两方面。

1. 医学标准(生命质量)　即由医务人员根据医学发展的水平和自身医学知识经验作为判断基础。同济医科大学制定的《器官移植的伦理原则》中对医学标准的界定为:

(1) 在生命器官功能衰竭而又无其他治疗方法可以治愈,短期内不进行器官移植将终结生命者。

(2) 受者健康状况相对较好,有器官移植手术适应证,患者心态和整体功能好,对移植手术耐受性强,且无禁忌证。

(3) 免疫相容性相对较好,移植手术后有良好的存活前景。

2. 社会标准(生命价值)　即根据有关社会因素加以选择。社会因素包括年龄、对社会贡献的大小、个人的能力、患者配合治疗的能力、经济支付能力、社会能力等。

对于上述两种选择受体的标准,医学标准是首要的标准。这是因为医学标准从患者的需要和成功的可能性出发,可保证供体器官发挥最大的效用以真正体现对于生命的尊重。社会标准是对医学标准的补充,在稀有资源的分配上体现了前瞻性和后顾性原则的统一,体现了个人利益和社会利益的统一。

总之,受体选择标准是多方面的复杂的。除上述标准外,还需要就不同国家所规定的道德规范和不同的价值观念进行考虑。大多数国家的移植中心在选择标准时是按医学标准、个人能力、社会价值的次序排列,当然这种排列不是绝对的,还要具体情况具体分析。

三、人体器官移植的伦理原则

器官移植技术的使用目的是治病救人,但是如果对这一技术使用不当,就会对当事者造成伤害。鉴于器官移植技术在临床应用中所遇到的各种伦理挑战,为这一技术的使用制定严格的伦理原则是必要的。

(一)患者利益至上原则

患者利益至上原则是指在器官移植技术的应用中,必须把是否符合患者利益作为医师行为合乎伦理的第一评判标准。只有医师的行为能够增进患者利益,才可以获得伦理学上的辩护。

现在的许多器官移植从某种程度上说还具有人体实验的性质。因为在目前的技术水平下,器官移植的成功率还不够高,受者的存活率还比较低,而移植费用又很高,风险大。从事器官移植的临床医生应把恢复患者的健康作为首要的目的;开展科学研究、推动医学发展应是第二位的。以确定的对患者的损害为代价换得不确定的医学进步的行为,将难以得到伦理学上的辩护。

(二)最后选择原则

器官移植必须遵守最后选择原则。最后选择原则是指在针对患者的所有治疗方案中,器官移植是唯一具有救治希望的方案。也就是说,在当前的医学水平下,其他的治疗方案已经不能够使患者继续生存下去,而必须使用器官移植技术。因为器官移植成功率低,对受者的生命威胁大,对患者及其家属来说,器官移植代价太大。

鉴于上述原因,医师在决定对患者使用器官移植技术时,必须综合衡量各种代价得失,小心谨慎,不得任意使用。

(三)尊重和保护供者原则

器官移植过程中,医生应使受、供双方的利益得到同等的保护,并遵循对供者健康利益尊重和保护的原则。

器官移植手术能否进行,往往取决于有没有合适的供者。活体提供器官的一个最基本的伦理原则是不能危及供者的生命,摘取某些成对健康器官之一,或失去部分器官组织并不影响供者原有的生理功能,对供者的健康没有威胁,也不会因此而致残。对于尸体供者,应采用当前公认的科学测试方法确定供者的死亡,判定供者死亡的医生与器官移植手术不发生直接关系。器官移植手术应由经专门训练、有实验室和临床实践经验、具备专业技术的医生施行,并在设施完备、能保证安全的专门机构进行。

(四)知情同意原则

器官移植手术中,应遵循知情同意原则。活人捐献器官,一定出自自愿,不可附加其他条件。要向供者和受者双方或其亲属及法定代理人说明器官移植的程序和可能发生的危险。从尸体上摘取器官和组织可采用自愿捐献、推定同意等原则。应禁止器官的买卖,器官收集的商业化在目前是不可取的。

医师必须清楚,在器官移植技术中,无论对于受者还是对于供者,都是一件非常重大的事情,因此,必须充分尊重他们的知情权,并取得他们的同意,知情同意必须采取书面形式。1999年,器官移植的伦理问题曾在中国引起了强烈争论,争论是由北京某医院的医生为救治患者擅自摘取尸体眼球案引起的,伦理学界认为该医生的做法违背了器官移植需要取得患者生前或患者死后家属的知情同意这一基本原则,其行为是不道德的。

(五)法制原则

目前,我国同其他国家一样面临急需解决的器官移植中的供求矛盾问题,同时还面临着更多的难以解决的问题,如患者进行器官移植时沉重的经济负担,移植技术自身的发展水平,法律、法规的不健全,对国民的宣传教育不够等问题。这些问题对我国的器官移植进一步开展在不同程度上会带来一定的难度和困难。尤其在我国医学临床上还没有实施脑死亡,再加上我国封建道德观念浓厚,这直接阻碍了供体来源,形成对器官移植发展的障碍。加之以不正当手段获取器官,或是私下进行器官买卖等活动的存在,这些问题的最终解决都是需要立法和实施法制。

2003年8月,深圳市颁布了我国第一部地方器官移植法规。2007年5月1日起开始施行的《人体器官移植条例》规定:任何组织或者个人不得以任何形式买卖人体器官,不得从事与买卖人体器官有关的活动。人体器官捐献应当遵循自愿、无偿的原则。任何组织或者个人不得摘取未满18周岁公民的活体器官用于移植。医疗机构及其医务人员从事人体器官移植,应当遵守伦理原则和人体器官移植技术管理规范。摘取尸体器官,应当在依法判定尸体器官捐献人死亡后进行。从事人体器官移植的医务人员不得参与捐献人的死亡判定。申请人体器官移植手术患者的排序,应当符合医疗需要,遵循公平、公正和公开的原则。从事人体器官移植的医务人员应当对人体器官捐献人、接受人和申请人体器官移植手术的患者的个人资料保密。违反本条例规定,构成犯罪的,依法追究刑事责任等。

思　考　题

1. 简述人类基因研究的伦理原则。

2. 人类干细胞研究、"克隆人"会引发哪些伦理问题?

3. 器官移植中受体选择的道德标准是什么?

(李晓军)

第十二章 医学道德评价、教育与修养

医学道德评价、教育与修养属于医学道德的实践范畴,是医学伦理学的重要组成部分。医学伦理学的基本原则和规范要内化为医学生和广大医务人员的医学道德信念,进而转化为高尚的行为,主要通过医学道德评价、教育与修养等活动而形成。因此,正确开展医学道德评价、教育与修养,对于提高医务工作者的医学道德水平,缓解医患矛盾,构建和谐社会,促进医疗卫生事业的发展,都具有十分重要的意义。

第一节 医学道德评价

医学道德评价是医学道德实践活动的重要形式,是依据一定的道德要求和标准,对医务人员的行为所做的一种判断。它把医学道德规范、医学道德理论与医学道德实践统一起来。作为一种巨大的精神力量,它以其独特的医学道德价值判断力和医学道德性质分辨力直接参与整个医学实践活动,影响和制约着医务人员的医疗实践。它对于促进医务人员个体良好医学品德的形成、推动医学科学发展和社会主义精神文明建设具有重要的意义。

> **案例 12-1**
>
> 吴登云,新疆克孜勒苏柯尔克孜自治州乌恰县人民医院原院长,中共党员。
>
> 吴登云大学毕业后,响应党的号召,志愿来到祖国版图最西端的乌恰县工作。他扎根边疆,多次放弃回家乡或条件较好地方工作的机会,以高尚的医德和精湛的医术,忘我工作,无私奉献。为了抢救民族兄弟,他先后无偿献血 30 余次;为抢救烧伤的婴儿,他从自己腿上割下 13 块皮肤移植到患者身上。他充满仁爱之心,只要有患者求医,不管多远,都随叫随到。遇到经济贫困的患者,还帮助垫支医药费。乌恰县地广人稀,牧民缺医少药,从 20 世纪 60 年代初到 80 年代末,他每年都要花三四个月的时间,翻山越岭,深入到牧区巡诊和防疫,足迹踏遍了全县 9 个乡的 30 多个自然村,给草原人民带去了生命的阳光,受到当地各族干部群众的衷心爱戴,被誉为"白衣圣人""马背医生"。为了更好地为各族群众治病,改变当地的医疗卫生状况,他刻苦钻研医学知识,努力学习少数民族语言,精心培养少数民族医务骨干,一大批柯尔克孜族医生迅速成长

> 起来。他是中共十六大、十七大代表,荣获全国五一劳动奖章和白求恩奖章。
>
> **问题**
>
> 吴登云为什么会被牧民们称为"白衣圣人"?

一、医学道德评价概述

(一)医学道德评价的含义

道德评价是人们依据一定社会或阶级的道德标准或原则,对他人的行为和活动做出道德或不道德的判断。医学道德评价是指人们根据一定的医学道德标准对医务人员或医疗卫生部门的职业行为和活动及其各种道德现象所作出的善恶评判。通过医学道德评价,使医务工作者可以认识到他人或自我的行为是否符合医学道德的要求。医学道德评价一般有两种类型:一是社会评价,即通过社会、患者、患者家属或同行对医疗行为、活动及各类道德现象的评价;二是自我评价,即依靠医务人员的内心信念对自己的行为做出是否合乎道德的评价。

(二)医学道德评价的特点

从其内涵看,医学道德评价具有以下特点:

1. 医学道德评价的主客体 医学道德评价的主体是医学道德评价者,是社会上的"人们"。这些"人们",既可以是医务人员,也可以是非医务人员;在非医务人员中,既可以是医务人员的服务对象,如案例 12-1 中的广大牧民,又可以是一般的社会成员,因而具有广泛性。医学道德评价的客体是医务人员的医疗行为,具有特定性。作为医学道德评价特殊主体的医务人员,既可以评价他人或同行的行为,也可以对自身的职业行为进行评价。由于他们集评价者和被评价者于一体,这就更需要医务人员具有高尚的医学道德修养和自律精神。

2. 医学道德评价是主客观的统一 医学道德评价实质上是人们根据一定社会的医学道德标准,通过各种形式,对医务人员的职业行为所做的善恶判断。医学道德评价的形式是主观的,医务人员的各种医疗行为总是与各自的主观动机相联系,不同处境、不同地位的人们具有不同的价值观念,对同一种医疗行为的评价往往会出现较大的差异。但是,医务人员的医学道德水平是通过医疗实践中的言行举止表现出来

的,对医务人员行为的判断,医学道德高尚与否,并不以他的口头表白为标准,而是根据其在医疗实践中的所作所为。无论其行为和活动是否符合广大患者的根本利益,都是客观存在的。因此,医学道德评价又是客观的,是主观与客观的统一。

3. 医学道德评价的非强制性　医学道德评价属于道德评价,具有自身的特定方式。医学道德评价不像法律那样具有强制的作用,而是通过社会舆论的力量和良心中自量和知耻的意向作用来实现的。它虽然不具有法律的强制力,但却是对法律的重要补充。就其深度和广度而言,它可以起到法律无法起到的作用,其效力有时胜过法律的作用,它以无形的精神力量来制约医务人员的行为。

4. 医学道德评价是善与恶的判断　医学道德评价是对医务人员的医学道德行为是善还是恶的特殊判断。它判断医务人员医学道德行为的善与恶,进而扬善抑恶。从字义上说,"善"具有好、正、美、吉等涵义,往往与德行作为同义语使用。"恶"具有坏、邪、丑等涵义,常常与非德行作为同义语使用。在医务人员的医学实践中,"善"也有多种涵义,如"有益的"、"应当的"、"理想的"、"令人愉快的"等;"恶"则表示与其相反的意思。在医学道德评价活动中,"善"是指符合社会主义医学道德基本原则以及各项具体原则和规范的行为或事件。"恶"则是指违背社会主义医学道德基本原则以及各项具体原则和规范的行为或事件。

■ (三) 医学道德评价的作用

医学道德评价对于维护医务工作者在医学实践中遵循医学道德原则和规范,促使医学道德原则和规范转化为医务工作者的医学道德行为和品质,协调医务工作者与社会各成员之间的关系,形成良好的医德医风,具有重要的作用。

1. 对医学道德行为的善恶起裁决作用　医务人员在医疗实践中的行为是否符合医学道德原则和规范,是通过医学道德评价来进行裁决的。人们通常把医学道德原则和规范比作"法",把医学道德评价比喻为"道德法庭"的审判。社会评价和同行评价,可以看做是"公审";而个人自我评价,可以看做是"自审"。通过"道德法庭"的"公审",支持、鼓励和表彰高尚的医学道德行为,批评、谴责和制止违背医学道德的行为。这种对医务人员的职业行为有褒有贬的裁决,可以起到弃恶扬善的作用。

2. 对医务人员具有深刻的道德教育作用　良好医学品德的形成,不是一朝一夕的事,它需要医务人员在长期的医疗实践中进行锻炼和培养。而医学道德评价对医务人员良好品德的形成,可以起到"催化剂"的作用。各种类型和形式的医学道德评价,不仅能够使医务人员了解和认识到什么行为是善,什么行为是恶,而且能够使医务人员懂得为什么有的行为是善,有的行为是

恶,从而有助于他们自觉选择符合医学道德的行为。在医学道德评价中,良心的自责,反省的内疚,楷模的力量,都在触及着人们的灵魂,使人们依据一定的导向,铸造各自的医学品德并外化为相应的医学道德行为,医学道德评价的教育作用无疑是深刻的。

3. 对医务人员的行为具有调节作用　医学道德原则和规范在观念形态上,是一种与医学实践相联系的具体社会意识形态。在医疗实践中,观念意识向具体行为的转化,是知与行的统一过程,而医学道德评价则是实现这种统一的"调节器"。一方面,通过对他人的医疗行为进行评价,使高尚的行为得到赞赏、表彰,促使人们去效仿和升华;而对"缺德"的行为给予谴责和阻止,实现道德调节中的"他律"到"自律"。另一方面,通过自我评价,可以使医务人员弃恶从善,促使其按医学道德规范为人处世,在医疗实践活动中,自觉地把医学道德意识转化为社会认可和赞许的行为。

4. 对医疗卫生事业的发展起促进作用　随着医学高新技术的广泛应用,新技术、新手段常常与传统的伦理道德发生矛盾,带来许多伦理道德的新课题。如现代人类辅助生殖技术、器官移植、安乐死、人体实验、基因工程等都存在一系列伦理难题。如何判断它们的道德价值,解决其中的道德矛盾,将直接关系到这些技术的运用和发展。如果能很好地从医学道德观念上对这些新课题加以解决,做出恰当的医学道德评价,无疑将大大促进医学科学技术的发展。

总之,医学道德评价是一定社会或阶级的医学道德原则和规范赖以发生作用的"杠杆",是医学道德原则和规范转化为医务人员的医学道德情感、医学道德信念和医学道德行为,形成相应的医学品德的重要环节。医学道德评价正确与否及其深度和广度,直接影响着医学科学技术的发展,决定着社会的医学道德风尚。

二、医学道德评价的标准及依据

> **案例 12-2**
>
> ### 人民的好医生——赵雪芳
>
> 赵雪芳出生于山西省阳城县一个农民家庭。1958 年,她考入山西医学院,毕业后分配到长治市人民医院工作,先后担任医院妇产科主任、副院长等职。30 多年里,她用精湛的医术为数十万名患者解除了病痛。她拥有高尚的医德、坚强的意志,在自己身患两种癌症的情况下仍忘我工作,利用有限的时间保住了更多患者的生命和健康。她把自己无私地奉献给了人民群众,从而也得到了人民群众的无限信赖。她得到了全国首枚白求恩奖章、全国优秀共产党员、全国先进工作者等多种荣誉称号。

1996年5月，在赵雪芳第三次患癌赴北京治疗期间，由于父亲去世，她中断治疗，拖着极度虚弱的身体回到阳城老家。她忍着悲痛安葬了父亲之后，就忙着给乡亲们看起病来。4天为全乡300多个患者免费进行了检查，并为3名宫颈癌患者和一名男性疝气患者做了手术。临别时，她到乡卫生院取走了在这次检查中所做的近80名可疑患者的刮片。不久，当乡亲们到卫生院领取化验单时才知道，这些化验单都是赵大夫带到长治，自己付钱作了化验，又一同寄回乡卫生院的。大家手持化验单，看着背面赵大夫留给各自密密麻麻的治疗意见时，感动得不知说啥好。

1998年5月31日癌症夺走了她63岁的生命。赵雪芳生前有这样一句话："医生不能脱离临床，更不能离开患者，一个离开患者的医生，就等于没有了生命价值。"

问题

赵雪芳为什么被誉为人民的好医生？其评价的标准是什么？

（一）医学道德评价的标准

判断任何事物都有标准，没有标准，就很难进行衡量与评价。医学道德评价的标准是指衡量医务人员的医学道德行为的善恶以及社会效果优劣的尺度和依据。由于时代不同，社会地位及教育水准的差异，加上每个医务人员的道德认识和道德修养不同，历来在道德评价上存在很大差异。但是，是与非、善与恶总是有一定客观标准的，社会主义医学道德的基本原则，即救死扶伤，防病治病，实行社会主义人道主义，全心全意为人民的身心健康服务，体现了人民群众身心利益要求，是医务人员的行为准则。因此，凡是遵循和合乎社会主义医学道德原则的行为就是善；凡是违背或不符合社会主义医学道德原则的行为就是恶。根据社会主义医学道德基本原则的要求，目前国内公认的评价的标准主要有：

1. 疗效标准　疗效标准是指医疗行为是否有利于患者疾病的缓解、痊愈、保障生命安全，这是评价和衡量医务人员医疗行为是否符合道德，以及道德水平高低的重要标志。因为救死扶伤、防病治病、维护患者身心健康是医务人员最基本的道德义务和责任，医务人员在任何时候任何情况下，都应把人民的利益、人民的健康放在首位，并作为医疗行为的出发点和落脚点。作为医务工作者，道德的基本要求是使自己的行为有利于患者的身心健康。这是医学科学的根本目的之一。如果医务人员采取了预测到对疾病缓解和根除不利的治疗措施，不论其主观原因如何都是不道德的。

2. 社会标准　社会标准是指医疗行为是否有利于人类生存环境的保护和改善。医学的目标不仅仅是医治疾病，更重要的是预防疾病，防止疾病的蔓延、恶化，以及改善人类生存、劳动的环境，这也是医务人员应承担的义不容辞的道德责任。因此，医务人员的行为，应着眼于社会的进步和发展，有利于人类生存环境的保护和改善，才能更有利于人类的健康。

3. 科学标准　科学标准是指医疗行为是否有利于促进医学科学的发展和社会的进步。医学是保护人的生命和增进人类健康的科学，其任务是揭示生命运动的本质和规律，揭示疾病发生发展的原因、客观过程和规律，探索战胜疾病、增进人类身心健康的途径和方法。这就需要医务人员必须树立全心全意为人民服务的意识，辛勤劳动，不畏艰难，不惧风险，不图名利，团结协作，积极进行科学研究，以促进医学科学的发展。

以上三条标准是医学道德评价的基本标准，它们是相互联系、缺一不可的整体。其实质就是根除和缓解患者的疾病，维护患者的身心健康利益，维护社会和人类的利益，维护医学科学的利益。其中，第一条标准是衡量医疗行为道德与否的基本标准。第二条标准把患者的个人利益和整个社会利益相结合，在考虑患者具体利益的同时顾及整个社会，是患者利益在空间上的扩展。第三条标准考虑到医学的发展，反映了广大患者的长远利益，是患者利益在时间上的延伸。所以，在评价医疗行为时，以上三条原则必须同时坚持，只强调其中的一条是不全面、不公正的。

（二）医学道德评价的依据

在评价医务人员的行为时，仅有判断善恶的标准是不够的，由于医务人员的行为都是由一定的动机或目的而产生，因此，在医学道德评价中，还必须掌握评价的基本依据。

医学道德评价的依据指评价客体提供给评价主体用以和评价标准比较对照的根据。评价标准对于行为者而言是外在的，而评价依据则是内在于行为之中的，是人们行为的构成要素。医务人员的任何职业行为总是在一定动机、目的支配下采取相应手段进行的，并产生一定的行为效果。因此，在医学道德评价时，还必须掌握评价的依据：动机与效果、目的与手段。

1. 动机与效果　动机是引起人们行为所趋向的具有一定目的的主观愿望和意向，是人们为追求各种预期目的的自觉意识。效果是指人们按照一定动机去活动所产生的结果。

医学领域中的医学动机和医学效果是对立统一的辩证关系。医学动机是指医务工作者在选择医疗行为时的主观愿望。医学效果是指医务工作者在医疗实践活动中所产生的客观结果。二者之间是相互联系和相互转化的。首先，医学动机产生于医疗实践中,包含着对一定医学效果的追求,并指导医疗行为达到预期的医疗效果,在医学效果中体现医学动机。其次,医学动机一定要转化为相应的医学效果,医学效果的好坏又会指导医务工作者产生新的医学动机。这是一个十分复杂的过程,这一过程可能出现几种情况,即好的动机产生不良的效果,不良的动机产生好的效果。这种复杂情况的出现要求人们在分析和评价医务工作者的动机和效果时,必须深入分析整个医疗过程。要坚持动机和效果的辩证统一,既要看动机又要看效果。医学领域中的医学效果是指医务工作者的医疗行为所产生的客观后果。在具体的医疗活动中效果也是复杂的,可以区分为直接效果和间接效果、眼前效果和长远效果、局部效果和整体效果、有益效果和有害效果(毒副作用)。因为医务工作者的行为是一个由动机向效果不断转化的过程,也是一个不断实践的过程。医务工作者从救死扶伤,解除患者病痛,预防人群疾病发生的动机出发,在医疗过程中就必须把这种动机付诸实践,对工作认真负责、竭尽全力。但由于医务工作者的责任心、技术水平、医学发展水平、医院的技术条件以及患者的身体素质、疾病种类、心理状态、病变程度等多种因素的影响而未达到预期效果,往往会出现动机与效果不一致的情况。一是好的医学动机产生了不好的医学效果,即"好心办坏事"。二是不良的医学动机却产生了好的医学效果,即"歪打正着"。三是不同的医学动机却产生了相同的医学效果。在这种情况下就必须坚持动机和效果二者的辩证统一,既要看动机,又要看效果,把动机和效果统一到客观实践中。只有这样,才能恰如其分地对医务人员的职业行为作出全面的公正的评价。

2. 目的与手段　目的与手段是和动机与效果相联系的。目的是指人们在经过努力后所希望达到的目标。而手段则是指达到这一目标所采取的各种方法和措施。目的和手段是相互制约、相互渗透、相互联系的。目的决定手段,手段必须服从目的,没有目的的手段是不存在的。同时目的又不能离开一定的手段,一定的目的总要通过一定的手段来实现。医务人员行为的动机转化为效果,必然经过一个目的与手段的中间环节。因此,动机与效果的统一,还必须通过目的与手段的统一来保证实现。

医学目的,就是医务人员通过各种医学实践活动所期望达到的目标。而医学手段则是为了实现医学目的而采取的各种措施、方法和途径。

医学目的与医学手段也是互相联系、互相制约的。医学目的决定医学手段,医学手段必须服从医学目的。没有医学目的的医学手段是毫无意义的,而脱离医学手段的医学目的也只能是空中楼阁。我们在进行医学道德评价时,不仅要看医务人员在医疗实践中是否具有正确的目的,而且还要看是否选择了恰当的手段,是否支持了目的与手段的辩证统一。

在医疗实践中,一般来说,大多数医务人员都是从患者的健康利益出发,选择的医疗手段也是合乎道德的,目的与手段是相一致的。但是也会出现目的与手段相背离的情况,如有的医务人员为谋求私利或实现某种不良企图而选择医疗手段,这显然是不道德的,可称为非医学目的。由此可见,有了正确的目的,还必须认真选择手段,在发现手段背离目的的情况下必须改变手段,以免造成不良的后果。医学目的和医学手段二者之间的关系极为复杂,它受各种主观和客观因素的影响和制约。因此,在进行医学道德评价时,必须坚持具体情况具体分析,防止两种不良倾向。一种是目的决定论,认为只要目的正确,就可以不择手段,甚至采取不道德的手段。另一种是手段决定论,认为手段就是一切,否认手段和目的的内在联系。这两种倾向都是片面的、错误的。前者夸大了目的的作用而否定了手段的作用,后者则反之。其结果会导致医学行为选择上出现违背医学道德的情况发生。因此,从医学道德要求出发,依据医学目的选择正确的医学手段是十分重要的。一般应遵循以下四条原则:

第一,效用性原则。即选用的医学手段必须是经过实践证明行之有效的。作为临床应用的一切医学手段,所采用的各种新技术和新药物必须是经过严格的动物实验和临床试验证明为安全有效的。

第二,统一性原则。诊疗手段的选择应与病情发展程度相一致。在医疗实践中,医生应坚持"一切以患者为中心",尽力为患者创造适合的诊治环境和条件,并根据不同的服务对象、病种、病情采取相应而有效的诊治手段,以达到治疗疾病,恢复健康的目的,任何小病大治、大病小治的行为都是违背医学道德原则的。

第三,最优化原则。即选用的诊治手段必须经过实践证明,其效果是最佳的。对同一疾病的诊治手段是多种多样的,但应该选择当时、当地医疗设备和条件允许情况下的最佳手段。最佳的诊治手段是指疗效最佳,副作用和损伤最小,痛苦最轻,耗费最低,安全度最高。如果在条件允许的范围内,不积极选择最佳的诊治手段,而是应付患者、开大处方、做不必要的检查等都是不符合医学道德要求的。

第四,社会整体利益原则。在医学手段的选用时,必须考虑社会后果,一切可能给他人或社会带来不良后果的诊治手段,包括环境污染、病菌可能扩散的手段都不应采用,同时还要顾及社会和大多数人的利益,不能采用对个别患者有利,但却给大多数人的利益带来损害的诊疗手段,以体现对患者负责和对社会负责的一致性。

总之,在进行医学道德评价时,要将有利于人类健康利益作为根本原则,以动机与效果、目的与手段为依据,从实践出发,实事求是的做具体的辩证分析,才能做出正确的判断。

三、医学道德评价的方式

医学道德评价的方式是对医务工作者的医学道德状况进行判断的特有方式。除了明确医学道德评价的作用、依据和标准外，还要使用一定的载体，运用一定的方式和方法，才能把医学道德的原则和规范转化为医务工作者的行为，才能有效地扬善抑恶，树立良好的医德医风。医学道德评价的方式通常有三种：即社会舆论、传统习俗和内心信念。

▎（一）社会舆论

社会舆论是公众对某种社会现象、事件和行为的看法和态度。社会舆论是医学道德评价的重要方式，它对于陶冶医务人员的高尚情操，增强医学道德观念，履行医学道德义务，具有重要意义。

首先，社会舆论可以将社会主义的医学道德原则和规范灌输给广大医务人员，使他们形成一定的医学道德认识，并在此基础上内化为自己的医学道德信念，外化为高尚的医学品德行为。社会舆论通常表现为两种形式，一种是有组织的正式舆论，政府部门和医学领域中的各个具体部门，通过报纸、广播、电视、报刊、墙报、橱窗等传媒媒介，有目的、有计划地进行定向引导，使医务人员和日益社会化的医学生懂得，哪些是符合社会主义医学道德要求而应该做的，哪些是不能做的。这种形式的社会舆论覆盖面广、信息量大、权威性强、传播速度快，能够很快深入人心，从而敦促他们去适应，去追求更高层次的社会主义医学道德境界。另一种是非正式的社会舆论即通过口头形式传播的舆论，是人们自发形成的对医务人员的职业行为及其道德现象的道德判断。他不仅包括患者及其家属，还有社会上的其他人以及同行等，其对医务人员的职业行为也起着舆论调节、导向的作用。

其次，社会舆论在医学道德评价中作为一种社会意识形态，在一定意义上，是一种强大的精神力量。在医疗实践中，一些违反社会主义医学道德行为的总要受到舆论的谴责，从而使行为者调节、矫正其内化了的不正确的医学道德观念，以符合社会舆论倾向的要求和角色期望。在这点上，舆论起着"裁判"的作用。它监督着个人的医学道德行为并及时提出"犯规"的信号，以此帮助医务人员对已内化的逆向医学道德观念进行矫正，对顺向的医学道德观念在心理上再度适应，在行为上再度调整。

不可否认，正确的社会舆论倾向，在引发或敦促医务人员认同社会主义医学道德规范，并内化为主体的心理自觉方面起着积极的作用，对于培养医务人员的医学道德素质，它的作用有时会强于法规、纪律和行政措施。但是，社会舆论有时也会起到一种消极的

作用。因为社会舆论作为社会成员表达他们自己的意志和意见的一种特殊方式，总是与社会上长期形成的传统的价值观念联系在一起的。正如黑格尔所说："在公共舆论中真理和无穷错误直接混杂在一起"。我们在运用社会舆论进行医学道德评价时，必须区别正确的舆论和错误的舆论，并努力消除、减少错误舆论在医学道德评价中的影响。错误的社会舆论在医学道德评价中的消极作用，具体表现在两个方面，一是社会舆论若不顾及医务人员的心理状态和承受能力，一味地单纯强调医学道德理想、医学道德境界，这不仅不能调动他们的积极性，反而令其产生一种逆反心理，把本来正确的医学道德观念看做是高不可攀的空洞"说教"而束之高阁。二是一些消极的社会舆论如无中生有的流言蜚语，则往往会挫伤医务人员追求崇高理想的积极性，甚至损害他们的身心健康。由此可见，社会舆论作为医学道德评价发挥作用的重要方式，具有相反的两极功能。我们在运用社会舆论力量进行医学道德评价时，要充分考虑医学道德主体的心理承受能力，把握应当与失当之间的度量和界限，提高对社会舆论正确与否的识别力，是非常必要的。

▎（二）传统习俗

所谓传统习俗，是指人们从历史上沿袭下来的对某种或某一问题的一种惯例和常识性的看法。它往往被人们视为一种不言自明的行为常规。它具有以下特点：①形成过程的悠久性；②支配人们行为的普遍性；③作为衡量人们行为标准的稳定性。传统习俗在本质上是社会纪律的一种自发的表现形式，也是历史形成的、普及于社会或集体之中，在一定环境和条件下经常重复出现的一种行为方式。传统习俗作为医学道德评价的一种方式，受社会经济条件、历史变迁、文化生活状况、宗教特点、道德观念及人们的社会地位等因素的制约，加上传统习俗本身的演化，使得传统习俗在医学道德评价中呈现出特殊的功能。

传统习俗在医学道德评价中的特殊功能表现为：第一，它是评价医学道德行为道德价值最初、最起码的标准。第二，它是每次医学道德评价作出的价值判断和准则得以巩固和流传的外在形式。

由于传统习俗在医学道德评价中往往与民族情绪、社会心理交织在一起，使它具有稳定性和群众性的特点。它往往用"合格"与"不合格"来评价医务人员的行为，它对医学道德行为起着约束和评价的作用。传统习俗在医学道德评价中虽有特殊作用，但并非都是积极的、进步的。积极的传统习俗对医务人员良好道德的形成起促进作用，如"医乃仁术"、"一心赴救"、"无德不从医"等；而落后的传统习俗如"男尊女卑"、"多子多福"，则应坚决抵制，不能使其成为形成新的医学道德风尚的阻力。由此可见，传统习俗既包括优秀的传统美德，也包含有一定的历史沉渣。在发

挥传统习俗的评价功能时,要采取"扬弃"的态度,吸取精华,去其糟粕,以建立社会主义的医学道德新风尚。

(三) 内心信念

所谓内心信念是指人们在实践中长期形成的对道德义务的真诚信仰和强烈的责任感,是对自己行为进行善恶价值评价的精神力量。医务人员的内心信念是指发自内心地对医学道德原则、规范和理想的正确性和崇高性的笃信,以及由此而产生的实现其道德义务的强烈责任感。内心信念作为医学道德评价的重要方式,在医学道德的自我评价中发挥着重要的作用。

1. 内心信念是一种强烈的责任感 是推动医务人员对其行为进行善恶价值评价最直接的内在动力。它在整个行为过程中具有监督性和约束性。

2. 内心信念作为深入到内心的道德意识和准则 是医务人员精神上满足与否的切身体验,具有深刻的内化性。

3. 内心信念包含着道德情感和意志等因素 可以作为一种"强制力"迫使医务人员接受善恶判断的赞许或谴责。

4. 内心信念可以使医学道德评价的成果变为个体内在的稳定因素 医学道德评价的积极成果,只有成为每一个医务人员的内心信念或日常行为习惯时,才能达到预期的目的。

综上所述,社会舆论、传统习俗和内心信念三种医学道德评价的方式,在医学道德评价中都分别发挥着特定的作用。它们三者之间又是紧密联系、互相作用的。传统习俗的产生和发展是通过社会舆论、内心信念发挥作用的,而社会舆论的形成和内心信念的养成,又受传统习俗的影响。可见,这三种评价形式是相互促进、相互渗透、相互补充的。只有综合运用各种评价形式,才能使医学道德评价发挥更好的作用,才能更好地有助于医务人员良好医学品德的形成。

小贴士

医学道德评价的方法可分为定性评价和定量评价两种类型。医学道德定性评价是指在一定范围、环境、条件或时限内,通过社会评价、同行评价、自我评价等形式,对医务人员的医学道德行为给予定性的评价。医学道德定量评价是指把医学道德所包含的具体内容加以量化,经过系统分析得出较为客观的评价结论。

四、医学道德评价的管理

医学道德评价是医学道德实践活动的重要形式,需要实施科学的管理。医学道德评价的管理就是通过外在医学道德规范的制约来提高人们的行为的自觉性和医学道德品质。医学道德考评是医院目标管理程序中的关键部分,它贯穿于管理程序的各个环节,其内容包括确定评价指标体系,组织落实和实施奖惩等环节。根据卫生部《医务人员医学道德规范及实施办法》《关于建立医务人员医学道德考评制度的指导意见》等有关规定,对医疗实践中的医学道德评价实施科学的管理,旨在加强医德医风建设,提高医务人员的职业道德素质,树立行业新风,更好地为人民群众的健康服务。

(一) 医学道德考评的范围、等级、内容与方法

1. 医学道德考评范围 包括全国各级各类医疗机构中的医师、护士及其他卫生专业人员。

2. 医学道德考评等级 医学道德考评分为四个等级即优秀、良好、一般、较差。

3. 医学道德考评的主要内容

(1) 救死扶伤,全心全意为人民服务:加强政治理论和职业道德学习,树立救死扶伤、以患者为中心、全心全意为人民服务的宗旨意识和服务意识,大力弘扬白求恩精神;增强工作责任心,热爱本职工作,坚守岗位,尽职尽责。

(2) 尊重患者的权利,为患者保守医疗秘密:对患者不分民族、性别、职业、地位、贫富都平等对待,不得歧视;维护患者的合法权益,尊重患者的知情权、选择权和隐私权,为患者保守医疗秘密。在开展临床药物或医疗器械试验、应用新技术和有创诊疗活动中,遵守医学伦理道德,尊重患者的知情同意权。

(3) 文明礼貌,优质服务,构建和谐医患关系:关心、体贴患者,做到热心、耐心、爱心、细心;着装整齐,举止端庄,服务用语文明规范,服务态度好,无"生、冷、硬、顶、推、拖"现象;认真践行医疗服务承诺,加强与患者的交流和沟通,自觉接受监督,构建和谐医患关系。

(4) 遵纪守法,廉洁行医:严格遵守卫生法律法规、卫生行政规章制度和医学伦理道德,严格执行各项医疗护理工作制度,坚持依法执业,廉洁行医,保证医疗质量和安全;在医疗服务活动中,不收受、不索要患者及其亲友的财物;不利用工作之便谋取私利,不收受药品、医用设备、医用耗材等生产、经营企业或经销人员给予的财物、回扣以及其他不正当利益,不以介绍患者到其他单位检查、治疗和购买药品、医疗器械等为由,从中牟取不正当利益;不开具虚假医学证明,不参与虚假医疗广告宣传和药品医疗器械促销,不隐匿、伪造或违反规定涂改、销毁医学文书及有关资料;不违反规定外出行医,不违反规定鉴定胎儿性别。

(5) 因病施治,规范医疗服务行为:严格执行诊

疗规范和用药指南,坚持合理检查、合理治疗、合理用药;认真落实有关控制医药费用的制度和措施;严格执行医疗服务和药品价格政策,不多收、乱收和私自收取费用。

(6)顾全大局,团结协作,和谐共事:积极参加上级安排的指令性医疗任务和社会公益性的扶贫、义诊、助残、支农、援外等医疗活动;正确处理同行、同事间的关系,互相尊重,互相配合,取长补短,共同进步。

(7)严谨求实,努力提高专业技术水平:积极参加在职培训,刻苦钻研业务技术,努力学习新知识、新技术,提高专业技术水平;增强责任意识,防范医疗差错、医疗事故的发生。

4. 医学道德考评的主要方法和要求

(1)医学道德考评要坚持实事求是、客观公正的原则,坚持定性考评与量化考核相结合,与医务人员的年度考核、定期考核等工作相结合,纳入医院管理体系,每年进行一次。各医疗机构要为每位医务人员建立医学道德档案,考评结果要记入医务人员医学道德档案。考评工作分为三个步骤:自我评价、科室评价、单位评价。

(2)医学道德考评结果要在本单位内进行公示,并与医务人员的晋职晋级、岗位聘用、评先评优、绩效工资、定期考核等直接挂钩。

(二)认真处理医学道德考评中出现的各种矛盾及问题

在医学道德考评过程中常常会出现许多矛盾与问题,要认真对待。要坚持以人为本,始终维护人民群众的健康利益和权利为出发点,认真进行调解与处理:

1. 患者个人利益与社会利益矛盾 要以满足患者的需求与不损害社会利益为前提。

2. 患者利益与医学科学发展利益的矛盾 要把两者利益协调好结合好以维护患者当前利益为重。

3. 患者与医护人员的矛盾 要注重医患之间的沟通和交流,在维护医护人员正当利益的同时,更要重视和维护患者健康利益和权利。

(三)组织实施,层层落实

各级医疗机构要认真组织落实,层层落实责任,医学道德考评工作应当由医院领导和医政、人事、纪检监察等职能部门负责人参加,要加强监督检查、指导、总结经验,不断完善,确保医学道德考评工作顺利进行并取得实效。

第二节 医学道德教育

医务工作者的医学道德品质与医学道德教育工作的开展有着密切的关系,医学道德教育是广大医务工作者提高职业道德素质的重要途径,它是塑造医务

工作者理想人格,提高医学道德修养,调解医疗人际关系的重要手段。

案例 12-3

中国科学院院士、第二军医大学东方肝胆外科医院院长吴孟超从医 1968 年来,始终视党和人民的利益高于一切,全身心地投入医疗卫生事业,以为党的事业不懈奋斗的模范行动和无私奉献的崇高品德,奏响了一曲壮美的人生乐章,树立了一座不朽的精神丰碑。他始终把献身医学科学作为人生理想,创立了我国肝胆外科的学科体系,先后取得 30 多项重大医学成果,主刀完成包括我国第一台中肝叶切除术在内的 14 000 多台肝脏手术,先后获得国家和军队科技进步奖 21 项,荣获 2005 年度"国家最高科学技术奖"。他热忱救死扶伤,年近九旬仍然坚持亲自上台手术,用全部精力践行一名医务工作者的仁爱情怀,被患者誉为"白求恩式的好大夫"。他胸怀宽广,甘为人梯,共培养出 250 多名肝胆外科优秀人才,为我国肝脏疾病的诊断准确率、手术成功率和术后存活率达到世界领先水平作出重大贡献,被中央军委授予"模范医学专家"荣誉称号。

问题

吴孟超的人格力量是什么?你从中得到什么启发和教育?

一、医学道德教育概述

(一)医学道德教育的含义

所谓医学道德教育,是指医疗卫生单位和医学院校根据医学道德的理论、原则和规范要求,有组织、有目的、有计划、有步骤地对医学生和医务工作者进行系统的道德教育,将医学道德原则和医学道德规范转化为医务工作者的道德品质,并在医疗卫生服务的实践中施加优良医学道德影响的活动和过程。其中,医院伦理委员会是承担医院医德教育的主要机构之一。医学道德教育在提高医务人员的道德认识、陶冶道德情感,培养优秀的道德品质过程中起着不可替代的作用。医学道德教育是贯穿于医学生在校学习始终的重要内容,也是医院加强医学道德医风建设必须经常开展的重要活动。

小贴士:

医院伦理委员会是医院党委和院长领导下的关于医学伦理道德的咨询机构和群众性自我教育组织。其功能主要有咨询与建议、教育与培训、政策研究等。

（二）医学道德教育的特点

医学道德教育作为职业道德教育的特殊领域，一方面具有职业道德教育的共同特征，另一方面，由于医学职业本身的特殊性及服务对象的复杂性，又具有自身的一些特点，具体表现在：

1. 专业性与实践性相统一 医学是一门专业性和实践性很强的科学，在医疗实践中，医务工作者的医学道德和医术是紧密结合、相互渗透的。医学道德教育离不开医学实践，否则就失去了医学专业的特征，就会成为软弱无力的说教。只有将医学道德教育与专业实践结合，通过解决具体的医学伦理、社会问题来体现医学道德原则和规范，才能取得良好的效果。

2. 整体性和层次性相统一 医学道德教育过程是一个促进医务工作者的医学道德认识、医学道德情感、医学道德意志、医学道德信念、医学道德行为习惯等诸因素相互渗透、相互促进、整体发展的过程。医务工作者医学道德品质的真正形成，必须是知、情、意、信、行的和谐发展。

医学道德规范要求，体现在医疗实践中是多方面的、具体的，既要强调世界观、人生观、价值观的教育，又要强调奉献精神、敬业精神、服务理念、执业纪律的教育。由于受教育者所受社会、学校和家庭教育的影响不同，其道德修养和道德行为的选择也有差别。因此，社会主义医学道德教育，既要坚持社会主义医学道德原则和规范，又要从实际出发，因时因人施教，根据每个受教育者医学道德觉悟水平和修养状况的不同，以医学道德品质的不同层次为起点，进行针对性的教育。

3. 长期性和渐进性相统一 医学道德教育不仅仅是传授知识，重要的是培养医务工作者坚定的医学道德信念和相应的行为习惯，因而它比起单纯的知识教育、健身教育甚至审美教育来，更艰巨、更困难、更复杂，如不进行长期的、反复的教育，是不会收到好的效果的。再加上道德本身具有保守性和稳定性的特点，人们在接受新的道德教育之前，已经接受了不少旧道德的影响，要铲除不良道德的影响不是一朝一夕的事。但医学道德品质，从广泛意义上讲，是可以通过医学道德教育来培养和改变的，而且，医学道德品质的形成过程，是一个从低到高、不断升华的过程，只要受教育者日积月累其善行，就能获得循序渐进的效果。

二、医学道德教育的过程

医学道德教育是一个培养和提高医务人员医学道德品质的过程。具体说来，包括医学道德认识、医学道德情感、医学道德意志、医学道德信念和医学道德行为习惯五个方面的因素，这五个方面逐渐确立和形成的过程，也就是医学道德品质形成的过程，这一过程反映了医学道德教育的一般规律。

（一）提高医学道德认识

医学道德认识一般是指医务人员对客观存在的医学道德关系和处理这些关系的医学道德理论、原则和规范的正确理解和认知，这是医学道德教育首先必须解决的问题。认识是行为的先导。医务人员要形成良好的医学道德品质，具有良好的医学道德行为，首先必须掌握和不断提高对医学道德理论、原则和规范的认识。只有当医务人员真正理解并接受了这些理论、原则和规范，他才有可能以此为据，来判断自己和别人的思想、言行的善恶是非，择其善者而从之，对其恶者而非之，从而增强履行道德义务的自觉性。

（二）陶冶医学道德情感

医学道德情感是指医务人员根据医学道德要求，在医疗实践过程中的心理反映，如对良好的医学道德行为产生敬仰和仿效的情感，对违背医学道德要求的行为产生厌恶憎恨的情感等。医学道德教育不仅要晓之以理，而且要动之以情。要使医务人员对自己所从事的职业产生深厚的感情，对患者有强烈的同情心。正确的医学道德情感是医务人员战胜困难，产生良好的医学道德行为，形成良好的医学道德品质的强大动力。医务人员一旦具备了这种医学道德情感之后，就能自觉地把医学道德原则、规范作为正确处理与患者关系的行为准则。对患者一视同仁，都能给予同情与体贴，自觉满足患者要求解除病痛的强烈愿望，为了患者生存、幸福，不惜牺牲自己的一切。

（三）锻炼医学道德意志

医学道德意志是医务人员在履行医学道德义务过程中所表现出来的自觉克服困难、排除障碍，做出抉择的力量和坚持精神。它体现着医务人员产生医学道德行为的意图，并表现在有目的的自觉行动之中，是从医学道德认识到医学道德行为的一个由此达彼的重要环节。有无坚毅果敢的医学道德意志，是医务人员能否履行医学道德义务的重要条件，也是衡量医务人员医学道德品质优劣的重要标准之一。医务人员在医疗实践过程中，必然会遇到各种困难、阻力，如果没有坚强的医学道德意志，就可能遇难而退。相反，有了坚强的医学道德意志，就能严肃认真、一丝不苟、知难而上。所以要通过医学道德教育，引导医务人员在医疗实践中培养和磨砺出坚强的医学道德意志，坚忍不拔，锲而不舍，以顽强的毅力战胜一切困难。

（四）确立医学道德信念

医学道德信念是医务人员发自内心地对医学道德义务的真诚信仰和强烈的责任感。它是深刻的医学道德认识、高尚的医学道德情感和顽强的医学道德意志的有机统一。医务人员一旦牢固树立了医学道德信念,就能自觉地依照自己的信念来选择行为和进行活动,也能根据自己确定的信念来鉴别自己或他人行为的善恶是非。对医务人员进行医学道德教育,就是要培养医务人员坚定的信念,崇高的理想人格,在医疗实践中勇于捍卫社会主义医学道德原则和规范,不惜一切地履行自己的道德义务。

■ (五)养成道德行为习惯

医学道德行为习惯是医务人员在医疗实践中逐步养成的不需要外力约束和监督的自觉行为。它是医德教育的出发点和归宿,也是衡量医务人员医德好坏的外在标志。医学道德认识和信念一般表现为观念形态的东西,最终都必须通过医学道德行为习惯得到体现。只有这样,医务人员良好的医德品质才能随时体现在医疗过程中。对医务人员进行医学道德教育,就是要使医务人员在医疗实践过程中将医学道德意识转化为医学道德行为,养成良好的习惯,达到在任何情况下都能自觉遵守和履行社会主义医德原则、规范的高尚品质。

在医德教育的全过程中,医学道德认识、医学道德情感、医学道德教育、医学道德意志、医学道德信念和医学道德行为习惯构成了医德品质的五个环节。这五个环节不是彼此割裂、孤立存在的,而是相互联系、相互渗透、相互制约、相互促进的。没有一定的医学道德认识,就不能形成医学道德信念,没有正确的医学道德认识作指导的行动,也是盲目的行动。同样,只有医学道德认识而没有行动,也不能视为是有良好医德的人。在整个医学道德教育的过程中,提高对医学道德的认识是前提和依据;培养锻炼医学道德情感和意志是两个必备的内在条件;而医学道德信念是核心和主导;养成良好的医德习惯是医学道德教育的目的。因此,在医学道德教育的全过程中,晓之以理、动之以情、树立信念、持之以恒、导之以行的综合动态系统,为医务工作者加强医学道德教育提供了一个良好的模式。

三、医学道德教育的原则和方法

■ (一)医学道德教育的原则

医学道德教育的原则是指医学道德教育过程中应遵守的准则,是根据医学道德教育的任务和医务人员医德品质形成的规律提出的必须遵循的要求,也是医学道德教育实践经验的概括与总结。正确理解和贯彻医学道德教育的原则,对于提高医学道德教育质量具有重要的意义。医学道德教育一般必须遵循以下几条原则:

1. 理论联系实际的原则　医学道德教育必须在医德实践中进行,不能单纯停留在理论上。医学道德本身就来源于实践,也只有在实践中,才能使医务人员对医学道德不仅有理性的认识,而且有感性的直接触动。医务工作者只有亲身体会到患者在被疾病折磨时的痛苦、家属面对亲人身患重症时的焦急与期盼,才能理解医生对于患者的意义,才能做到急患者之所急,想患者之所想。这样才会自觉地形成高尚的医学道德品质。

2. 目的性原则　医学道德教育的目的在于培养具有高尚医德、精湛医术、创新精神和实践能力,全心全意为人民身心健康服务的医务工作者。医学道德教育必须始终坚持这一原则,并用这一原则来指导各项医德教育活动的开展。医学道德教育的形式可以多种多样,无论是正面的典型宣传,还是反面的案例剖析,或者其他寓教于乐的各项活动,都要本着有利于培育医务人员的医德品质、有利于医德医风建设、有利于患者利益的维护来开展。

3. 因人施教的原则　因人施教就是在医学道德教育中,坚持从实际出发,有的放矢地对各种不同类型、不同层次、不同基础和不同年龄段的医务工作者进行不同的医学道德教育。因为每个医务工作者都存在着差异,如成长环境、教育程度、性格、气质、修养、兴趣、需要层次的不同等,必须坚持教育的针对性。因此,医学道德教育不能仅仅停留在普通教育上,应在普遍教育的基础上,依据不同的教育对象采取不同的教育方法,才有可能达到良好的教育效果。

4. 积极疏导的原则　积极疏导就是在医学道德教育中进行积极疏导的灌输式的教育。医学道德行为是医务工作者内心信念支配的结果。因此,贯彻以正面教育为主、沟通情感、讲清道理、以理服人、寓情于理、情理结合、循循诱导、启发自觉,使受教育者心悦诚服地接受教育,才能更有效地调动医务工作者的积极性和自觉性,以相同的思想感情为基础,找到沟通教育思想的"共鸣点",从而使广大医务工作者养成良好的医学道德行为和习惯。

■ (二)医学道德教育的方法

医学道德教育的方法是指遵循医学道德教育的原则,运用多种有效的教育形式和措施,去组织实施医学道德教育。医学道德教育的方法是多种多样的,应根据医学道德教育的任务、内容、教育对象的实际情况来确定。一般而言,常见的医学道德教育的方法有以下几种:

1. 理论和实践相结合　通过医学道德教育,把医学道德理论与实践结合起来,引导大家学习掌握医学道德理论和原则规范,并转化为良好的医德行为习惯,达到知行统一。

2. 典型示范与舆论扬抑结合　榜样的力量是无穷的,要通过介绍国内外尤其是本地区本单位医德高尚、医术精湛的先进典型事迹,使医务人员学有榜样,同时要与社会舆论结合起来,通过社会舆论鼓励、表彰先进,制止不良的医学道德行为。

3. 案例分析法 通过典型案例伦理分析提高医德素质,对于正确认识和处理在医疗实践中所遇到的伦理问题和伦理难题具有重要意义。

第三节 医学道德修养

医学道德修养是医务人员的一项重要的医学道德实践活动,是医务人员通过自我教育、自我磨炼、把社会主义医学道德规范转化为医学道德品质的过程。随着医学科学的迅速发展和医疗卫生改革的不断深化,研究医学道德修养,提高医务人员的医学道德素质,已成为医学伦理学的一项重要课题。

> **案例 12-4**
> 2001 年初,中央电视台在今日说法栏目中,曾谈到了这样一件事:河南省 A 市人民医院一位因剖宫产失血过多的患者,急需用血,但当时医院没有与其血型相配的血液,遂与河南省红十字会血站联系,血站同意送血,但在患者出现生命危险之时,血液仍未送到。这时,患者家属要求采集新鲜血液进行输血,并愿意为此承担一切后果。医院遂与当地驻军联系,部队派了一些士兵前去献血,从而挽救了患者和婴儿。但事后,血站状告 A 市人民医院非法采血,违反了我国献血法。
>
> **问题**
> 如何从医学道德的角度来评价 A 医院的做法,该职业行为反映了医生什么样的医学道德修养水平?

一、医学道德修养概述

(一)医学道德修养的含义

"修养"是个含义广泛的概念。其本意是"切磋琢磨、涵养熏陶"的意思,通常包含三方面的含义:一是指人们在政治、道德、学识、技艺等方面,进行自觉地学习、磨炼和陶冶的过程以及所达到的水平;二是指"修身养性"经过长期努力所达到的一种能力和境界;三是指用一定的道德原则和规范来反省激励自己,在实践中逐渐养成的、有涵养的待人处事的态度。

医学道德修养是指医务工作者为实现一定的医学道德理想而在医德意识和医德行为方面所进行的自我锻炼、自我教育、自我磨炼和自我陶冶的过程以及经过这种努力所形成的相应的医德情操和达到的医德境界。医学道德修养作为重要的实践活动,其目的在于使医务人员把医学道德原则和规范转化为内心信念、进行自身的品质的塑造。

医学伦理学之所以把医学道德修养作为重要课题加以研究,是因为医务人员的良好医学品德不是与生俱来的,不是生来就是"善的"或"恶的",而是后天逐步形成的。一般来说,医务人员良好的医学品德的形成,包括医学道德认识的提高、医学道德情感的培养、医学道德信念的形成、医学道德意志的锻炼、医学道德行为的实践及医学道德行为习惯的养成等修养过程,该过程是一个长期、艰巨和复杂的过程。医务人员如果不认真进行医学道德修养,要培养良好的医学品德是不可能的。在医疗实践中,我们看到,医务人员的主观努力和医学道德修养不同,其结果也不同。有些人所受的教育、医疗实践经历和所处的医疗环境大致相同,但有的人具有良好的职业道德品质,医术精湛,受到广大患者和社会的欢迎;有的人则进步缓慢,甚至道德败坏,堕落沉沦。其原因尽管多种多样,但往往与个人是否重视自我医学道德修养有着直接和密切的关系。实践证明,外部条件对于培养良好的医学品德固然重要,但归根到底还是需要自己的主观努力。只有通过自己的主观努力,加强医学道德修养,才能不断提高职业道德素质,把自己培养成为具有高尚医学品德境界的、为广大人民群众所欢迎的医务人员。

(二)医学道修养的意义

1. 有利于提高医务工作者的医德素质 在医务工作者医德素质的形成中,医学道德修养起着内在动因的作用。社会的医学道德教育,对医务工作者医学道德意识的确立,起着外在条件的作用,从内心深处进行自我教育,有利于将医学道德意识内化为医学道德信念和行为习惯。而医学道德修养正是体现了社会医学道德教育的意向和自身医学道德的追求。只有通过加强医务工作者自身的医学道德修养,将社会医学道德教育变为自身修养提高的有效方法,才能充分发挥医学道德教育的功能和效用。可以说,医学道德修养是医学道德教育发挥作用并形成医学道德素质的内在根据。社会的医学道德教育与个人医学道德修养对个人的医学道德素质的形成,既是外在条件和内在根据的关系,又是他律和自律的关系。社会医学道德教育只有通过社会舆论和传统习俗等他律方式施加于医务工作者,进行自我改造、自我陶冶、自我教育,才能转化为医务工作者自觉的自律行为和习惯。

2. 有利于提高医务工作者的医学道德行为选择能力 医学道德行为的选择指医务工作者在特殊情况下,遵循医学道德原则和规范,选择正确的医学道德行为。医务工作者在现实的医学实践中,常常遇到医德困惑和如何选择的问题,当这种选择不是在善与恶、道德与不道德间的选择,而是在善于善、道德与道德之间进行选择时,行为主体就会感到困惑。如在处理个人利益与患者利益的关系、社会效益与经济效益的关系、个人价值与社会价值的关系、对患者负责与对社会负责的关系时,都面临着两种不同医学道德义务的冲突,不能两全其美。在医德困惑面前要做出正确恰当的选择,就要求医务人员有较高的医学道德觉悟、医学道德知识和经验,并且要学会医学道德价值分析。所以说,提高医学道德修养对于医务工作者正确的医学道德行为选择具有十分重要的作用。

3. 对于建设和谐社会具有重要作用　医学道德修养不仅对医务工作者个人是必要的,对社会也具有重要意义。医院是社会的一个窗口,它汇集着社会上从事各种职业的人,可以说,医务人员在医院肩负着双重任务,既是患者疾病的医治者,给患者带来身体健康,又是道德的传播者。医务人员的医学道德修养高,以严肃、认真、和蔼、热情的态度对待患者,这样,人们就可以从医务人员身上感受到社会充满温暖,从而促进社会主义精神文明建设。所以,医务人员的医学道德修养对社会的进步也有重要意义。

二、医学道德修养的境界

所谓医学道德修养境界,是指医务人员以一定的医学道德观念为基础,在调整个人与患者、社会之间利益关系中所形成的或达到的觉悟水平和道德情操。在不同的历史条件下,人们医学道德修养的境界是不同的。如在古代,由于医学的发展尚停留于经验医学阶段,预防医学、康复医学等现代医学门类还没有出现,治病救人是当时医学的唯一任务,从而医务工作者从美德论、义务论出发,把救治患者作为自己唯一的目的,认为延长患者的寿命是自己的天职。在这样的背景下,他们不可能形成为广大人群的健康服务的医德境界;在近代生物医学模式下,人被看作动物、机械,心理因素、社会因素被抛弃了,从而医务人员就不可能认真考虑心理、社会因素在疾病过程中的作用,当然在治疗和护理过程中情感的投入就会减少,就不可能形成为患者的身心健康服务的医德境界;在现代,由于预防医学、康复医学、保健医学、营养学等学科的发展,特别是现代医学模式的形成,心理、社会因素的作用日益受到重视,救治患者及其躯体性疾病已不是医学的唯一目的,医学为大众健康服务、为所有人的身心健康服务已成为医务工作的共识,这就要求必须打破传统的医德修养模式,向新的、高层次的医德修养境界努力。当然,古代、近代、现代医德境界的划分,只是就一般意义上而言的,即使在古代也不乏具有现代医德境界

的医疗人员,如孙思邈、希波克拉底等。

在当前社会主义市场经济条件下,医务人员的医学道德修养境界大致可分为四个层次:

1. 利己主义的医学道德境界　利己主义的医学道德境界是最低层次的境界。处于这种境界的医务人员,在医疗工作中奉行的是极端利己主义,其人生观是自私自利的个人主义,他们认为自私是人的本性,行医的目的就是满足自己的私利。他们把医疗职业作为获取个人利益的手段,以听诊器、手术刀、处方权等为资本,拉关系、走后门、搞交易,不择手段地牟取私利。处于这种境界的医务人员根本不注重修养,他们的行为是与社会主义医学道德教育的目的相违背的,也是为人们所憎恶的。

2. 先私后公的医学道德境界　处于这种境界的医务人员在医疗活动中能够考虑集体、患者的利益,但却比较关心自己的私利。办事情、想问题常常充满矛盾,既想为集体为他人多做事情,又怕个人吃亏;想把公私关系处理好,但往往事与愿违。其根源是思想上偏重个人利益,当个人利益与集体、他人利益发生冲突时,常常不能舍弃个人利益。

3. 先公后私的医学道德境界　处于这种境界的医务人员占大多数,他们基本上树立了为人民服务的人生观,明确了作为一名医务人员的真正意义。这里说的"私",是指医务人员个人的正当利益;"公"是指人民健康、卫生事业和集体利益。处于这种境界的医务人员,能够正确处理个人同整个卫生事业、同集体、同患者及同行之间的关系,能够把集体和患者的利益放在第一位,以事业为重,以患者利益为重;坚持多做贡献,合理报酬;谦逊礼让,尊重他人;严于律己,宽以待人,较好地履行了自己的道德义务和责任。

4. 大公无私的医学道德境界　大公无私型的医学道德修养境界是人类社会最高层次的医学道德境界。处于此境界的医务人员,对患者极端热忱,对工作极端负责,对技术精益求精,工作中全心全意为人民群众的健康服务。从不计较个人的得失,一切以患者利益为重,把医疗卫生工作当作个人的事业,以无私奉献为人生的最大快乐和幸福。

医学道德修养境界的四个层次,反映了医务人员医学道德修养水平的高低。自私自利的境界以"私"字为核心,表现为极端的个人利己主义,必须坚决地予以抵制;公私兼顾的境界以公私兼顾为特征,在实践中很难处理好,是一种较低层次的医学道德修养境界;只有先公后私、大公无私的医学道德境界才是社会和广大人民群众所期望的境界,才是广大医务人员所应追求的医学道德修养境界。这四种境界,是当前医务人员不同思想境界和道德状况的反映,但这又不是静止的、一成不变的。广大医务人员应切实加强自身医学道德修养,不断提

高医学道德水平,逐步向更高层次的医学道德境界迈进,像白求恩那样,做"一个高尚的人,一个纯粹的人,一个有道德的人,一个脱离了低级趣味的人,一个有益于人民的人"。

三、医学道德修养的途径和方法

医务人员要真正解决社会道德要求与个人选择能力和践行能力之间的矛盾,解决自己内在思想品质中新旧道德因素之间的矛盾,除了自觉的道德修养意识和坚强的克己毅力外,还必须认识和掌握医学道德修养的正确途径和方法。

(一)学习求知

古希腊哲学家苏格拉底认为"知识即美德"。一个人修养的高低,虽不能全凭知识多少来衡量,但知识的丰富对于提高个人修养的重要性却是显而易见的。医务工作者的研究和服务对象是世界上最为复杂的"人",没有广博的知识是难以精通医术的。因此医务工作者要学习科学的理论知识,特别是对医学伦理学的基本理论、基本原则和规范的认识、掌握、理解和运用,可以使医务人员增强善恶、是非、荣辱观念,保证自己行为的正确性。同时,还应涉猎一些人文科学,如文学、哲学、心理学、美学、社会学等,以提高自身的基本素质,并在实践中锻炼和提高自己观察和解决问题能力。另外,在实际工作者,向先进人物学习,学习他们高尚的医学道德行为,学习同道的优秀医德思想,完善自己的高尚人格,向医德高境界迈进。

(二)坚持在医疗实践中加强医学道德修养

人的本质是一切社会关系的总和。人的道德品质是人的本质的重要组成部分,从根本上讲,它只能在社会实践中得到改造和提高,因而只有积极地参加医疗实践,在实践中自觉地进行自我锻炼、自我改造,才是医学道德修养的根本途径。具体说来,在医疗实践中加强医学道德修养要从三个方面做起:

1. 坚持在医疗实践中认识和改造主观世界 实践是检验真理的唯一标准,也是进行医学道德教育的根本途径和加强医学道德修养的根本方法。只有在实践中,医务工作者才能认识到自己的行为是否符合医学道德规范。同时,医务工作者要克服和纠正自己不道德的思想行为,培养和提高医学道德品质,也必须联系医疗实践才能真正做到。否则,其结果必与言行不一致。因此脱离医疗实践、孤立的进行修养是不切实际的,亦无助于医德品质的培养。只有坚持理论与医疗实践相结合,做到言行一致,才能更好地将改造主观世界与客观世界结合起来,促进医德修养的不断深化。

2. 坚持在医疗实践中检验自己的言行,检验自己的医学道德修养水平 医学道德修养和医学道德品质的提高是一个长期而曲折的过程。每一个人在生活中都面临着不断的选择,在选择中增加自身的经验,而个人所达到的道德水平,并不能保证在一切问题上都能做出符合道德的选择。同时,社会的发展会不断地提出新的问题,人们已有的知识经验和道德水平并不会总是让人做出正确的选择,尤其是很多行为的后果,往往要通过很多曲折才能表现出来。这就说明,人们对善恶的认识同真理一样,只有在实践中并通过实践,其道德品质才能不断地巩固和提高。如果医务工作者止步不前,不随实践本身的变化而不断加强修养,医德品质也不会真正得到提高。

(三)贵在自觉、持之以恒

社会舆论、传统习俗是医学道德品质形成的重要方面,但归根到底是通过医务人员的内心信念起作用的。医务工作者只有把医学道德原则和规范变成内心信念,才能使医学道德原则和规范成为心灵深处的"医学法律"、头脑中的"自我命令",用来调整自己的行为,使其符合医学道德的要求,达到全心全意为群众防病治病的目的。周恩来曾说过,天下无天生的完人,觉悟程度也是逐渐提高的,从不自觉到自觉。认识是发展的,自己要不断进行自我教育、改造。道德修养是自我学习、自我教育、自我锻炼、自我提高的过程,没有高度的自觉性是不行的。同时,医学道德品质的形成更非一日之功、可一蹴而就的。高尚的道德人格和医学道德素质需要一个长期的"积善"过程,"积善"即精心培养优秀的医学道德观念和素质,使其不断积累和壮大。只有不弃小善,才能积成大善;只有积成众善,才能有高尚的医学道德素质。

(四)努力做到"慎独"

"慎独"既是医学道德修养的途径和方法,也是一种高尚的医德要求的。它是指医务人员在个人独处,无人监督、无人知情、没有舆论的影响、没有外在压力的情况下,仍能自觉坚持医学道德信念,遵守医学道德规范。"慎独"强调的是一种自律,这对医务人员来说是十分重要的。这是因为,一方面,医疗工作是一项专业性非常强的职业,一般人缺乏医学知识,无法监督。因此,医务工作者工作是否认真负责,在很大程度上依靠自己的责任心和医学道德;另一方面,医务人员的工作具有群体性特点,但许多具体工作,都是在无人监督的情况下单独完成的,无人监督。如果医务人员缺乏道德上的自律,缺乏"慎独"精神,工作不积极主动,表里不一,就极有可能出现医疗差错,危害患者的生命健康。因此,医务人员应努力培养"慎独"精神,努力达到"慎独"境界。医务人员要达到"慎独"境界,首先,要提高认识,增强修养的自觉性。医务人员应该认识到"慎独"是经过长期修养所达到的一种境界,要达到这一境界就必须增强修养的主动性和自觉性,持之以恒,坚持到底。其次,培养"慎独"精神,必须打消一切侥幸心理。任何侥幸心理都有可能造成不良的实际后果,从而损伤医学道德修养的成果。最后,培养"慎独"精神应从小事入手。越是小事越能检验医务人员的医学道德修养水平,从小事、细节入手,耐心细致地做好本职工作,养成良好的医学品德行为习惯,才能逐步达到"慎独"境界。

思 考 题

1. 什么是医学道德评价? 其作用有哪些?

2. 医德评价的标准、依据各是什么?

3. 医德考评的主要内容包括哪些方面?

4. 什么是医德教育? 医德教育的原则有哪些?

5. 什么是医德修养? 医德修养的途径和方法有哪些?

（王星明）

主要参考资料

本书编写组.2002.人口与计划生育法及其配套规定.北京:中国法制出版社

曹永福,王云岭.2007.医学伦理学的案例教学与医学伦理思维能力的培养.医学与哲学,3

曹永福.2006.医学伦理学.济南:山东大学出版社

车龙浩.2005.医学伦理学.北京:高等教育出版社

陈晓阳,曹永福.2010.医学伦理学.北京:人民卫生出版社

陈征.2000.艾滋病的护理对策.实用护理杂志,16(9):55～56

丛亚丽.2002.护理伦理学.北京:北京大学医学出版社

董四平,安艳芳,方鹏骞等.2009.论医患关系恶化的哲学根源:医学的异化.医学与哲学,30(5):24～26

杜慧群,刘奇.2004.护理伦理学.北京:中国协和医科大学出版社

杜治政.2000.医学伦理学探新.郑州:河南医科大学出版社

杜治政.2010.将病人利益置于首位的原则不能变——医学伦理学30年的回顾与思考之一.医学与哲学,32(10):14～17

杜治政.2010.医学伦理学魂归何处?——医学伦理学30年的回顾与思考之二.医学与哲学,32(11):1～4,23

冯泽永.2005.医学伦理学.沈阳:辽宁大学出版社

傅华.2006.预防医学.北京:人民卫生出版社

郭永松.2001.医学社会学.长春:吉林科学技术出版社

韩跃红,巫春.2002.人类胚胎干细胞研究的潜在价值和伦理规范初探.上海师范大学学报,31(1):8～13

何兆雄.1998.中国医德史.上海:上海医科大学出版社

黄应全.1997.死亡与解脱.北京:作家出版社

李本富,李传俊,丛亚丽.1996.医学伦理学.北京:北京医科大学、中国协和医科大学联合出版社

李本富.2002.医学伦理学.北京:北京大学出版社

李文鹏.1993.医学伦理学.济南:山东大学出版社

李向平.1997.死亡与超越.上海:上海文化出版社

李义庭,李伟,刘芳等.2000.临终关怀学.北京:中国科学技术出版社

励建安,王彤.2002.康复医学.北京:科学出版社

刘虹.2000.医学辩证法概论.南京:南京出版社

刘学礼.2001.生命科学的伦理困惑.上海:科学技术出版社

刘耀光,李润华.2001.医学伦理学.湖南:中南大学出版社

卢启华.2006.医学伦理学.武汉:华中科技大学出版社

秦玉明.2010.医学伦理学.济南:山东人民出版社

丘祥兴,孙福川.1999.医学伦理学.北京:人民卫生出版社

丘祥兴,孙福川.2008.医学伦理学.北京:人民卫生出版社

邱仁宗.2003.生命伦理学概论.北京:中国协和医科大学出版社

沈铭贤.2003.生命伦理学.北京:高等教育出版社

孙福川.2007.医学伦理学.北京:人民卫生出版社

孙慕义.2005.医学伦理学.北京:高等教育出版社

孙慕义.1999.后现代卫生经济伦理学.北京:人民出版社

孙玉梅.1998.老年住院患者的需求:护士与患者的观点比较.中华护理杂志,33(4)

万慧进.2004.生命伦理学.杭州:浙江大学出版社

王明旭.2006.医药消费者行为学.北京:人民卫生出版社

王明旭.2008.医患关系学.北京:科学出版社

王明旭.2010.医学伦理学.北京:人民卫生出版社

王宁华,黄真.2006.临床康复医学.北京:北京大学医学出版社

吴素香.2005.医学伦理学.广州:广东高等教育出版社

伍天章.2008.医学伦理学.北京:高等教育出版社

肖峰.2001.论科学与人文的当代融通.南京:江苏人民出版社

徐川,冯泽永.2005.医学伦理学.成都:四川教育出版社

徐宗良.2002.生命伦理学——理论与实践探索.上海:人民出版社

杨克敏.2003.环境卫生学.北京:人民卫生出版社

尹梅.2009.护理伦理学.北京:人民卫生出版社

袁俊平,谷桂菊.2007.医学伦理学.北京:科学出版社

翟晓梅,邱仁宗.2005.生命伦理学导论.北京:清华大学出版社

张慧等.2003.医学伦理学教程.北京:中国科学技术出版社

张金钟,王晓燕.2005.医学伦理学.北京:北京大学医学出版社

张世嵘.1990.新编医学伦理学.青岛:青岛出版社

张树峰.2007.医学伦理学要点、案例与习题.北京:人民军医出版社

赵邦,覃安宁.2011.人文医学.南宁:广西人民出版社

附 录

大医精诚

(唐)孙思邈《千金要方》

世有愚者,读方三年,便谓天下无病可治,及治病三年,乃知天下无方可用。故学者必须博极医源,精勤不倦,不得道听途说,而言医道已了。深自误哉!

凡大医治病,必当安神定志,无欲无求,先发大慈恻隐之心,誓愿普救含灵之苦。若有疾厄来求救者,不得问其贵贱贫富,长幼妍媸,怨亲善友,华夷愚智,普同一等,皆如至亲之想,亦不得瞻前顾后,自虑吉凶,护惜身命。见彼苦恼,若已有之,深心凄怆,勿避崄巇,昼夜、寒暑、饥渴、疲劳,一心赴救,无作功夫形迹之心,如此可为苍生大医;反此则是含灵巨贼。……其有患疮痍下痢,臭秽不可瞻视,人所恶见者,但发惭愧凄怜忧恤之意,不得起一念芥蒂之心,是吾之志也。

夫大医之体,欲得澄神内望,望之俨然,宽裕汪汪,不皎不昧。省病诊疾,至意深心,详察形候,纤毫勿失,处判针药,无得参差。虽曰病宜速救,要须临事不惑,唯当审谛覃思,不得于性命之上,率尔自逞俊快,邀射名誉,甚不仁矣!又到病家,纵绮罗满目,勿左右顾盼,丝竹凑耳,勿得似有所娱,珍馐迭荐,食如无味;醽醁兼陈,看有若无。

夫为医之法,不得多语调笑,谈谑喧哗,道说是非,议论人物,炫耀声名,訾毁诸医,自矜己德,偶然治瘥一病,则昂头戴面,而有自许之貌,谓天下无双。此医人之膏肓也。……所以,医人不得恃己所长,专心经略财物,但作救苦之心,于冥运道中,自感多福者耳。又不得以彼富贵,处以珍贵之药,令彼难求,自炫功能,谅非忠恕之道。志存救济,故亦曲碎论之,学者不可耻言之鄙俚也!

医家五戒十要

(明)陈实功《外科正宗》

一、五 戒

一戒:凡病家大小贫富人等,请观者便可往之,勿得迟延厌弃,欲往而不往,不为平易。药金勿论轻重有无,当尽力一例施与,自然阴骘日增,无伤方寸。

二戒:凡视妇女及孀尼僧人等,必候侍者在旁,然后入房诊视,倘旁无伴,不可自看。假有不便之患,更宜真诚窥睹,虽对内人不可谈,此因闺阃故也。

三戒:不得出脱病家珠珀珍贵等送家合药,以虚存假换,如果该用,令彼自制入之。倘服不效,自无疑谤,亦不得称赞彼家物色之好,凡此等非君子也。

四戒:凡救世者,不可行乐登山,携酒游玩,又不可片时离去家中。凡有抱病至者,必当亲视用意发药,又要依经写出药帖,必不可杜撰药方,受人驳问。

五戒:凡娼妓及私伙家请看,亦当正己视如良家子女,不可他意见戏,以取不正,视毕便回。贫窭者药金可璧,看回只可与药,不可再去,以希邪淫之报。

二、十 要

一要:先知儒理,然后方知医理,或内或外,勤读先古明医确论之书,须旦夕手不释卷,一一参明融化机变,印之在心,慧之于目。凡临证时自无差谬矣。

二要:选买药品,必遵雷公炮灸,药有依方修合者,又有因病随时加减者,汤散宜近备,丸丹须预制,膏药愈久愈灵,线药越陈越异,药不吝珍,终久必济。

三要:凡乡井同道之士,不可生轻侮傲慢之心,切要谦和谨慎,年尊者恭敬之,有学者师事之,骄傲者逊让之,不及者荐拔之,如此自无谤怨,信和为贵也。

四要:治家与治病同,人之不惜元气,斫丧太过,百病生焉,轻则支离身体,重则丧命。治家若不固根本而奢华,费用太过,轻则无积,重则贫窭。

五要:人之受命于天,不可负天之命。凡欲进取,当知彼心顺否,体认天道顺逆,凡顺取,人缘相庆。逆取,子孙不吉。为人何不轻利远害,以防还报之业也?

六要:里中亲友人情,除婚丧疾病庆贺外,其余家务,至于馈送往来之礼,不可求奇好胜。凡飧只可一鱼一菜,一则省费,二则惜禄,谓广求不如俭用。

七要:贫穷人家及游食僧道衙门差役人等,凡来看病,不可要他药钱,只当奉药。再遇贫难者,当量力微赠,方为仁术。不然有药而无伙食者,命亦难保也。

八要:凡有所蓄,随其大小,便当置买产业以为根本,不可收买玩器及不紧物件,浪费钱财。又不可做银会酒会,有妨生意,必当一例禁之,自绝谤怨。

九要:凡室中所有各种物具,俱要精备齐整,不可临时缺少。又古今前贤书籍,及近时明公新刊医理词说,必寻参看以资学问,此诚为医家之本务也。

十要:凡奉官衙所请,必要速去,无得怠缓,要诚意恭敬,告明病源,开具方药。病愈之后,不得图求匾礼,亦不得言说民情,至生罪戾。闲不近公,自当守法。

希波克拉底誓言

仰赖医神阿波罗、埃斯克雷彼斯及天地诸神为证，鄙人敬谨宣誓愿以自身能力及判断力所及，遵守此约。凡授我艺者敬之如父母，作为终身同业伴侣。彼有急需我接济之，视彼儿女，犹如兄弟，如欲受业，当免费并无条件传授之。凡我所知，无论口授书传俱传之吾子、吾师之子及发誓遵守此约之生徒，此外不传与他人。

我愿尽余之能力及判断力所及，遵守为病家谋利益之信条，并检束一切堕落及害人行为，我不得将危害药品给与他人，并不作该项之指导，虽有人请求亦必不与之，尤不为妇人施堕胎手术。我愿以此纯洁与神圣之精神，终身执行我职务。凡患结石者，我不施手术，此则有待于专家为之。

无论至于何处，遇男或遇女，贵人及奴婢，我之唯一目的，为病家谋幸福，并检点吾身，不作各种害人及恶劣行为，尤不作奸诱之事。凡我所见所闻，无论有无业务关系，我认为应守秘密者，我愿保守秘密。倘使我严守上述誓言时，请求神祇让我生命与医术能得到无上光荣，我苟违誓，天地鬼神共殛之。

祷　文
迈蒙尼提斯（公元 1135～1208 年）

永生之上天既命予善顾世人与生命之康健，惟愿予爱护医道之心策予前进，无时或已。毋令贪欲、吝念、虚荣、名利侵扰予怀，盖此种种胥属真理与慈善之敌，足以使予受其诱惑而忘却为人类谋幸福之高尚目标。

愿吾视病人如受难之同胞。

愿天赐予以精力、时间与机会，俾得学业日进，见闻日广，盖知也无崖，涓涓日积，方成江河，且世间医术日新，觉今是而昨非，至明日又悟今日之非矣。

神乎，汝既命予善视世人之生死，则予谨以此身许职。予今为予之职业祷告上天：

事功艰且巨，愿神全我功。
若无神佑助，人力每有穷。
启我爱医术，复爱世间人。
存心好名利，真理日沉沦。
愿绝名利心，服务一念诚。
神清求体健，尽力医病人。
无分爱与憎，不问富与贫。
凡诸疾病者，一视如同仁。

胡佛兰德医德十二箴
胡佛兰德（C. W. Hufeland，1762—1836 年），德国

名医，他所著的胡佛兰德医德十二箴，是医学道德的经典文献。

医德十二箴内容如下：

1. 医生活着不是为了自己，而是为了别人，这是职业的性质所决定的。

不要追求名誉和个人利益，而要用忘我的工作来救活别人，救死扶伤，治病救人，不应怀有别的个人目的。

2. 在患者面前，该考虑的仅仅是他的病情，而不是患者的地位和钱财。

应该掂量一下有钱人的一把金钱和穷人感激的泪水，你要的是哪一个？

3. 在医疗实践中应当时刻记住患者是你服务的靶子，并不是你所摆弄的弓和箭，绝不能去玩弄他们。

思想里不要有偏见，医疗中切勿用狭隘的眼光去考虑问题。

4. 把你那博学和时兴的东西搁在一边。学习如何通过你的言语和行动来赢得患者的信任。而这些并不是表面的、偶然的或是虚伪的。切不可口若悬河，故弄玄虚。

5. 在晚上应当想一想白天所发生的一切事情，把你一天中所得的经验和观察到的东西记录下来，这样做有利于患者，有益于社会。

6. 一次慎重仔细的检查与查房比频繁而又粗疏的临床检查好得多。

不要怕降低你的威信而拒绝患者经常的邀请。

7. 即使病入膏肓无药救治时，你还应该维持他的生命，解除当时的痛苦来尽你的义务。如果放弃，就意味着不人道。当你不能救治他时，也应该去安慰他。要争取延长他的生命，哪怕是很短的时间。这是作为一个医生的应有表现。

不要告诉患者他的病情已处于无望的情况。要通过你谨慎的言语和态度，来避免他对真实病情的猜测。

8. 应尽可能地减少患者的医疗费用。当你挽救他生命的同时，而又拿走了他维持生活的费用，那有什么意义呢？

9. 医生需要获得公众的好评。无论你有多大学问、多光彩的行为，除非你得到公众的信任，否则就不能获得大众有利的好评。

你必须了解人和人们的心理状态，一个对生命感到兴趣的你，就应当听取质朴的真理，就应当承认丢面子的过失。这需要高贵的品质和善良的性格。

避免闲扯，沉默更为好些。

不需要再告诉你了，你应该反对热衷赌博、酗酒、纵欲和为名誉而焦虑。

10. 尊重和爱护你的同行。如不可能，最低限度也应该忍让。不要谈论别人，宣扬别人的不足是聪明人的耻辱。只言片语地谈论别人的缺点和小小的过失，可能

使别人名誉造成永久损害,应当考虑到这种后果。

每个医生在医疗上都有他自己的特点和方法,不宜去作轻率的判断。要尊重比你年长和爱护比你年轻的医生,要发扬他们的长处。当你还没有看过这个患者,你应当拒绝评论他们所采取的治疗。

11. 一次会诊不要请很多人,最多三名。要选合适的人参加。讨论中应该考虑的是患者的安全,不必作其他的争论。

12. 当一个患者离开他的主治医生来和你商量时,你不要欺瞒他。应叫他听原来医生的话,只有发现那医生违背原则并确信在某方面的治疗有错误时,再去评论他,这才是公平的,特别在涉及对他的行为和素质的评论时更应如此。

纽伦堡法典(1946 年)

(第二次世界大战后,在德国纽伦堡组织了国际军事法庭审判纳粹战犯。《纽伦堡法典》是审判纳粹战争罪犯的纽伦堡军事法庭决议的一部分,牵涉到人体实验的十点声明。其基本原则有二,一是必须利于社会,二是应该符合伦理道德和法律观点。此文件的精神在某种程度上被《赫尔辛基宣言》所接受,成为人体实验的指导方针。)

1. 受试者的自愿同意绝对必要。

这意味着接受试验的人有同意的合法权利;应该处于有选择自由的地位,不受任何势力的干涉、欺瞒、蒙蔽、挟持、哄骗或者其他某种隐蔽形式的压制或强迫;对于试验的项目有充分的知识和理解,足以作出肯定决定之前,必须让他知道试验的性质、期限和目的;试验方法及采取的手段;可以预料到的不便和危险,对其健康或可能参与实验的人的影响。

确保同意的质量的义务和责任,落在每个发起、指导和从事这个实验的个人身上,这只是一种个人的义务和责任,并不是代表别人,自己却可以逍遥法外。

2. 实验应该收到对社会有利的富有成效的结果,用其他研究方法或手段是无法达到的,在性质上不是轻率和不必要的。

3. 实验应该立足于动物实验取得的结果,对疾病的自然历史和别的问题有所了解的基础上,经过研究,参加实验的结果将证实原来的实验是正确的。

4. 实验进行必须力求避免在肉体和精神上的痛苦和创伤。

5. 事先就有理由相信会发生死亡或残废的实验一律不得进行,除了实验的医生自己也成为受试者的实验不在此限。

6. 实验的危险性不能超过实验所解决问题的人道主义的重要性。

7. 必须作好充分准备和有足够能力保护受试者,排除哪怕是微之又微的创伤、残废和死亡的可能性。

8. 实验只能由科学上合格的人进行。进行实验的人员,在实验的每一阶段都需要有极高的技术和管理。

9. 当受试者在实验过程中,已经到达这样的肉体与精神,即继续进行已经不可能的时候,完全有停止实验的自由。

10. 在实验过程中,主持实验的科学工作者,如果他有几分理由相信即使操作是诚心诚意的,技术也是高超的,判断是审慎的,但是实验继续进行,受试者照样还在出现创伤、残废和死亡的时候,必须随时中断实验。

赫尔辛基宣言
——关于人体医学研究的伦理原则

1964 年 6 月在芬兰赫尔辛基召开的第 18 届世界医学大会通过。1975 年 10 月在日本东京举行的第 29 届世界医学大会,1983 年 10 月在意大利威尼斯举行的第 35 届世界医学大会,1989 年 9 月在中国香港举行的第 41 届世界医学大会,1996 年 10 月在南非萨默赛特举行的第 48 届世界医学大会,2000 年 10 月在苏格兰爱丁堡举行的第 52 届世界医学大会,分别对其进行了修订。下录的是 2000 年 10 月版本。

一、前　　言

1. 世界医学大会起草的赫尔辛基宣言,是人体医学研究伦理准则的声明,用以指导医生及其他参与者进行人体医学研究。人体医学研究包括对人体本身和相关数据或资料的研究。

2. 促进和保护人类健康是医生的职责。医生的知识和道德正是为了履行这一职责。

3. 世界医学大会的《日内瓦宣言》用"患者的健康必须是我们首先考虑的事"这样的语言对医生加以约束。医学伦理的国际准则宣告:"只有在符合患者的利益时,医生才可提供可能对患者的生理和心理产生不利影响的医疗措施"。

4. 医学的进步是以研究为基础的,这些研究在一定程度上最终有赖于以人作为受试者的试验。

5. 在人体医学研究中,对受试者健康的考虑应优先于科学和社会的兴趣。

6. 人体医学研究的主要目的是改进预防、诊断和治疗方法,提高对疾病病因学和发病机理的认识。即使是已被证实了的最好的预防、诊断和治疗方法,都应不断的通过研究来检验其有效性、效率、可行性和质量。

7. 在目前的医学实践和医学研究中,大多数的预防、诊断和治疗都包含有风险和负担。

8. 医学研究应遵从伦理标准,对所有的人加以尊重并保护他们的健康和权益。有些受试人群是弱势群体需加以特别保护。必须认清经济和医疗上处于不利地位的人的特殊需要。要特别关注那些不能做出知情同意或拒绝知情同意的受试者,可能在胁迫下才作出知情同意的受试者、从研究中本人得不到受益的受试者及同时接受治疗的受试者。

9. 研究者必须知道所在国关于人体研究方面的伦理、法律和法规的要求,并且要符合国际的要求。任何国家的伦理、法律和法规,都不允许减少或取消本宣言中对受试者所规定的保护。

二、医学研究的基本原则

10. 在医学研究中,保护受试者的生命和健康,维护他们的隐私和尊严是医生的职责。

11. 人体医学研究必须遵从普遍接受的科学原则,并基于对科学文献和相关资料的全面了解及充分的实验室试验和动物试验(如有必要)。

12. 必须适当谨慎地实施可能影响环境的研究,并要尊重用于研究的实验动物的权利。

13. 每项人体试验的设计和实施均应在试验方案中明确说明,并应将试验方案提交给伦理审批委员会进行审核、评论、指导,适当情况下,进行审核批准。该伦理委员会必须独立于研究者和申办者,并且不受任何其他方面的影响。该伦理委员会应遵从试验所在国的法律和制度。委员会有权监督进行中的试验。研究人员有责任向委员会提交监察资料,尤其是所有的严重不良事件的资料。研究人员还应向委员会提交其他资料以备审批,包括有关资金、申办者、研究机构以及其他对受试者潜在的利益冲突或鼓励的资料。

14. 研究方案必须有关于伦理方面的考虑的说明,并表明该方案符合本宣言中所陈述的原则。

15. 人体医学研究只能由有专业资格的人员并在临床医学专家的指导监督下进行。必须始终是医学上有资格的人员对受试者负责,而绝不是由受试者本人负责,即使受试者已经知情同意参加该项研究。

16. 每项人体医学研究开始之前,应首先认真评价受试者或其他人员的预期风险、负担与受益比。这并不排除健康受试者参加医学研究。所有研究设计都应公开可以获得。

17. 医生只有当确信能够充分地预见试验中的风险,并能够较好地处理的时候才能进行该项人体研究。如果发现风险超过可能的受益或已经得出阳性的结论和有利的结果时,医生应当停止研究。

18. 人体医学研究只有试验目的的重要性超过了受试者本身的风险和负担时才可进行。这对受试者是健康志愿者时尤为重要。

19. 医学研究只有在受试人群能够从研究的结果中受益时才能进行。

20. 受试者必须是自愿参加并且对研究项目有充分的了解。

21. 必须始终尊重受试者保护自身的权利。尽可能采取措施以尊重受试者的隐私、患者资料的保密并将对受试者身体和精神以及人格的影响减至最小。

22. 在任何人体研究中都应向每位受试候选者充分地告知研究的目的、方法、资金来源、可能的利益冲突、研究者所在的研究附属机构、研究的预期的受益和潜在的风险,以及可能出现的不适。应告知受试者有权拒绝参加试验或在任何时间退出试验并且不会受到任何报复。当确认受试者理解了这些信息后,医生应获得受试者自愿给出的知情同意,以书面形式为宜。如果不能得到书面的同意书,则必须正规记录非书面同意的获得过程并要有见证。

23. 在取得研究项目的知情同意时,应特别注意受试者与医生是否存在依赖性关系或可能被迫同意参加。在这种情况下,知情同意的获得应由充分了解但不参加此研究与并受试者也完全无依赖关系的医生来进行。

24. 对于在法律上没有资格,身体或精神状况不允许给出知情同意,或未成年人的研究受试者,研究者必须遵照相关法律,从其法定全权代表处获得知情同意。只有该研究对促进他们所代表的群体的健康存在必需的意义,或不能在法律上有资格的人群中进行时,这些人才能被纳入研究。

25. 当无法定资格的受试者,如未成年儿童,实际上能作出参加研究的决定时,研究者除得到法定授权代表人的同意,还必须征得本人的同意。

26. 有些研究不能从受试者处得到同意,包括委托人或先前的同意,只有当受试者身体/精神状况不允许获得知情同意是这个人群的必要特征时,这项研究才可进行。应当在试验方案中阐明致使参加研究的受试者不能作出知情同意的特殊原因,并提交伦理委员会审查和批准。方案中还需说明在继续的研究中应尽快从受试者本人或法定授权代理人处得到知情同意。

27. 作者和出版商都要承担伦理责任。在发表研究结果时,研究者有责任保证结果的准确性。与阳性结果一样,阴性结果也应发表或以其他方式公之于众。出版物中应说明资金来源、研究附属机构和任何可能的利益冲突。与本宣言中公布的原则不符的研究报告不能被接受与发表。

三、医学研究与医疗相结合的附加原则

28. 医生可以将医学研究与医疗措施相结合,但仅限于该研究已被证实具有潜在的预防、诊断和治疗

价值的情况下。当医学研究与医疗措施相结合时,患者作为研究的受试者要有附加条例加以保护。

29. 新方法的益处、风险、负担和有效性都应当与现有最佳的预防、诊断和治疗方法作对比。这并不排除在目前没有有效的预防、诊断和治疗方法存在的研究中,使用安慰剂或无治疗作为对照。

30. 在研究结束时,每个入组患者都应当确保得到经该研究证实的最有效的预防、诊断和治疗方法。

31. 医生应当充分告知患者其接受的治疗中的哪一部分与研究有关。患者拒绝参加研究绝不应该影响该患者与医生的关系。

32. 在对患者的治疗中,对于没有已被证明的预防、诊断和治疗方法,或在使用无效的情况下,若医生判定一种未经证实或新的预防、诊断和治疗方法有望挽救生命、恢复健康和减轻痛苦,在获得患者的知情同意的前提下,应不受限制地应用这种方法。在可能的情况下,这些方法应被作为研究对象,并有计划地评价其安全性和有效性。记录从所有相关病例中得到的新资料,适当时予以发表。同时要遵循本宣言的其他相关原则。

悉尼宣言

(世界医学会第 22 次会议,1968 年 8 月 澳大利亚悉尼)

死亡的确定

1. 在大多数国家,死亡时间的确定将继续是医师的法律责任。通常,他可以用所有医师均知晓的经典的标准无需特别帮助地确定患者的死亡。

2. 然而近代的医学实践使得进一步研究死亡的时间成为必要。①有能力人工地维持含氧血液循环通过不可恢复性损伤的组织。②尸体器官的应用,如作移植用的心脏或肾等。

3. 问题的复杂性在于:死亡是在细胞水平上逐渐的过程。组织对于供氧断绝的耐受能力是不同的,但是临床的兴趣并不在于维持孤立的细胞而在于患者的命运。这里,不同细胞或组织的死亡时刻不是那么重要的。因为不管采用什么复苏技术,生命总归确定是无疑地不可恢复了。

4. 死亡的确定应建立在临床判断和必要的辅助诊断上。近年最有帮助的是脑电图。然而还没有一种技术性的标准能完全满足目前医学的状况,也没有一种技术操作能取代医师的全面临床判断。若涉及器官移植,应由两名以上的医师作出死亡诊断,而且医生对死亡的决定不能与移植手术发生直接的联系。

5. 人的死亡时刻的确定使得停止抢救在伦理上被许可,以及在法律允许的国家内从尸体中取出器官被许可,并得以满足法律同意的需要。

夏威夷宣言

(第六届世界精神病学大会,1977 年夏威夷)

人类社会自有文化以来,道德一直是医疗技术的重要组成部分。在现实生活中,医生持有不同的观念,医生与患者间的关系复杂。由于可能用精神病学知识、技术作出违反人道原则的事情,今天比以往更有必要为精神科医生订出一套高尚的道德标准。

精神科医生作为一个医务工作者和社会成员,应探讨精神病学的特殊道德含义,提出对自己的道德要求,明确自己的社会责任。

为了制订本专业的道德内容,以指导和帮助各精神科医生树立应有的道德标准,特作如下规定:

1. 精神病学的宗旨是促进精神健康,恢复患者处理生活的能力。精神科医生应遵循公认的科学、道德和社会公益原则,尽最大努力为患者的切身利益服务。

为此目的,需要对保健人员、患者及广大公众进行不断的宣传教育工作。

2. 每个患者应得到可能好的治疗,治疗中要尊重患者的人格,维护其对生命和健康的自主权利。

精神科医生应对患者的医疗负责,并有责任对患者进行合乎标准的管理和教育。必要时,或患者提出的合理要求难以满足,精神科医生即应向更富有经验的医生征求意见或请会诊,以免贻误病情。

3. 患者与精神科医生的治疗关系应建立在彼此同意的基础上。这就要求做到相互信任,开诚布公,合作及彼此负责。医生与病重者若不能建立这种关系,也应像给儿童进行治疗那样,同患者的亲属或为患者所能接受的人进行联系。

如果患者和医生关系的建立并非出于治疗目的,例如在司法精神病业务中所遇到的,则应向所涉及的人员如实说明此种关系性质。

4. 精神科医生应把病情的性质、拟作出的诊断、治疗措施,包括可能的变化以及预后告知患者。告知时应全面考虑,使患者有机会作出适当的选择。

5. 不能对患者进行违反其本人意愿的治疗,除非患者因病重不能表达自己的意愿,或对旁人构成严重威胁。在此情况下,可以也应该施以强迫治疗,但必须考虑患者的切身利益,且在一段适当的时间后,再取得其同意;只要可能,就应取得患者或亲属的同意。

6. 当上述促使强迫治疗势在必行的情况不再存在时,就应释放患者,除非患者自愿继续治疗。

在执行强迫治疗和隔离期间,应由独立或中立的法律团体,允许患者通过代理人向该团体提出申诉,不受医院工作人员或其他任何患者的阻挠。

7. 精神科医生绝不能利用职权对任何个人或集

体滥施治疗。也绝不允许以不适当的私人欲望、感情或偏见来影响治疗。精神科医生不应对没有精神病的人采用强迫的精神病治疗。如患者或第三者的要求违反科学或道德原则，精神科医生应如实告知患者。

8. 精神科医生从患者那里获悉的谈话内容，在检查或治疗过程中得到的资料均予以保密，不得公布，要公布得征求患者同意，或因别人的普遍理解的重要原因，公布后随即通知患者有关泄密内容。

9. 为了增长精神病知识和传授技术，有时需要患者参与其事，在患者服务于教学，将其病例公布时，应先征得同意，并应采取措施，不公布姓名，保护患者的名誉。

在临床研究和治疗中，每个患者都应得到尽可能好的照料，把治疗的目的、过程、危险性及不利之处全部都告诉患者后，接受与否，应根据自愿。对治疗中的危险及不利之处与研究的可能收获，应作适度的估计。

儿童或其他不能表态的患者，应征得其亲属同意。

10. 每个患者或研究对象在自愿参加的任何治疗、教学和项目中，可因任何理由在任何时候自由退出。此种退出或拒绝，不应影响精神科医生继续对此患者进行帮助。

凡违反本宣言原则的治疗、教学或科研计划，精神科医生应拒绝执行。

中华人民共和国医务人员医德规范及实施办法

（1988年12月15日中华人民共和国卫生部颁布）

第一条 为加强卫生系统社会主义精神文明建设，提高医务人员的职业道德素质，改善和提高医疗服务质量，全心全意为人民服务，特制定医德规范及实施办法（以下简称"规范"）。

第二条 医德，即医务人员的职业道德，是医务人员应具备的思想品质，是医务人员与患者、社会以及医务人员之间关系的总和。医德规范是指导医务人员进行医疗活动的思想和行为的准则。

第三条 医德规范如下：

（一）救死扶伤，实行社会主义的人道主义，时刻为患者着想，千方百计为患者解除病痛。

（二）尊重患者的人格与权利，对待患者，不分民族、性格、职业、地位、财产状况，都一视同仁。

（三）文明礼貌服务。举止端庄，语言文明，态度和蔼，同情、关心和体贴患者。

（四）廉洁奉公，自觉遵纪守法，不以医谋私。

（五）为患者保守医密，实行保护性医疗，不泄露患者隐私与秘密。

（六）互学互尊，团结协作，正确处理同行、同事间关系。

（七）严谨求实，奋发进取，钻研医术，精益求精，不断更新知识，提高技术水平。

第四条 为使本规范切实得到贯彻落实，必须坚持进行医德教育，加强医德医风建设，认真进行医德考核与评价。

第五条 各医疗单位都必须把医德教育和医德医风建设作为目标管理的重要内容，作为衡量和评价一个单位工作好坏的重要标准。

第六条 医德教育应以正面教育为主，理论联系实际，注意实效，长期坚持不懈。要实行医院新成员的上岗前教育，使之形成制度。未经上岗前培训不得上岗。

第七条 各医疗单位都应建立医德考核与评价制度，制定医德考核标准与考核办法，定期或者随时进行考核，并建立医德考核档案。

第八条 医德考核与评价方法可分为自我评价、社会评价、科室考核和上级考核。特别要注意社会评价，经常听取患者和社会各界的意见，接受人民群众的监督。

第九条 对医务人员医德考核结果，要作为应聘、提薪、晋升以及评选先进工作者的首要条件。

第十条 实行奖优罚劣。对严格遵守医德规范、医德高尚的个人，应予表彰和奖励。对于不认真遵守医德规范者，应进行批评教育。对于严重违反医德规范，经教育不改者，应分别情况给予处分。

第十一条 本规范适用于全国各级各类医院、诊所的医务人员，包括医生、护士、医技科室人员、管理人员和工勤人员也要参照本规范的精神执行。

第十二条 各省、自治区、直辖市卫生厅局和各医疗单位可遵照本规范精神和要求制定医德规范实施细则及具体办法。

第十三条 本规范自公布之日起实行。

护士伦理学国际法

（国际护士协会在1953年7月的国际护士会议通过。1965年6月德国法兰克福大议会会议修订并采纳）

护士护理患者，担负着建立有助于康复的、物理的、社会的和精神的环境，并着重用教授和示范的方法预防疾病，促进健康。他们为个人、家庭和居民提供保健服务，并与其他保健行业协作。

为人类服务是护士的首要职能，也是护士职业存在的理由。护理服务的需要是全人类性的。职业性护理服务以人类的需要为基础，所以不受国籍、种族、信仰、肤色、政治和社会状况的限制。

本法典固有的基本概念是：护士相信人类的本质

的自由和人类生命的保存。全体护士均应明了红十字原则及 1949 年日内瓦协议条款中的权利和义务。

本行业认为国际法规并不包括护士活动和关系中的一切细节。有些人将受到个人哲学观和信仰的影响。

1. 护士的基本职责包括三方面:保存生命、减轻病痛和促进康复。

2. 护士应始终保持高标准的护理工作和职业作风。

3. 护士不仅应该有良好的操作,而且应把知识和技巧维持在恒定的高水平。

4. 患者的宗教信仰应受到尊重。

5. 护士应对信托给他们的个人情况保守秘密。

6. 护士不仅要认识到职责,而且要认识到他们职业功能的限制。若无医嘱,不予推荐或给予医疗处理;在紧急情况下护士可给予医疗处理,但应将这些情况尽快地报告给医生。

7. 护士有理智地、忠实地执行医嘱的义务,并应拒绝参与非道德的行动。

8. 护士受到保健小组中的医生和其他成员的信任,对同事中的不适当的和不道德的行为应该向主管当局揭发。

9. 护士接受正当的薪金和接受例如契约的实际的或包含的供应补贴。

10. 护士不允许将他们的名字用于商品广告中或作其他形式的自我广告。

11. 护士与其他职业的成员和同行合作并维持和睦的关系。

12. 护士坚持个人道德标准,因这反映了对职业的信誉。

13. 在个人行为方面,护士不应有意识地轻视她所居住和工作地区居民的风俗习惯和所接受的行为方式。

14. 护士应参与并与其他公民和其他卫生行业分担责任,以促进满足公共卫生需要的努力,无论是地区的、州的、国家的和国际的。

人胚胎干细胞研究伦理指导原则

中华人民共和国科技部和卫生部
(2004 年 1 月 14 日)

第一条　为了使我国生物医学领域人胚胎干细胞研究符合生命伦理规范,保证国际公认的生命伦理准则和我国的相关规定得到尊重和遵守,促进人胚胎干细胞研究的健康发展,制定本指导原则。

第二条　本指导原则所称的人胚胎干细胞包括人胚胎来源的干细胞、生殖细胞起源的干细胞和通过核移植所获得的干细胞。

第三条　凡在中华人民共和国境内从事涉及人胚胎干细胞的研究活动,必须遵守本指导原则。

第四条　禁止进行生殖性克隆人的任何研究。

第五条　用于研究的人胚胎干细胞只能通过下列方式获得:(一)体外受精时多余的配子或囊胚;(二)自然或自愿选择流产的胎儿细胞;(三)体细胞核移植技术所获得的囊胚和单性分裂囊胚;(四)自愿捐献的生殖细胞。

第六条　进行人胚胎干细胞研究,必须遵守以下行为规范:(一)利用体外受精、体细胞核移植、单性复制技术或遗传修饰获得的囊胚,其体外培养期限自受精或核移植开始不得超过 14 天。(二)不得将前款中获得的已用于研究的人囊胚植入人或任何其他动物的生殖系统。(三)不得将人的生殖细胞与其他物种的生殖细胞结合。

第七条　禁止买卖人类配子、受精卵、胚胎或胎儿组织。

第八条　进行人胚胎干细胞研究,必须认真贯彻知情同意与知情选择原则,签署知情同意书,保护受试者的隐私。

前款所指的知情同意和知情选择是指研究人员应当在实验前,用准确、清晰、通俗的语言向受试者如实告知有关实验的预期目的和可能产生的后果和风险,获得他们的同意并签署知情同意书。

第九条　从事人胚胎干细胞的研究单位应成立包括生物学、医学、法律或社会学等有关方面的研究和管理人员组成的伦理委员会,其职责是对人胚胎干细胞研究的伦理学及科学性进行综合审查、咨询与监督。

第十条　从事人胚胎干细胞的研究单位应根据本指导原则制定本单位相应的实施细则或管理规程。

第十一条　本指导原则由国务院科学技术行政主管部门、卫生行政主管部门负责解释。

第十二条　本指导原则自发布之日起施行。

中华人民共和国医学生誓词

(1991 年中华人民共和国国家教委高等教育司颁布)

健康所系,性命相托。

当我步入神圣医学学府的时刻,谨庄严宣誓:

我志愿献身医学,热爱祖国,忠于人民,恪守医德,尊师守纪,刻苦钻研,孜孜不倦,精益求精,全面发展。我决心竭尽全力除人类之病痛,助健康之完美,维护医术的圣洁和荣誉。救死扶伤,不辞艰辛,执著追求,为祖国医药卫生事业的发展和人类身心健康奋斗终生。